新中国重大疫病防控中的
政府协同及实现机制研究

王冠中　著

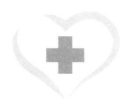

人民出版社

自　序

现在呈现给大家的这本书,是我主持的国家社科基金同名项目的最终研究成果。从知识渊源上讲,我与疫病、卫生、健康这些概念本没什么关联,既没这方面的家传,也不是学这些专业出身,研究这方面的内容,纯属兴趣使然。本科阶段,我在安徽大学学的是历史学,与医学史、医疗社会史偶有接触。在大二时,出于对逻辑学的好奇,我偶然翻看了黑格尔的《小逻辑》,但几乎什么也没看懂。看不懂又好奇,怎么办?于是就采取了围点打援的办法,先找一本古留加的《黑格尔小传》来看,记得里面讲过黑格尔死于霍乱流行时的柏林。何为霍乱?该书进一步激发了我去了解疫病的兴趣。沿着这条线顺藤摸瓜,我不仅了解了什么是霍乱,而且查资料过程中,也顺便学习了一下反映欧洲极端民族主义思潮的所谓"黄祸论"。一些欧洲学者将鼠疫在欧洲的蔓延,与蒙古大军西征进行了关联。脑海中的这些知识碎片,大概可以算作我对卫生与健康问题展开研究的一个开端。

到北京师范大学攻读硕士和博士学位后,我学的专业是中共党史,记得当时中共党史专业下面有个研究方向叫"当代中国社会问题与对策研究",虽然我至今仍没搞清楚为什么会在党史专业下开出这么个研究方向,也不知道这个方向后来何时又撤销了,但当时我一看是研究社会问题,感觉很"实用",对口味,就毫不犹豫选择填报了这个方向,但当时做的主要是"三农"问题中的村民自治研究,硕士毕业论文写的是《困境与出路:农村剩余劳动力转移与城镇化综合效应的发挥》这么个题目,找材料时偶尔涉及到一些农村的医疗卫生问题。硕士阶段印象最深的事件之一,就是2003年非典爆发后,因隔离政策实施,同学们被学工部门组织起来"圈禁"在学校露天操场聊天的经历。博士阶段跟张静如先生学习中共党史,对先生在党史时限内的社会史和学术史方面的研究很感兴趣,算是正式读过几本医疗社会史方面的专著。

博士毕业后来到首都师范大学政法学院政治学系工作,承担了政治学与行政学本科专业的《政治学原理》、《比较政党制度》、《当代中国政府与政治》等课程,正式成为了高校中从事政治学教学和科研工作的一员。当时考虑,做科研工作,一定得对老百姓有用,且得有相关的知识积累。左思右想,决定在政治学与卫生、健康问题之间建立某种理论上的关联,也即是想在政治学的知识体系和学科话语中拓展出疫病政治学、健康政治学这样的话题来,所以在2009年申报教育部社科基金项目时,以《新中国疫病防控中以执政党为核心的政治资源整合研究》为题,一举拿下了当年的青年项目,很是顺利,这也反映了我"对老百姓有用"的思维与国家各类基金项目主旨的某种契合。但随后的国家社科基金项目申报却不怎么顺利,报了好几次,也换了好几个题目,最终都如石沉大海。2013年从美国访学回来后,反复琢磨,认识到前几次失败的原因,还是"对老百姓有用"的主旨贯彻不到位,所以最终在2014年国家社科基金申报时,改到疫病防控研究上,以《新中国重大疫病防控中的政治协同及实现机制研究》为题进行申报,最终项目批下来了,但把"政治协同"改为了"政府协同"。这就是现在呈现给读者的本书书名的由来。

关于这一书名,还有一些需要向读者朋友交待的细节。当时政治学界都提的是"政府协同",我为什么申报时自创了一个"政治协同"的概念呢?当时我的考虑主要是基于中国政治运作的现实,执政党领导、党政协同只能用"政治协同"这样的概念来囊括,仅在政府体系内,难以涵盖疫病防控中党政之间的协调配合,当时的申请书中还将此作为一个创新点予以叙述。项目批复后,为了这一字之差,我还通过学校社科处打电话问全国社科规划办,是否是项目录入时搞错了,回复说批的就是"政府协同"而非"政治协同"。开题后跟同行专家聊天,专家说社科规划办之所以批"政府协同",一是主体清晰,课题研究时操作性强,二是执政党与政府是领导与被领导的关系,用协同概念来表述不准确,也即领导关系不能等同于协同关系。这一解说我在当时认为很有道理,所以随后的课题研究,我就严格区分了领导与协同这两个概念,对新中国历史上执政党领导政府疫病防控的行为叙述大幅减少。但谁知在结项时,问题又反转了。五位匿名评审专家中有两位,在提出本项目研究的改进意见时,都指出要加强"党和政府在协同防控中的作用"问题,这就让我感觉有点哭笑不得了。看样子,专家在同一个问题上意见不一致的情况还很普遍,有时候过与不过,就是点运气。当然,不能忘了感谢各位匿名评审专家,项目结项成果鉴定最后还得了个良好。我深知本项研究成果还有很多不足,欢迎学界同仁和广大读者批评指正。

有关拙著的思维印记,谨记于此,是为序。

目　录

绪　　论

　　疫政与荒政一道,是中国学界的传统研究领域。所谓疫政,即疫病政治,重点探讨疫病与政治的关系及人类对疫病的政治应对。疫政研究,用现代政治学和行政学的学科话语来表述,就是探索疫病与人类政治行为、政治关系和政治发展的互动关系,探索政府对疫病的行政应对举措及规律等。新中国成立以来,中国爆发过鼠疫、霍乱、天花、血吸虫病、艾滋病、非典、禽流感等重大疫病,给人民生命财产造成严重威胁和重大损失。中国共产党领导下的人民政府通过整合各方面社会力量,团结一心,众志成城,最终战胜了这些重大疫病,保护了人民生命财产,稳定了社会秩序,用实际行动书写了一部当代中国波澜壮阔的疫政发展史。对疫病的政治应对,除了需要执政党和政府动员社会力量、整合社会资源,做到万众一心、众志成城外,还需要政府体系内部不同层级、不同区域政府以及政府不同部门、不同人员之间相互协调配合、协同作战,才能提高疫病防控效率,达到事半功倍的效果。正是基于此种认识,本书以政府协同理论为基础,将重点探讨新中国重大疫病防控中的政府协同举措、过程及协同实现机制,为此后政府应对突发公共卫生事件提供经验借鉴。

一、问题与选题

　　早在 19 世纪后期,恩格斯在撰写《自然辩证法》时便注意到:"自然界中无生命的物体的相互作用既有和谐也有冲突;有生命的物体的相互作用既有有意识的和无意识的合作,也有有意识的和无意识的斗争。因此,在自然界中决不允许单单把片面的'斗争'写在旗帜上。但是,想把历史的发展和复杂情况的全部多样性的丰富内容一律概括在'生存斗争'这一干瘪而片面的说法中,是极其幼稚的。"①恩格斯这段话在批判社会进化论者错误观点的同时,阐明了协调合作对人类社会发展的重要性。其实,在自然界和人类社会现实中,这种协调合作的现象比比皆是。

在自然界,生物学家用"共生"概念来描述生物之间的协调合作和互利共赢行为。如众所周知的蜜蜂与植物花果之间,蜜蜂通过采集花粉维持生计,同时也为雌雄植株充当"红娘",使其得以硕果累累;再如蚂蚁搬家,当面对比自己体量大得多的食物时,蚂蚁便会通过群体的力量,有的负责在前面"拉",其余的则负责在后面"抬",最终将巨大的食物搬回家中。据以色列科研人员研究,蚂蚁之间的这种协调合作还有其特定的实现机制。通过观察和视频录像他们发现,对于巨型食物,搬运的蚂蚁越多,速度就会越快。而搬运的方向,则由中途新加入的成员负责"掌舵"。每个新加入的成员一般会负责"掌舵"10—20秒,而老成员则会自觉服从新"掌舵员"的方向指挥,由此形成"众蚁搬食力量大"的场景。此外,在海洋生物中,有一种名曰"小丑鱼"的热带咸水鱼,生活在海葵的触手之间,海葵以其威风凛凛的毒素为小丑鱼提供避难空间,而小丑鱼则为海葵招徕食物,双方互利互惠,和谐共生。

在人类社会中,人与人之间的协调配合和互助共赢现象更是俯拾即是。在《政治学》中,亚里士多德在追叙人类社会政治发生的端绪时,用一个通俗易懂的生物现象,阐明了人类社会相互协调配合的重要性。他指出人类社会存续的一个先决条件,在于人种自身的繁衍,而且正如《自私的基因》所描述的,人类有将自身生物特性流传后世的本能。但单个人显然不能完成这一神圣的任务,人类"要使自己遗留形性相肖的后嗣",使人种得以繁衍,必须有雌雄双方的协调配合,人类"不能单独延续其种类"②。这一论据虽然难免给人留下"话糙"之感,但理却"不糙"。此外,俄国无政府主义理论家克鲁泡特金对人类社会互助现象的研究,也给我们思考人类社会的协调合作行为以启发。虽然克鲁泡特金将互助认定为一切生物(包括人类)进化法则的观点值得商

---

① 《马克思恩格斯选集》第3卷,人民出版社2012年版,第987页。
② [古希腊]亚里士多德:《政治学》,商务印书馆1965年版,第4页。

権,但他对生物互助本能的研究却引人深思。在《互助论》中,他断定:"凡是把个体间的竞争缩减到最小限度,使互助的实践得到最大发展的动物的种,必定是最昌盛、最能不断进步的。……反之,不合群的种是注定要衰退的。"①这些论点在今天看来,仍然具有说服力。

既然协调配合、互助合作是自然界和人类社会所共有的一个普遍现象,是与竞争一道共同推进人类社会发展的基本动力,那运行于人类社会不同时期、不同阶段的政府,其自身各部分构件是否也存在着协调配合、互助合作的问题呢? 在《政府论》中,洛克给出了肯定的回答。洛克在分析政府解体的内因时,特别强调了立法机关的作用,认为立法机关变更会导致政府②从内部解体,原因是立法机关除了有"受社会委托来表达公众意志"的职能外,还在于"一个国家的成员是通过立法机关才联合并团结成为一个协调的有机体的"③,如果这个"协调的有机体"结构失衡或发生了变更,政府便会因为协调职能丧失而解体。

综上所述,协调配合、协同作用不仅是自然界和人类社会存续的必要条件,也是政府健全肌体和完善功能的重要抓手。如何通过完善政府各部分构件之间,以及政府与环境间的协同作用来提高疫病防控效率? 这是本项研究的核心论题。选择研究这个问题,具有如下理论意义和现实价值。

本书的理论意义包括:首先,本项研究可以进一步推动协同学在公共行政领域的应用和发展。一般认为,协同学是 20 世纪 70 年代初由联邦德国的理论物理学家赫尔曼·哈肯所创立的。哈肯在研究激光现象时注意到,光电子在受到外界激发吸收能量后,会通过彼此间的协调合作和自组织而使自己放大增强,由先前的无序状态转变为有序状态,这种被放大增强的光就是激光。激光现象使哈肯认识到,有必要创立一门科学,来研究宇宙中在普遍规律支配下形成的有序的、自组织的集体行为。1969 年,哈肯开始将自己创立的这门科学称之为协同学(Synergetics)。两年之后,哈肯和格雷厄姆合作撰文,专门

---

① [俄]克鲁泡特金:《互助论:进化的一个要素》,商务印书馆 1963 年版,第 260 页。
② 从《政府论》通篇所讨论的问题来看,洛克是在广义上使用"政府"概念的,及政府包括立法机关、行政机关和司法机关等。
③ [英]洛克:《政府论》,商务印书馆 1964 年版,第 135 页。

向世人介绍协同学。1972年的埃尔姆国际会议,最终使协同学一举成名。协同学诞生后,除在物理学领域使热力学、天体物理等方面的研究得以进一步深化外,还给化学、生物学、生态学、经济学、社会学、行为科学等方面的研究带来新思维和研究新动力,推动这些学科相关理论不断发展。如在1979年前后,诺贝尔化学奖得主艾根将协同学应用到生物分子学领域,用自组织理论探讨生命起源问题,并由此创立了享誉世界的"超循环理论"。在公共行政领域引入协同学理论,一方面可以揭示出政府体系内部不同子系统间的自组织运动规律,为实现政府体系从无序到有序的动态平衡提供新思想、新视角;另一方面,将协同学的理论方法与现有公共行政理论相结合,催生出"协同政府"、"协同治理"等新概念,有利于拓展公共行政学的研究空间,可以为空空荡荡的公共行政理论"货柜"上增添几件"新品"。

其次,该研究以新中国卫生行政实践为基础,有利于进一步发展本土化的中国政府理论。从现有研究成果看,中国政府理论自新中国成立以来取得了很大进步,尤其是改革开放以来,一些结合中国政府行政实践的成果不断涌现,为本土化政府理论的系统化做出了重要贡献。但也无须讳言,本土化政府理论体系还不太完善,对中国政府理论的基础研究仍需加强。从新中国的卫生行政实践,尤其是重大疫病防控实践出发,来探讨本土化政府理论体系的完善与创新,是一个不可多得的新的切入点和抓手。

最后,本项研究可以拓展中国政治学的研究领域和增强学科话语权。中国政治学的学科发展,从既有成果看,在宏观层面上,对国家各项政治制度,如人民代表大会制度、中国共产党领导的多党合作与政治协商制度、民族区域自治制度、基层群众自治制度等方面的研究,对国家治理体系和治理能力现代化的研究,对执政党执政方式和执政能力建设等方面的研究,成果累累;在微观层面,对个体政治行为、农村村民自治、城市基层群众自治、人大投票选举行为、贿选与农村政治发展等方面的研究,也极为丰富。存在欠缺和留有空档的,反而是中观层面。重大疫病的应急处置、慢性疾病的预防控制、国家疾病预防控制体系的演化、大数据与群体性疾病预防控制行为的政治学分析等,急需政治学理论和分析方法的介入。这一方面是有效防控重大疫病、完善国家卫生行政体系的现实需要;另一方面更重要的是,这些中观层面的研究,可以拓展中国政治学的既有研究领域,使卫生行政、疫病防控等关系国计民生的重大领域能够见到政治学的身影,使中国政治学能够在服务现实中增强自身的学科话语权。

在现实中,本选题也有一些重要价值。第一,对疫病防控过程中的政府行为和行政过程展开研究,可以提高疫病防控效率,保障人民生命财产安全和改善民生。疫病仍然是当下威胁中国人民生命财产的重要恶魔。据相关统计,2015年10月(1日0时至31日24时),全国(不含港澳台)共报告法定传染病542178例,死亡1276人。其中甲类传染病中霍乱发病2人,无死亡报告;乙类传染病中,死亡最多的是艾滋病,当月死亡1006人,发病率最高的病毒性肝炎,当月110420人发病。此外,还有丙类传染病报告发病261880例,死亡8人[①]。这是一个月的数据,若按年报,此数据毫无疑问会增大。而且,由于疫病主要限定于流行性传染病,所以这里的统计还不包括心脑血管等方面的慢性疾病。这表明,疫病仍然对中国人民生命财产构成了严重威胁。如何提高疫病预防和控制效率,是中国政府卫生治理实践必须破解的重要议题。以往提高疫病防控效率的研究,多聚焦于政府之外的选项,如医疗机构、疾病预防控制机构的工作效率,卫生科研和重大疫病防控药物研究进展,社会民众的卫生素养等,而对作为传染病治理主体的政府,研究却相对匮乏。本研究以协同学理论为基础,探讨新中国重大疫病防控中的政府协同实践和协同实现机制,从疫病防控主体自身的结构发展和功能完善角度,对此后中国疫病防控效率的提高不无裨益。

第二,研究新中国重大疫病防控中的政府协同行为,可以为完善国家疫病防控体系和相关制度建设提供借鉴,为深化国家医疗卫生体制改革和推进健康中国建设提供参考。继"美丽中国建设"成为国家战略后,"健康中国建设"也在中共十八届五中全会上被正式提出,全会公报强调要"深化医药卫生体制改革",从制度上入手,"建立覆盖城乡的基本医疗卫生制度和现代医院管理制度",为"推进健康中国建设"[②]提供制度保障。改革开放以来,中国医药

---

① 国家卫计委网站:《2015年10月全国法定传染病疫情概况》,http://www.nhfpc.gov.cn/jkj/s3578/201511/c1ed81c420ec40aeac46cd4d1c4bc89a.shtml,2015年11月20日访问。

② 新华社:《中共十八届五中全会在京举行》,《人民日报》2015年10月30日。

卫生体制改革如火如荼,伴随改革而来的各种争论也从来就没停止过,但这些争论万变不离其宗,目标就是如何为百姓提供价廉质优的医药和卫生保健服务。探讨疫病防控中的政府协同及其实现机制,就是从政府自身修炼"内功"做起,在制度设计上,使不同层级政府以及政府不同部门做到协同一心和卯榫相连,以此来节省成本和提高政府行政效率,为医药卫生体制改革目标的最终实现提供支持。

第三,本项研究的另一现实价值,就是可以从卫生现代化管窥国家现代化,为推进国家治理体系和治理能力现代化添砖加瓦。中共十八届三中全会通过的《关于全面深化改革若干重大问题的决定》,将"推进国家治理体系和治理能力现代化"作为全面深化改革的总目标,并就"如何推进"做出了总体部署,提出了路线图和时间表。国家治理体系和治理能力现代化是一个系统工程,它需要每一个具体领域都现代化了,才能实现这个系统工程整体现代化的目标。国家传染病治理,就是这样一个具体的方面和领域。表面上看,传染病治理现代化是医药卫生行业的事,但实际上,这个行业由于与"人的健康问题"紧密相联,而所有行业和领域的现代化又都离不开人,所以传染病治理现代化就这样与整个国家治理现代化逻辑地联系在一起,一个国家传染病治理现代化的水平,也大抵上可以映射出这个国家治理现代化的水平。研究新中国重大疫病防控中的政府协同及其实现机制,就是从增强国家传染病治理协同性出发,来推动国家治理体系和治理能力现代化的一个抓手。就现代民族国家的政治运作而言,国家健康意志的表达,一般由执政党通过立法机构来实现;而国家健康意识的执行,各国则都是通过政府的卫生行政实践来落实。所以政府各部分构件如何在疫病防控中增强协同性和提高协同程度,就会直接反映出这个国家治理的现代化水平。从日常生活的很多现象和实例,我们也可以看出协同本身的价值及其对推进国家治理现代化的贡献。如西汉著名辞赋家扬雄,著《太玄》曰"声律相协而八音生",阐明了美妙音乐产生于"声"、"律"等元素相互配合和协同作用的道理。如果没有各音乐元素之间的相互协同,那种悦耳的天籁之音就无法产生。交响乐的发展史也已证明了世间事物协调合作、协力同心对于实现整体增强的价值,传染病治理现代化概莫能外。

二、研究现状综述

疫病的传染性和危害性,使人类对其防控早已突破依靠单一政治主体单打独斗的格局,调动多方力量协同防治疫病,已成为世界卫生组织和各国政府的共识。新中国成立以来,中国政府在防治鼠疫、血吸虫病、艾滋病、SARS、禽流感等重大疫病中,摸索出了一套符合国情且行之有效的疫病协同防治机制。然而由于各种原因,到目前为止,学界还未从政治学视野形成对这一问题的专门研究,但相关成果却不少。这些成果为本选题展开研究奠定了基础,下文从国内和境外两个方面对这些研究成果进行综述。

（一）国内相关研究综述

围绕着政府协同和疫病防控两个话题,国内学者的成果大体可以概括为如下三个方面:

一是对协同学、协同治理和"协同政府"理论的译介与研究。为了叙述方便,可以将这方面的研究过程概括为三个阶段。协同学在20世纪70年代创立后,很快在国际理论界产生了深远影响。国内学界对这一理论的关注,自协同学创立之后便已经开始了,并很快将这一理论译介到国内。1981年由张纪岳、郭治安译,西北大学科研处编印的哈肯所著《协同学导论》,是国内较早介绍协同论的成果。到20世纪80年代中后期,国内对协同学的译介和引进便已具备相当规模,以"协同学导论"、"协同学原理"、"协同学讲座"、"协同学引论"、"协同学简介"等为书名的成果相继出版。到20世纪90年代之后,学界习惯于将协同论、耗散结构论和突变论放在一起,称之为"新三论",与"老三论"（系统论、信息论和控制论）相对应,进行系统介绍和研究。而且此时国内学界对协同论的介绍,侧重于思维层面,强调树立协同思维的重要性。这一时期对协同学的译介和引进,为此后将协同理论用于分析政府行政实践奠定了理论基础,是国内学界研究政府协同问题的理论积累阶段。

国内学界对政府协同问题展开研究的第二个阶段,则是在21世纪到来之后。20世纪80年代在西方兴起的新公共管理运动,其管理主义的价值偏好和市场化的运作导向,使这一运动不可避免地出现一些天生缺陷,如市场化运作带来的地方竞争和势力范围划定,会使公共部门支离破碎,使政府机构出现碎片化,违背了政府作为市场竞争仲裁者的"天然使命";倡导公共服务的外包和市场化竞争,虽然目的是为了节省成本和提高政府效率,但在一个制度体系不健全的环境中,这种运作不仅会带来官员贪腐和效率低下,而且还会影响到政府公平、公正使命的发挥,严重的更会引发政府在民众心目中的合法性危机。

为了纠正新公共管理运动的上述不足,西方理论界开始对这一运动进行理论反思。到 21 世纪初,针对政府碎片化、公私关系失衡等问题,西方公共管理学界提出了整体政府(Holistic Government)和协同政府(Joined-up Government)的概念,试图改进新公共管理运动的上述不足。很快,西方公共管理学界的这些理论反思就被中国学者所关注。21 世纪以来,以协同政府为篇名的研究文章逐渐增多。有国内学者直接将 20 世纪 90 年代以来西方协同政府的改革趋向,看作是新公共管理改革的新阶段,并以英国为例,向国内学者详细介绍了协同政府的概念内涵、产生背景、主要做法和特点①,对中国政府行政体制改革产生影响。这方面更详尽的研究,是周志忍教授对 Perri6 和戈德史密斯、埃格斯等西方学者相关观点的介绍和比较,如从目标、手段、公私合作程度、网络管理能力等维度,将协同政府与科层政府、碎片化政府、整体政府和网络化政府进行对比,为中国行政体制改革和政府治理现代化建言献策②。

随着"大部门"制改革的兴起,国内学界对协同政府的理论研究,深入到将公共管理理论与中国行政体制改革实践相结合的新阶段。在中共十七大报告中,胡锦涛代表中共中央提出,行政体制改革要"加大机构整合力度,探索实行职能有机统一的大部门体制,健全部门间协调配合机制"③。这里将大部制改革与加强部门间的协调配合一起,作为此后深化行政管理体制改革和建设服务型政府的重要内容,从实践层面为学界深化协同政府相关研究提出了要求。在此种"实践倒逼理论"的背景下,国内的公共行政理论研究,尤其是

---

① 解亚红:《"协同政府":新公共管理改革的新阶段》,《中国行政管理》2004 年第 5 期。

② 周志忍:《〈公共管理经典与前沿译丛〉首发系列序》,参见[美]戈德史密斯、埃格斯:《网络化治理:公共部门的新形态》,孙迎春译,北京大学出版社 2008 年版,序 2—3 页。

③ 胡锦涛:《高举中国特色社会主义伟大旗帜 为夺取全面建设小康社会新胜利而奋斗》,《人民日报》2007 年 10 月 16 日。

以"健全部门间协调配合机制"为核心的协同政府理论研究,在学界掀起了一个小高潮。根据在 CNKI 中的检索结果,2007 年至 2016 年,篇名中包括"协同"和"政府"的文章有三百多篇,而且每年发表的篇数整体上呈逐年递增趋势,这 10 年间相关论文发表的总数是改革开放到 2006 年近 30 年来发表相关论文总数的 12 倍还多。

中共十八届三中全会报告提出国家治理体系和治理能力现代化的命题后,协同治理的概念也应声而起,与协同政府的理论研究交相辉映。如桑玉成探讨了社会管理和社团发展中的协同治理问题①;燕继荣则将协同治理作为公共管理和社会管理的一个学术热点,进行了比较全面的介绍和评价②,为学界全面把握治理理论做好了铺垫;还有学者专门研究了公共危机管理中的协同问题,提出"构建公共危机协同治理模式",来解决传统危机管理体系条块分割和单打独斗的弊病③。此外,还有一些学者在探索推进国家治理体系和治理能力现代化的具体路径时,不约而同地提出了国家治理的协同性问题④,并将国家治理协同性的提升作为衡量国家治理现代化水平的一个标尺。与此同时,从中央政府部委到地方和基层政府,从高等学校到社会,各种以"协同"冠名的创新中心和研究机构如雨后春笋。代表性的如 2013 年由北京大学牵头,复旦大学、吉林大学、中山大学和财政部财政科学研究所等单位联合成立的国家治理协同创新中心,将协同治理和政府协同问题作为重要研究内容。

这方面的专著最近也是接二连三地出版。如孙迎春的《发达国家整体政府跨部门协同机制研究》,专门聚焦于发达国家同级政府不同部门之间的横

---

① 桑玉成:《从社团发展看协同治理》,《探索与争鸣》2008 年第 6 期;桑玉成:《官民协同治理视角下当代中国社会管理的创新与发展》,《山东大学学报》(哲社版)2011 年第 3 期。

② 燕继荣:《协同治理:公共事务治理新趋向》,《人民论坛》2012 年第 17 期;燕继荣:《协同治理:社会管理创新之道——基于国家与社会关系的理论思考》,《中国行政管理》2013 年第 2 期。

③ 张立荣、冷向明:《协同治理与我国公共危机管理模式创新——基于协同理论的视角》,《华中师范大学学报》(人文社科版)2008 年第 2 期。

④ 提出这一问题的代表性研究成果参见薛澜等:《走向国家治理现代化的政府职能转变:系统思维与改革取向》,《政治学研究》2014 年第 5 期;高小平:《全面深化改革的总目标与治理理论创新》,《中国社会科学报》2014 年 12 月 8 日;何增科:《国家治理现代化的维度与面向》,《人民论坛》2014 年第 27 期;张喜红等:《强化国家治理体系的协同性》,《人民日报》2014 年 9 月 11 日。

向协同上,从形成发展历程、基础理论、协同结构、协同过程、协同战略、信息协同等方面,试图勾勒出一个当代西方国家政府跨部门间协同的基本框架,并对改善中国政府跨部门协调机制建设提出了五点可行性建议①,为中国政府行政体制改革提供了参考。如果说孙迎春的上述成果侧重于对西方发达国家经验的借鉴,那高轩的《当代中国政府组织协同问题研究》一书,则综合了发达国家政府组织协同的经验和中国政府组织协同的历史,归纳出当前中国政府组织在政治、经济、社会等方面存在的非协同性表现,并在具体分析原因的基础上,提出了合理划分政府职责权限、逐步开展行政区划改革、培育区域社会资本和完善政府机构改革等举措②,试图为中国政府行政改革实践贡献智慧。此外,赖先进的《论政府跨部门协同治理》一书,作为北京大学国家治理协同创新中心推出的"国家治理研究丛书"之一,侧重于政府的跨部门协同治理,对城市环境、公共危机等当前中国社会面临的突出问题和风险,提出在公共管理层面需要政府开展跨部门协同治理,通过完善决策机制、实现碎片化整合和建立监督激励机制等举措,来防范风险、化解危机③。时至今日,有关政府协同的理论研究仍然是方兴未艾。

二是从医学史和医疗社会史视角对疫病防控问题的研究。这方面的研究,如杨念群的《再造"病人"——中西医冲突下的空间政治(1832—1985)》一书,从个体治病模式和卫生空间的演化,来探讨近代以来中国政治和社会制度的骤变过程,是从医疗卫生现代化来管窥国家现代化,从治病模式演化管窥社会变迁的代表性成果。书中对新中国成立之后的医疗卫生制度进行了探讨,从对反对美帝细菌战的质疑,到对赤脚医生制度生成和农村合作医疗制度发展的描述,为了解这一时期人民政府的医疗卫生防疫实践提供了素材和新视角。

李洪河《新中国的疫病流行与社会应对》一书,以翔实的史料,从医疗社会史视角论述了20世纪50年代新中国疫病大量流行却未造成大规模人口死

---

① 孙迎春:《发达国家整体政府跨部门协同机制研究》,国家行政学院出版社2014年版,第238—240页。

② 高轩:《当代中国政府组织协同问题研究》,上海三联书店2015年版,第238—269页。

③ 赖先进:《论政府跨部门协同治理》,北京大学出版社2015年版,第186—223页。

亡的原因,并以卫生防病和国家疫病防控体系的初创为抓手,探讨了新政权建立后国家与社会的关系,为本选题的研究提供了一些不可多得的"非传统史料"。此外,该书作者发表的《建国初期的卫生防疫事业探论》、《东北解放区的鼠疫流行及救治》、《建国初期疫病流布背景下的社会应对》、《毛泽东与新中国的卫生防疫事业》、《周恩来与新中国的卫生防疫事业》、《20世纪50年代国家对血吸虫病的防治》等文章,从党史和当代中国史视角,探讨了新中国成立初期卫生防疫事业的过程及经验,为当前中国的疫病防控和新中国医疗社会史研究做出了贡献。

三是从公共危机管理视角对政府开展疫病应急处置问题的研究。随着危机管理理论的发展和学科渐趋成熟,国内学者用危机管理理论来研究政府公共卫生应急处置的成果日渐增多。尤其是在2003年非典爆发之后,这方面的研究已然成为学术热点,与国家对频发的突发公共卫生事件应急处置实践相适应。这方面的研究大抵包括如下两个层面:

第一个层面是对公共危机管理的知识建构和理论研究。早在改革开放初期,中国学界对企业、社会方面的危机管理,就翻译和引进了一些作品,但以政府为主体的危机管理理论研究,则始于2000年前后。这一时期的代表性成果,如由王成等翻译的《危机管理》,探讨了从企业到政府可能面对的各种危机情景以及如何有效应对的问题,以大量案例揭示出危机管理的一般规律①。非典之后,国内学者对危机管理的理论研究,由此前将管理主体聚焦于企业转移到政府身上,凸显出政府在危机管理中的主体作用。相关成果如薛澜等著《危机管理》,阐述了转型期中国所面临的各类危机的基本形态、形成根源和爆发特征,以及政府应对危机对政府形象的影响、政府应对危机的原则和建立国家紧急事务管理体系等问题,书中尤其强调了多方协同对化解危机风险的重要性,并具体概括出危机管理中需要政府协同的8个具体方面的内容②,为中国政府应急管理体系的构建提供了参考。同年,由李经中编著的《政府危机管理》和《学习时报》编辑部编写的《国家与政府的危机管理》,详细阐述了

---

① ［澳］罗伯特·希斯:《危机管理》,王成等译,中信出版社2001年版,第2—10页。

② 薛澜等:《危机管理:转型期中国面临的挑战》,清华大学出版社2003年版,第105—106页。

以政府为主体的危机管理的理论框架、基本宗旨、管理内容和组织行为等问题，为中国危机管理理论体系的建构做出了贡献。此后，危机管理方面的理论研究不断加强。从 2003 年到 2016 年 3 月的十几年间，在读秀知识库上检索到书名包括"危机管理"和"应急管理"的相关著作多达 557 部，在 CNKI 上以篇名包含"危机管理"和"应急管理"为检索条件的学术文章多达 10368 篇，这些研究成果为构建具有中国特色的政府危机管理理论体系奠定了基础。

另一个层面是将疫病防控纳入突发公共卫生事件而对具体应急管理实践展开的研究。国内对突发公共卫生事件应急管理实践的研究，与国家对突发公共事件应急管理体系的构建基本同步。在 2003 年 7 月召开的全国防治非典工作会议上，胡锦涛、温家宝等党和国家领导人总结了疫病防控中暴露出的问题，认识到政府"突发事件应急机制不健全，处理和管理危机能力不强"的现实，强调"争取用 3 年左右的时间，建立健全突发公共卫生事件应急机制、疾病预防控制体系和卫生执法监督体系"①。由此开启了新世纪中国政府加快国家突发公共事件应急管理体系建设的步伐。2003 年下半年，由国务院相关部委牵头，组织编制《国家突发公共事件总体应急预案》，对抗击非典期间紧急出台的《突发公共卫生事件应急条例》进行了升级和完善。这一阶段的国内研究，主要停留在对防治非典经验总结和教训反思上，试图从解读《突发公共卫生事件应急条例》、借鉴发达国家应急管理经验和呼吁健全国家突发公共卫生事件应急反应机制等方面入手，使这方面的经验总结和教训反思走向深入。清华大学危机管理研究中心 SARS 危机应急课题组在这一时期的研究成果，便反映了这种研究趋向。此外，这一阶段也有一些探讨建立政府应对突发公共卫生事件应急协调机制的文章，强调了行政协调对提高政府应对突发公共卫生事件效率的重要性，并对中国政府在这方面存在的问题提出了改进对策②，这是非典之后倡导加强行政协调应对突发公共卫生事件的起步性研究。

2005 年初，国务院第 79 次常务会议审议通过《国家突发公共事件总体应

---

① 新华社：《全国防治非典工作会议在京举行》，《人民日报》2003 年 7 月 29 日。
② 许祖华等：《建立政府应对突发公共卫生事件协调机制探讨》，《上海预防医学杂志》2003 年第 9 期。

急预案》，并于 4 月 17 日下发《国务院关于实施〈国家突发公共事件总体应急预案〉的决定》，强调要以《国家突发公共事件总体应急预案》为总纲，来构建符合中国国情的应对突发公共事件的应急预案体系框架。7 月 22 日至 23日，国务院召开全国应急管理工作会议，总理温家宝强调："要全面履行政府职能，努力提高应急体系建设和管理水平"，"要加快应急管理的法制建设，形成有中国特色的应急管理法制体系"，要做好政府纵向和横向各地区各部门间的协同配合工作，努力提高国家应急体系建设和管理水平①。2006 年，中共十六届六中全会通过《中共中央关于构建社会主义和谐社会若干重大问题的决定》，明确提出了"预防与应急并重、常态与非常态结合"的应急管理原则，将政府对突发公共事件的有效应对纳入到构建社会主义和谐社会的总体布局之中。据国家安监总局统计，2006 年全国共制定各类应急预案约 135 万多件，各省（自治区、直辖市）、97.9%的市（地）和 92.8%的县（市）都按要求制定了总体应急预案，全国应急预案体系初步形成②。

　　围绕着上述国家应急管理实践，学界对应急管理的相关研究取得了很大进展。在 CNKI 上，以篇名包含"应急管理"为条件进行检索可以发现，相关研究成果由 2005 年的 59 篇跃升到 2006 年的 138 篇，到 2010 年更是增长到 512篇。这表明，随着实践的需要，应急管理理论研究已然成为当代中国的一门"显学"，为转型期中国社会各类危机和风险的化解提供了强有力的理论支持。在这些研究成果中，强调树立协同思维、建立协同机制、进行协同决策和搭建协同平台来开展突发公共事件应急管理的，又不下 200 篇。如曾宇航、许晓东提出要整合应急信息资源，借助现有的电子政务平台，建立起基于信息协同的应急管理机制③；陈述等则强调了协同决策对突发公共事件应急处置的重要意义，并指出了实现协同决策的具体方法，即将应急决策抽象为一个过程，"通过更新计算应急处置方案评价，实现应急处置方案的动态调整"④。此

---

①　《国务院召开全国应急管理工作会议》，《人民日报》2005 年 7 月 25 日。

②　原国锋：《全国应急预案体系初步形成》，《人民日报》2007 年 7 月 23 日。

③　曾宇航、许晓东：《基于电子政务平台的应急信息协同机制研究》，《情报杂志》2012 年第8 期。

④　陈述等：《重大突发事件的动态协同应急决策》，《中国安全科学学报》2015 年第 3 期。

外,还有学者探讨了应急管理中的区域协同问题,强调通过整合要素、完善法律和培养风险文化等措施,来提升区域应急联动协同能力①。

上述研究成果对本选题有很大帮助,从资料、理论和方法等方面为本项研究的展开奠定了基础,但也存在如下急需改进之处:第一,理论研究侧重于将协同治理作为服务型政府建设的工具选择,聚焦于理论发展线索的梳理,且对协同论的译介与引进,多是从工程学的视角出发,而将这一理论引入国家治理领域来分析疫病防控问题,则联系实际不够紧密,相关的专门研究也凤毛麟角;第二,也是最为重要的,疫病防控中政府协同的实现,是在信任和权威基础上多方良性互动的结果,有其独特的协同实现机制,需要从国家治理现代化视角展开专门研究,这是医疗社会史和应急管理研究所难以承担的。

(二)国外和港澳台相关研究综述

国外和港澳台学者虽然也没有对新中国疫病防控中的政府协同问题展开专门研究,但相关成果却不少,而且研究视角与国内学者也基本相仿。

一是对协同政府和协同治理问题的理论研究。国外学者对协同政府和协同治理的研究,有两个基本的学术背景,即新公共管理运动弊端的暴露和对行政协调的早期研究。公共管理科学内部这两方面的学术研究与协同论相互作用之后,使对政府内部合作行为的分析,由简单的行政协调上升到政府协同的高度。20 世纪 90 年代,美国行政学者林登(Russell M.Linden)提出,在一个以顾客为导向的社会中构建"无缝隙政府"(Seamless Government),以扬弃管理机构的繁文缛节和拖沓冗长,并以新思维和被称之为"商业流程再造"的新组织原则,来实现政府的无缝隙化②。要构建"无缝隙政府",对政府内部进行协调和整合便必不可少。同时,奥斯本(David Osboren)和盖布勒(Ted Gaebler)等人打出"改革政府"的旗号后,倡导以"企业家精神改革公共部门",强调政府的作用是掌舵而不是划桨,并要求建立相应的"掌舵型组织"③,以便更加科

---

① 汪伟全:《论区域应急联动的协同能力》,《探索与争鸣》2013 年第 5 期。

② [美]拉塞尔·M.林登:《无缝隙政府:公共部门再造指南》,汪大海等译,中国人民大学出版社 2014 年版,第 54 页。

③ [美]戴维·奥斯本、特德·盖布勒:《改革政府:企业家精神如何改革着公共部门》,周敦仁等译,上海译文出版社 2006 年版,第 9—13 页。

学地定义政府职能。这些观点和理念,一定程度上影响着西方公共行政改革实践,为正在兴起的新公共管理运动推波助澜。

直到 20 世纪 90 年代末,英国工党在布莱尔的带领下,提出了雄心勃勃的"政府现代化"改革计划,并将协同政府(Joined-Up Government)的构建作为该计划的重要目标时,协同政府作为公共行政改革理念,才真正接上了地气,深入到公共部门"再造"的实践之中。结合英国公共行政改革实践对协同政府展开的理论研究,代表性学者当数英国公共管理学教授鲍利特(Christopher Pollitt),他从目标、内容、影响因素和不足等四个方面,对这一公共行政改革理念展开了系统研究。在协同政府构建的目标设定上,他认为协同政府至少有四个目标:消除政策间的壁垒,提高公共政策效能;整合各类资源,提高资源利用效率;促进不同利用主体合作,提高工作效率;构建无缝隙组织,提供快捷便民的"一站式服务"。对于协同政府的内容,他强调包括政策制定协同、政策执行协同以及跨部门纵横协同等方面。在相关研究中,鲍利特进一步分析了影响协同的一些关键因素,主要存在三大障碍,即协同政府与传统绩效管理之间的矛盾;协同政府的责任问题;协同过程中产生新组织领地问题。最后,鲍利特用略带警告式的口吻指出:"协同政府可能是一个好主意,但从深度来讲,它并不是一个新思想,也不是一个容易执行的思想……协同政府具有许多成本和风险。"①在倡导协同政府的同时,对这一公共行政改革理念可能存在的弊端和不足进行预警,实在难能可贵。

二是从危机管理视角对突发公共卫生事件应急处置实践展开的研究。这方面成果大体包括三类:第一类是对某种具体传染病应急处置实践中开展协同重要性、内容和方式的探索,如对非典防治的研究。在 2003 年非典爆发后,《亚洲经济新闻》等报刊就连续刊发文章,强调东盟、APEC 等区域性组织的成员国要加强合作战胜非典,世界卫生组织也要求整合多中心合作网络来开展对 SARS 的诊断工作。钟南山院士还在英文刊物撰文强调协调合作防控非典的重要性。此外,丹尼斯(Dennis G. Maki)在题为《SARS:1918 年(疫情)重回

---

① ［英］克里斯托夫·鲍利特:《重要的公共管理者》,孙迎春译,北京大学出版社 2011 年版,第 77 页。

了？迫切需要加强全球公共卫生领域合作》的文章中，强调全方位合作防控非典是有效化解疫病风险的重要举措①。非典之后数年，来自德国汉堡应用科学大学的拉尔夫·克隆坎普（Ralf Krumkamp）等人，以数学建模方法，通过对非典危机干预的情景模拟，强调注重隔离、密切接触者跟踪和快速诊断等不同干预措施之间协同配合的重要性②，对突发公共卫生事件应急处置中实现不同政策和措施间协同的相关建议，具有可操作性。此外，国外公共卫生应急管理领域也非常注重对2003年非典应急处置经验教训的总结。来自英国健康保护局东南亚区域办事处的卡伦·肖（Karen Shaw），专门撰文总结了非典应急处置对后非典时代传染病防控实践的经验教训。他认为，后非典时代的传染病防控，一方面要加强国家与国家之间的协同配合，建立传染病多层治理网络；另一方面要利用先进技术，尤其是互联网技术，恰当地扩大内部和外部沟通交流渠道，使传染病防治能够实现资源和信息的共享③。非典应急处置打开了革新传染病防控举措的一扇窗。

第二类是对区域间、部门间协同应对突发公共卫生事件的研究。在《公共卫生协作：全球新趋势》的文章中，朗尼（Lonnie J.King）通过对城镇化进程中全球人口流动情况、发达国家和发展中国家贸易情况、人畜共患疾病情况等进行数据统计和分析，提出跨区域跨部门协同、伙伴关系、跨学科方法和组建具有核心竞争力的团队，是21世纪有效防控疫病的关键举措，也是人类在新世纪有效化解疫病风险的最大资本④。在《公共卫生学校和公共卫生机构之间的多视角协同》的文章中，米歇尔（Michelle Crozier Kegler）等人通过数据分析和实地调研，详细分析了公共卫生学校和公共卫生机构之间在化解疫病风险中开展协同的动因和障碍，并列举了不同部门和机构之间开展协同对各自

① Dennis G.Maki.SARS：1918 Revisited？The Urgent Need for Global Collaboration in Public Health.*Mayo Clinic Proceedings*，Vol.78，2003（7）.

② Ralf Krumkamp et al.Impact of Public Health Interventions in Controlling the Spread of SARS：Modelling of Intervention Scenarios. *International Journal of Hygiene and Environmental Health*，Vol.212，2009（1）.

③ Karen Shaw.The 2003 SARS Outbreak and Its Impact on Infection Control Practices.*Public Health*，Vol.120，2006（1）.

④ Lonnie J. King. Collaboration in Public Health：A New Global Imperative. *Public Health Reports*，Vol.12，2008（3）.

的益处。他认为,对于公共卫生学校而言,协同不仅有利于将研究成果应用到实践中,而且还能为学生提供实践机会;对于公共卫生机构而言,协同能够为员工提供新的信息和资源,这有利于增强他们履行其保护公众健康使命的能力。要达到如此效果,就需要提高薪资的覆盖率,建立正式的协同实现机制,以增强相互之间的交流,发展协同性的关系网络①。此外,霍华德(Howard K.Koh)等人还提出,要增强以社区为基础的公共卫生应急能力,发挥社区卫生中心在国家传染病多层级治理体系中的核心作用②;美国辛辛那提大学的莱昂斯(Michael S.Lyons)等人提出,在高危人群中以项目合作形式,加强医疗机构和公共应急管理部门之间的协同,并建议将这种项目合作形式扩大到整个国家公共卫生体系中去③。这方面的研究,对横向政府协同的展开,具有启发和借鉴意义。

第三类是对特定国家、特定地区公共卫生应急协同实践的研究。来自加拿大安大略省滑铁卢大学的研究团队,专门探索了对亚寒带偏僻的原住民社区的公共卫生应急管理问题,提出利用协同测绘、网络和信息技术,开发一个基于网络的应急信息系统,以解决偏远地区在突发公共卫生事件应对中缺乏协同、沟通和政府应急管理的碎片化问题④;里奇曼(Alyson Richmond)等学者以受资助的公共卫生预备合作协议计划中心(CPHP)为例,探索了美国疾病预防控制中心(CDC)如何通过公共卫生项目的实施,来加强联邦政府、州政府和地方公共卫生当局之间的协同,加强学术界和州政府及地方卫生当局的联系,增强对突发公共卫生事件的应对能力⑤。来自新加坡卫生部的詹姆斯

---

① Michelle Crozier Kegler. et al. Multiple Perspectives on Collaboration between Schools of Public Health and Public HealthAgencies.*Public Health Reports*,Vol.121,2006(5).

② Howard K.Koh.Building Community-Based Surge Capacity through a Public Health and Aca-demicCollaboration:The Role of Community Health Centers.*Public Health Reports*,Vol.121,2006(2).

③ Michael S.Lyons et al.Health Department Collaboration with Emergency Departments as a Model for Public Health Programs Among At-risk Populations.*Public Health Reports*,Vol.120,2005(3).

④ Nadia A.Charania.et al.Developing a Collaborative Health Informatics System to Foster Inter-agency Collaboration and Communication during Public Health Emergencies:Remote and Isolated First Nation Communities of Sub-arctic Ontario,Canada.*The International Journal of Technology*,*Knowledge and Society*,Vol.7,2012(4).

⑤ Alyson Richmond et al.A Brief History and Overview of CDC's Centers for Public Health Preparedness Cooperative Agreement Program.*Public Health Reports*,Vol.125,2010(5).

（L.James）等人梳理了2003年新加坡应对非典的经验,突出强调了横向跨部门协同和不同专业领域通过任务和承诺实现的协同,对成功防控非典的重要意义。同时,詹姆斯还认为,政府提供及时、可获得的疫情信息,对减少公众恐慌和实现疫病防控目标的作用也不可低估①。此外,中国港、澳、台地区的学者对非典的防控也进行了研究和总结,强调了追踪、隔离、快速诊断等措施在疫病防控中的作用。这些对特定国家和地区疫病防控实践的研究,为后非典时代区域性突发公共卫生事件的应对提供了借鉴和启示。

三是对经济全球化背景下传染病肆虐和开展传染病全球治理问题展开的研究。传染病给人类文明史笼罩上了一层浓厚的阴云,对传染病的最早文字记载,可以追溯到古巴比伦王国的英雄史诗《吉尔伽美什史诗》（The Epic of Gilgamesh）。当时,人类将传染病视作上帝的诅咒,对这种诅咒束手无策。好在由于生产力水平的限制,全球范围内的商贸、旅游、生产、生活等人类活动,基本上还是封闭割据,各自为政,这无形中为传染病的流布设下了一道天然屏障。但在21世纪的今天,在先进的交通、通信技术帮助下,人类信息传输从地球的一端到另一端,快至几秒钟便可到达;就是亲临而至的话,也不过数小时的事。麦克卢汉用"地球村"这一概念,表达了全球化背景下人类行为空间变得极度局促的现实。此种状况给细菌、病毒提供了大显身手的全球舞台,正如哈佛大学免疫学和传染病学博士沃尔夫所言,人类所穿的靴子"今天踩在澳大利亚的泥地里,明天就踏进了亚马逊河"②,这极大地加速了细菌和病毒的全球传播速度。伴随着全球化的浪潮,大量致病性细菌、病毒也向人类袭来。对传染病的有效治理,已不再是某个地区、某个国家通过单打独斗能够完成的使命。

人类对传染病的全球治理,行动先于理论。14世纪中叶,随着黑死病在西欧的传播,欧洲各国政府开始尝试对进出港口的轮船、货物实施检疫和"隔离"。从14世纪到20世纪初,全球范围内流行的重大传染病如鼠疫、麻疹、天花、斑疹伤寒、霍乱、西班牙流感等,不仅给人类生命带来极大损伤和威胁,而

---

① L.James et al.Public Health Measures Implemented during the SARS Outbreak in Singapore, 2003.*Public Health*,Vol.120,2006(1).

② ［美］内森·沃尔夫:《病毒来袭》,沈捷译,浙江人民出版社2014年版,第103页。

且也从客观上增强了人类应对传染病的能力。国际范围内先后发展出一套包括隔离、检疫、组建国际卫生组织和颁布国际卫生法规等在内的传染病治理对策。相应地，学界对传染病全球治理的研究也逐渐兴起。尤其是 20 世纪以来，这方面的成果与日俱增。如汉斯·金瑟于 1934 年出版的《大鼠、虱子与历史》一书，梳理了遭细菌和病毒侵袭的人类历史；查尔斯·温斯洛于 1943 年出版的《流行病的征服》，记载了霍乱从亚洲到全球范围内的传播过程；罗森·乔治 1953 年出版（1993 年再版）的《公共健康史》，作为流行病学领域的经典代表作，追溯了人类监测、根除流行病的历程。这些研究成果的共同特征，都是以全球视野为传染病治理寻找良方，且非常注重对人类防疫历史经验教训的总结，为 21 世纪的传染病全球治理研究奠定了基础。

21 世纪降临以来，传染病并没有随着人类防疫技术和卫生科研的进步而减少。2016 年的相关报道指出，随着全球气候变暖，俄罗斯西西伯利亚的冻土层融化，75 年前在炭疽瘟疫中死去的驯鹿尸体裸露，致使当地超过 40 人和将近 1500 头驯鹿感染了炭疽，迫使俄罗斯不得不派遣生化、防辐射专家和军队抵达现场抗疫。这个事实表明，一些古老的看似被人类灭绝的瘟疫，有可能随着气候变化等因素影响，随时会卷土重来。还有，新世纪初接二连三的新型传染病疫情，如非典、禽流感及其变种、埃博拉等，更是给那些误认为人类已经彻底征服传染病的乐观主义者以当头棒喝。在人类防疫实践的敦促下，学界对传染病全球治理的研究成果也不断涌现。例如，由加拿大的马克·扎克和塔尼亚·科菲撰写的《因病相连：卫生治理与全球政治》一书，以六章的篇幅叙述了人类开展传染病全球治理的历程，20 世纪全球卫生治理的过程、内容和特征，传染病全球监测体系的形成与发展，国际卫生援助计划的变革，全球传染病治理的药品获得，当代全球卫生治理的特点、机制和反思等，强调了新世纪政府和非政府组织的多边合作对形成全球传染病多层治理的价值①，是传染病全球治理领域不可多得的佳作。

综上，国外和港澳台学者的研究成果为本选题奠定了资料和理论基础，而

---

① ［加］马克·扎克、塔尼亚·科菲：《因病相连：卫生治理与全球政治》，晋继勇译，浙江大学出版社 2011 年版，第 176 页。

且相关成果也能够为新中国重大疫病防控中的政府协同研究提供思维上的启发。但这些成果也存在一些不足,如对中国疫病防控中的政府协同问题,并没有形成系统性的研究成果,相关研究也未能反映出新中国疫病防控的全貌;在研究的价值取向上,一些学者秉持的"西方中心观",使其研究成果的科学性大打折扣,再加上语言和资料收集等方面的"天然障碍",使得相关研究的结论有待商榷。

三、主要研究内容与基本框架

本书的研究内容取决于对政府协同的概念界定。当前学界对政府协同展开的维度,大抵可以归纳为三个视角,即纵向上不同层级政府之间的协同,横向上不同区域政府以及政府不同部门之间的协同,以及政府系统与社会组织、国际社会等外界环境之间的协同。这三个视角的协同通常又被简化为"上下"、"左右"和"内外"协同。

(一)主要研究内容

要研究这三个视角的政府协同,还必须将其与新中国的重大疫病防控这一重要目标结合起来,凸显出"以目标定任务"的基本协同实现方式。基于上述考虑,本书的主要研究内容包括如下几个方面。

第一,对新中国重大疫病防控中政府协同实施的时代背景及制度环境进行研究。任何政府行为都是在一定环境下展开的,"环境既是政府行为的作用对象,又制约和影响着政府行为"[1]。这些环境通常包括时代条件、政治制度、法律法规、生产力水平、经济发展速度、国际形势、文化氛围、民众参与意识等等,它们构成政府行为这个"因变量"的若干个"自变量"。协同作为一种最基本的政府行为,它必然会受到这些"自变量"的影响和制约。

从时代背景看,新中国成立后,由于中国社会经历了长年的战乱,各类资源匮乏,疫病肆虐,人民体质羸弱,且防疫意识欠缺,卫生素养低下。时任中央人民政府卫生部部长的李德全在《关于全国卫生会议的报告》中提到,当时全国人口每年发病累计数为 1.4 亿,死亡率在 30‰以上,其中半数以上是死于

---

① 黄强、林平国等:《现代化进程中的行政管理》,福建人民出版社 2000 年版,第 164 页。

可预防的传染病,如鼠疫、霍乱、天花、斑疹伤寒、回归热等①。与之相对应,国家卫生防疫体系不完善,防疫机构不健全,从旧政权下走过来的医疗卫生队伍水平参差不齐,卫生人才培养机构严重不足。据卫生部副部长贺诚的统计,当时全国正规医学院校毕业的医师不到两万,而全国需要医师的数量则是几十万②。为了补上如此巨大的缺口,人民政府不得不将高级医学教育的年限缩短,提前实行分科并改进教学方法,以解决医学人才短缺的状况。此外,妇幼保健状况也亟待改善。当时绝大多数育龄妇女和新生儿的性命掌握在旧产婆之手,因卫生条件跟不上,全国新生儿死亡率高达 40%③。为了改变此种卫生状况,人民政府在中国共产党的领导下,加大对各方面医药卫生资源的整合力度,通过开展中医与西医、军队与地方、政府与社会的多方位协同配合,切实履行了保障人民生命健康的神圣职责,为新中国卫生防疫体系的初步建立以及此后大规模经济建设奠定了基础。从上述新中国成立初期政府通过协同举措防控疫病的实践可以看出,政府协同行为的展开,与其所处时代背景存在着某种必然的互动联系。

　　除时代背景外,制度环境是影响政府协同的另一重要因素。新中国成立六十多年来,中国政府所处制度环境也在不断变化之中,其中影响巨大的,如1956 年底社会主义制度的最终确立,以及伴随着"一五"计划的实施而建立起高度集中的计划经济体制和管理体制;1966 年"文化大革命"爆发后,造反派为了夺权成立各级革委会,改变了国家的政体;1978 年改革开放后,高度集中的计划经济体制开始被改革,1984 年中共十二届三中全会通过的《中共中央关于经济体制改革的决定》,确立了"计划为主,市场为辅"的"双轨制",直到1992 年中共十四大确立中国经济体制为社会主义市场经济体制,使实行了八年多的"双轨制"被终结。这一系列重大的制度变迁,必然会对中国政府协同行为产生影响。我们在本选题的研究中,将会在各部分的具体分析中,关注到这些制度环境的演化对政府协同行为的影响,侧重探索从封闭走向开放、从计

---

① 李德全:《关于全国卫生会议的报告》,《人民日报》1950 年 10 月 23 日。

② 贺诚:《在第一届全国卫生会议上的总结报告》,《中医杂志》1951 年第 1 期。

③ 李德全:《关于全国卫生会议的报告》,《人民日报》1950 年 10 月 23 日。

划走向市场、从人治走向法治历程中，不同制度环境对政府协同实现形式到底会产生何种具体影响，并进而探寻这些影响因素发生作用的一般规律。

第二，对新中国重大疫病防控中不同层级政府"上下"协同的实践展开研究。当代中国拥有着世界上超大规模的政府体系，如果按照狭义上的政府概念（即政府就是特指行政机构）来理解，当代中国政府体系的纵向结构包括中央政府、地方政府和基层政府三个层次，"中央—省（自治区、直辖市、特别行政区）—市—县—乡（镇）"或"中央—省（自治区、直辖市、特别行政区）—市—区（县）—街道"五个行政层级。中央政府之下的地方政府数量（包括省、市两级，不含台湾地区），截止 2016 年 2 月，中国共有 34 个省级行政区，其中直辖市有北京、天津、上海、重庆 4 个，省有 23 个，自治区有 5 个，特别行政区有香港、澳门 2 个；在省这一行政层级下，有地级行政单位 334 个，其中地级市 293 个，地区 8 个，自治州 30 个，盟 3 个。基层政府数量（包括县、乡镇和街道，不含港澳台），县级行政单位全国共有 2853 个，其中市辖区 872 个，县级市 368 个，县 1442 个，自治县 117 个，旗 49 个，自治旗 3 个，特区 1 个，林区 1 个；在县、区行政层级下，有 40497 个乡级行政单位（不含港澳台），区公所 2 个，镇 20117 个，乡 11626 个，街道 7566 个，苏木 151 个，民族乡 1034 个，民族苏木 1 个①。还有一种算法，就是经济学上按照政府财政收入、税收的绝对量和相对量指标来估算，新中国成立以来，中国政府规模的膨胀也非常明显，具体可参见方福前的相关研究②。当然，如果按照陈红太等人的概念界定，将当代中国政府体系界定为"人民民主专政体系"，具体包括中国共产党组织系统、民主党派组织系统、人民团体组织系统、人民政协组织系统等③，那毫无疑问中国政府规模就更大了。

在如此超大规模的政府体系中，纵向上不同层级政府间的协同任务就会异常艰巨。根据国际社会预防和应对重大疫病的一般做法和操作流程，通常

---

① 此处数据为作者根据中华人民共和国民政部"全国行政区划信息查询平台"搜查整理而来，网址：http://xzqh.mca.gov.cn/map。

② 方福前：《公共选择理论——政治的经济学》，中国人民大学出版社 2000 年版，第 275—278 页。

③ 陈红太：《当代中国政府体系》，华文出版社 2001 年版，第 24 页。

可以概括为三个"一上一下"过程。第一个"一上一下"过程,指在疫病爆发前的疫情监测和预警阶段,基层和地方政府根据可疑病患和疫情监测网络,对可能会造成重大疫病流行的趋势进行预警,并将相关信息通过全国疫情监测网络,从基层政府逐级上报到地方政府,再上报到中央政府主管机构和部门,这是第一个"一上";中央政府主管机构和部门根据全国上报的疫情监测情况,做出疫情是否需要预警和开展应急响应的决策,然后再将这一决策结果下达到地方和基层,这是第一个"一下"。疫病爆发阶段,基层和地方政府会将病患数量、伤亡和其他损失数据逐级上报到中央政府,这是第二个"一上";中央政府会根据病患和伤亡数据,判断出疫病爆发严重程度、急迫程度和不同区域的疫情特征,对有限的医药卫生资源、财政资金等进行科学配置和总体调度,并制定出国家层面的疫病防控计划,下达到地方和基层贯彻落实,这是第二个"一下"。疫情之后的恢复和善后阶段,基层和地方政府将统计的伤亡数据和善后恢复计划逐级上报,争取上级政府的物质和财政支持,这是第三个"一上",中央政府根据上报数据通盘考虑后,从进一步预防疫病和保障人民生命健康出发,会制定出国家层面的善后和恢复计划,再下发到地方和基层贯彻执行,这是第三个"一下"。在这三个"一上一下"的过程中,若按照现有政府五个层级来计算,一次疫病应急处置中最简化的政府协同次数将是 3×2^5,若考虑疫病应急处置不同阶段之间需要协同配合的话,这个数据将会更大。

在随后的研究中,我们将以新中国成立以来爆发过的鼠疫、霍乱、天花、艾滋病、禽流感、非典等重大疫病防治为例,来具体分析在当代中国这一超大规模政府体系中,中国共产党领导的人民政府是如何通过纵向政府间的"上下"协同,最终成功地防控了这些疫病的。分析的重点将集中在两个主要方面:一方面是对纵向不同层级政府开展协同的过程和具体举措进行分析,梳理出每一次重大疫病防控中政府纵向协同的基本脉络;另一方面是结合每次重大疫病防控效果,以及协同展开的时代背景和历史条件,对政府纵向协同防控疫病的举措进行历史评价,试图总结出能够为当前中国突发公共卫生事件应急处置提供借鉴的历史经验或教训,或者是对今后中国国家疫病防控体系建设和卫生行政体制改革能够提供历史借鉴的意见和建议,为中共十八届五中全会提出的"健康中国建设"添砖加瓦。

第三,对新中国重大疫病防控中政府不同部门以及不同区域政府"左右"协同的实践展开研究。"左右"协同是一种横向的政府协同,这种横向协同既可以发生于同一行政级别政府不同行政部门之间,也可以发生于同一行政级别但不同行政区划的政府之间,即通常所谓的不同区域政府间。就同一行政级别的不同政府部门而言,以当前中央政府为例,从机构组成和数量上看,国务院办公厅下的国务院组成部门,共 25 个;国务院直属特设机构 1 个;国务院直属机构 15 个;国务院办事机构 4 个,国务院直属事业单位 13 个;国务院部委管理的国家局 16 个;国务院议事协调机构 29 个。总起来,截至 2016 年 4 月,中央政府机构数量多达 103 个①。虽然有的议事协调机构与其他部委合署办公或即将撤销,但规模仍然庞大。从中央政府机构的数量看,部门之间的协同配合也绝非易事。其中 29 个议事协调机构,就是以任务为导向,临时设立的专门负责各部委之间协同配合的机构。如国务院防治艾滋病工作委员会,由于艾滋病防治涉及到卫生、财政、宣传、教育、民政等多个部门,要提高艾滋病的防治效率,就需要这些相关部门的协同配合,设立这个工作委员会,也就是要达到此目标。

21 世纪以来,中央政府在部委之间的"左右"协同配合问题上,正在朝着规范化和法制化方向迈进。2011 年,为了用制度来规范中央和国家机关部门之间的职责分工,加强部门之间的横向协同,及时化解部委之间推诿扯皮的矛盾,中央机构编制委员会专门制定颁布了《中央和国家机关部门职责分工协调办法》,确保中央政府机构之间的横向协同能够做到"有法可依"。该《办法》共 5 章 40 条,包括总则、部门协商、机构编制部门协调、监督检查和附则五大部分。主要阐明了中央政府部委机构之间开展协调的原则、适用范围、协调时限、协调实施程序、矛盾的化解和职责履行情况的监督等问题。《办法》的颁布,为政府有效应对突发公共卫生事件,尤其是在防治艾滋病等重大疫病中加强横向部门间的协同,提供了政策和法律依据。对于政府"左右"协同的这些新动向,也是本选题需要关注并认真展开研究的内容。

---

① 数据参见中华人民共和国中央人民政府网"国务院组织机构"栏,网址:http://www.gov.cn/guowuyuan/gwy_zzjg.htm。

　　除同一行政层级不同部门、机构间的协同外,政府横向协同的另一重要方面,发生于不同行政区划的同级政府之间,通常简称为不同区域政府间的协同。从协同形成的驱动力来看,不同区域政府间的横向协同主要以利益为诱导,共同利益是协同得以产生的前提,与政府内部不同部门之间以权威为基础的协同存在本质差别。当然,这也并非绝对以利益画线。有时候在中央政府的命令和政策作用下,不同区域地方政府之间也会产生以权威为基础的协同。在当代中国的制度环境下,通常会发扬"一方有难,八方支援"的精神,尤其是在重大疫病爆发时,不同区域政府在社会主义大家庭中,也会形成诸多良性互动的"左右"协同。例如,在北京抗击非典过程中,广东、山东、黑龙江、上海等省、市积极支援北京,形成了不同区域政府间协同作战、众志成城的局面。这也是我们研究新中国重大疫病防控中横向政府协同不可忽视的内容。

　　第四,对新中国重大疫病防控中政府与医疗机构、社会组织以及国际社会"内外"协同的实践展开研究。"内外"协同中"内"与"外"的区分,是以政府体系为边界来划分的。政府通过"内外"协同防控疫病的实践,主要包括如下几个方面:

　　一是政府与医疗卫生机构之间的协同。医疗卫生机构是指按照相关法律法规,依法成立的从事疾病诊断、治疗和保健活动的组织。在中国,医疗卫生机构的名称有医院、诊所、门诊部、疾控中心、防疫站、卫生室、急救站、疗养院、保健院、康复中心等。当前中国医疗卫生机构的分类和具体数量,可参见表1:

表 1:中国医疗卫生机构十年(2005 与 2015)发展情况对比表

项目和类别		2005 年底	2015 年 4 月底	增减数
医疗卫生机构合计(个)	卫生	298997	985181	—
	医疗	289951	—	—
一、医院		18703	26314	7611
按经济类型分	公立医院	15616	13314	−2302
	非公医院	3087	13000	9913

续表

项目和类别		2005 年底	2015 年 4 月底	增减数
按医院等级分	三级医院	946	1991	1045
	二级医院	5156	6933	1777
	一级医院	2714	7228	4514
	未定级医院	9887	10162	275
二、基层医疗卫生机构		—	920546	—
社区卫生服务中(站)		17129	34432	17303
乡镇卫生院		40907	36852	−4055
诊所(医务室)		201509	190797	—
村卫生室		—	645610	—
三、专业公共卫生机构		—	35027	—
疾病预防控制中心		3585	3489	−96
妇幼保健机构		3021	3088	67
专科疾病防治院(所、站)		1502	1241	−261
卫生监督所(中心)		1702	3093	1391
四、其他机构		—	3294	—

资料来源:本表数据根据卫生部编《中国卫生统计年鉴 2006》(中国协和医科大学出版社 2006 年版,第 3、6 页)、卫生部统计信息中心发布的《2005 年中国卫生事业发展情况统计公报》(网址:ht-tp://www.nhfpc.gov.cn/mohwsbwstjxxzx/s8208/list_8.shtml,2016 年 6 月 12 访问)和卫计委网站公布的《2015 年 4 月底全国医疗卫生机构数》(网址:http://www.nhfpc.gov.cn/mohwsbwstjxxzx/s7967/201506/9e460a73534b42e3b34968ee20e4160f.shtml,2016 年 6 月 12 日访问)中相关数据计算整理而来。需要说明的是:由于卫计委成立取代卫生部后,相关统计标准发生变化,无数据和无法比较的,表中用"—"代替。

　　虽然由于统计标准的变化,有些项目无法比较,但从上表可以看出,中国医疗卫生机构总体规模庞大,过去十年,医院、社区卫生服务中心等机构增长迅速,疾病预防控制中心等专业卫生机构总体规模比较稳定。在新中国重大疫病防控过程中,医疗卫生机构总是走在防控和救治一线,政府防控疫病和保障人民健康的目标,也主要是通过医疗卫生机构来实现,所以政府和医疗卫生机构之间的协同配合,无疑是政府协同防控疫病的重头戏,需要重点研究。

　　二是政府与非政府组织、慈善团体等社会组织之间的协同。在新中国重大疫病防控过程中,经常会看到一些非政府组织、志愿者组织、慈善组织甚至宗教组织的身影。当前中国各类社会组织的具体规模,据民政部的统计,截至2014年底,全国共有各类社会组织 60.6 万个,包括社会团体 31.0 万个,其中卫生类社会团体 10060 个,宗教类社会团体 4898 个;基金会 4117 个;民办非企业单位 29.2 万个,其中卫生类单位 23404 个①。由于卫生类社会团体和卫生类非企业单位大多会参加疫病防控,且有的还是疫病防控的排头兵,所以政府与这些社会组织之间的协同程度,也会直接影响到疫病防控效果,也是需要深入研究的内容。

三是中国政府与国际社会开展的协同。在全球化背景下,传染病治理早已超出了民族国家的范围,一国通过闭锁国门、单打独斗来防治传染病的时代已经终结了。新中国成立以来,中国政府特别注重与国际社会各相关国家政府、国际卫生组织和卫生类非政府组织开展协同配合,共同抗击疫病。从新中国成立前夕鼠疫防控与苏联政府的协同合作,到 21 世纪初抗击非典与世界卫生组织和相关国家政府的合作,都表明全球化时代开展传染病全球治理的必要性,所以本选题在后文阐述具体传染病防治时,也会将国际社会之间的协同配合作为重点考察对象,对疫病防控中国际协同的举措及经验展开研究。

第五,对新中国重大疫病防控中政府协同实现机制及其演化规律进行研究。从总结经验和汲取教训的角度看,体制和机制更具持久性。新中国成立七十多年来,中国政府在各类疫病防控中开展协同的实践,有哪些方面已经凝聚上升到了体制层面? 这种协同机制是如何形成的? 其在形成之后又经历了哪些演化和变迁,有何规律可循? 这方面内容在本书的整体规划中,具有画龙点睛之功效,且对此后疫病防控中政府协同的实现,具有直接启示和借鉴意义,也是需要重点研究之处。具体而言,这方面研究将重点探析新中国重大疫病防控中政府协同机制的整体结构、形成过程、实现方式和基本特征,尤其关注新时期经济市场化进程中政府与执政党、政府与医疗卫生机构、政府与国际社会在重大疫病防控中的协同实现机制,并结合具体疫病防控案例,阐述这一机制对推进中国疫病防控体系和防控能力现代化的意义。

---

① 民政部:《2014 年社会服务发展统计公报》,http://www.mca.gov.cn/article/sj/tjgb/201506/201506008324399.shtml,2016 年 4 月 18 日访问。

(二)基本研究框架

根据上述研究内容,本书拟分六章,加上绪论和结语一起八个部分,来阐述新中国重大疫病防控中的政府协同及实现机制问题,具体而下:

绪论从问题出发,围绕着新中国重大疫病防控中政府协同如何展开、有何实现机制这一核心问题,阐明本选题在理论上的意义和对今后疫病防控实践的现实价值;绪论第二部分主要梳理国内外现有相关研究进展状况,并根据所搜集到的资料,对这些研究成果展开学术评价,明确在本研究领域已经达到的学术高度,以及存在哪些需要改进之处,为本选题研究的展开做一个学术史的铺垫;接下来,绪论的第三块就是对选题的主要内容进行叙述,从协同实施的时代背景和制度环境、协同展开的“上下”、“左右”和“内外”三个维度,分别就不同层级政府之间、不同区域政府以及政府不同部门之间、政府与医疗卫生机构、社会组织和国际社会之间开展协同的过程,进行全方位、多视角透视,以期描绘出政府协同防控疫病的全面图景,并预计将这些图景置于一个“6+2”的框架中,使其得以充分展现;最后是就全篇可能会使用到的研究方法和将要使用的资料进行说明。

首章主要是交代一些后文会用到的概念、基本理论,并将这些基本的概念和理论与当代中国卫生行政实践相结合。具体而言,首先需要明确的是政府协同的概念内涵,阐明政府协同与协调、合作的关系,政府协同与协同政府的关联,政府协同与早期行政协调的联系和区别,公共卫生应急处置实践中政府协同的基本维度、主要内容和历史特点,为后文的论述进行理论准备。

第二章至第五章主要按照时间顺序,对新中国历史上先后爆发过的鼠疫、霍乱、天花、血吸虫病、艾滋病、非典等重大疫病进行系统梳理,对政府在防控这些重大疫病时开展各方面协同的举措和经验展开研究。其中第二章以新中国成立初期爆发的鼠疫、霍乱、天花三种甲类传染病为例,对政府在防控这些疫病时开展协同的举措进行梳理,并对当时政府在医疗卫生资源紧缺和民众对医疗卫生需求急切的矛盾下,以协同举措开展国家疫病防控体系建设过程进行研究,并在随后对当时条件下政府开展协同的历史实践、经验教训进行评析。从历史学的角度看,前面对政府协同实践的梳理属于“史”的内容,而随后的评析则属于“论”,这种史论结合的结构安排,贯穿于全文的每一章。

第三章以 20 世纪 50 年代的血吸虫病防控实践为例,具体叙述血吸虫病防控中政府在组建血防机构、开展血防科研、进行血防宣教等方面的协同举措,以这一时期的翔实史料,再现当时血防实践中政府协同的鲜活场面,随后会对当时的举措进行经验总结和教训反思,为新世纪中国血吸虫病的防控和突发公共卫生事件应对提供借鉴。

改革开放之后,随着中国经济发展的提速和生产力水平的提升,以及疫苗的普及和民众预防意识的增强,原有的传染病威胁减轻,有些甲类传染病甚至走向灭绝,但新的传染病却见缝插针,艾滋病开始由境外输入性个案,逐渐扩展蔓延为新的危险性疫病。第四章将重点阐述改革开放以来中国政府在艾滋病防控中开展协同的“上下”、“左右”和“内外”三个维度,并对新时期政府的这些协同举措进行评析,为当下开展艾滋病协同治理提供启示。

历史进入新世纪之后,人类有关“传染病时代终结”的乐观梦幻,被一波接一波的新型传染病无情地击碎了。2003 年初,一种名不见经传的被称之为“急性呼吸系统综症”(后被称之为非典)的新型传染病,在中国南方地区快速蔓延,并很快传到首都北京,造成了较高死亡率,并一度造成社会恐慌。面对新型传染病疫情,中国政府在经过短暂的被国际社会广泛诟病的疫情信息封锁后,通过撤换相关官员并全方位开展协同,使疫情得到有效遏制,并最终战胜了非典。第五章将专门梳理这方面的史实,对 21 世纪初中国政府抗击非典的协同举措及经验进行系统研究。

最后一章对新中国重大疫病防控中政府协同实现机制及其演化规律展开研究,阐明新中国成立初期政府建立以行政协调为核心的协同实现机制,经过 20 世纪五六十年代的实践后,到改革开放后,随着国家管理体制由高度集权的计划管理体制,向以市场为基础的分权式管理体制转变,政府防控疫病的协同实现机制也相应转型。通过不断地改革和调适,一套适应社会主义市场经济体制的政府协同实现机制正在逐步形成。本章将对这一机制进行详细探讨,为从整体上把握新中国重大疫病防控中政府协同实现机制演变规律提供思路。

四、研究方法及资料说明

如果用“规范研究与经验研究相结合”之类的表述来概括本选题的研究

方法,毫无疑问不能展现出研究方法使用的多样性和灵活性,徒增读者对僵化表述的厌恶感。从原则上讲,规范研究和经验研究结合的理念本身并没有错,但因其仅仅是一个原则,放到哪个选题中都可以套用,所以用多了就会起反作用。本书会在这一原则之下,将研究方法的运用和表述具体化为如下几个方面:

其一,文献资料法。新中国成立以来,大大小小的疫病不可胜数,记载这些疫病的资料既有纸版文献、档案、地方卫生志、职能部门卫生资料汇编、卫生统计等一手材料,也有由数据库、电脑硬盘、网络、光盘等记载的电子资料,还有一些由磁带、胶片记录的材料。对新中国重大疫病防控中政府协同实践的把握,就是要通过查阅、搜集、分析和整理这些存储于各类介质上的资料,理清政府在防控疫病中开展协同的基本线索,了解所要研究对象的基本轮廓,并根据这些线索和轮廓,探寻政府协同行为演变的基本规律。运用好此种方法的基本要点,一是要确立"一手资料"理念,对于"二手资料"上出现的数据等,要找出"一手资料"进行佐证,不可轻信,这可以使研究更加贴近历史真实;二是在追寻"一手资料"时,要善于"顺藤摸瓜"。很多时候,"一手资料"并不是想找就能找着的,这就需要通过资料之间的关联,运用相关关系去锲而不舍地搜寻,要勤动手,多动笔,做卡片,以历史主义的态度去对待相关资料和文献。

其二,实地采访与田野考察法。疫病防控中政府协同的选题,需要进行实地采访和田野考察的对象,大致可以归纳为如下几类:一是对重大疫病疫源地实地考察。比如,新中国成立前夕,蔓延至京津地区的鼠疫,其疫源地在察哈尔省北部地区(今内蒙古、河北境内);20 世纪 50 年代奋力抗击的血吸虫病,主要在南方水源充裕地区肆虐。对这些疫源地进行实地考察,走访当地曾经参与疫病防控的民众,可以增强对不同时期疫病防控的感性认识。二是对曾经参与重大疫病防控决策的政府相关工作人员进行采访,了解重大疫病防控中政府协同相关政策制定的背景和具体过程,增强对相关决策细节的认识和了解。三是对参与重大疫病防控的一线医务人员、疾病监测和防控专业机构工作人员进行走访,了解政府协同决策在实践中贯彻落实的具体细节。对政府协同具体操作过程的了解,还拟通过召开小型座谈会、发放调查问卷等形式进行,为本选题奠定资料基础及提供观点形成依据。

其三,定量分析与定性分析相结合。本书在研究过程中,始终贯彻胸中有"数"的原则,注重对新中国重大疫病防控过程中政府开展协同所需资源、协同行为规模、决策依据和政策落实等方面情况进行量化分析。尤其是在历史进入 21 世纪之后,随着大数据技术的兴起和广泛应用,许多政府行为通过电脑软件能够得以进行快速的定量分析。此外,在"量"的收集上,会注重疫病流行情况(如感染人数、流行区域面积、人员伤亡和财产损失等)、投入抗疫的医疗卫生资源、政府相关财政支出等方面的数据。同时,对这些数据的运用和定量分析,要注重将其与当时当地执政党和政府相关文件、政策法规的颁布结合起来,要将这些政府协同行为放在一定历史背景和理论框架中,对正式文件和政策法规的规范表述,要进行语义分析,分析相关概念的理论内涵和历史沿革,将定量分析和定性分析结合起来,防止断章取义。

其四,对比研究法。疫病防控中政府协同行为的对比研究,总体上有两个维度:一是时间纵轴上的前后对比,即对新中国成立七十多年来不同历史时期、不同制度环境下政府协同行为的对比,从这种纵向对比中可以把握政府协同行为演化的基本规律;二是空间横轴上的左右对比,即中国政府与国外政府在应对突发公共卫生事件时开展协同行为的运作方式、决策过程和协同效果等方面的对比,同时也包括不同区域地方政府在应对某一具体疫病时开展协同的横向对比,这种比较研究可以找缺补差,发现各自的优势和不足,为此后政府协同的展开提供参考。

其五,跨学科综合分析法。本书是一项以疫病防控中政府开展协同行为为主要研究对象,以新中国成立以来的七十多年为时间跨度的基础研究,要全面准确把握相关研究对象,必将会运用到政治学、公共管理学、历史学、社会学、统计学、流行病学等多学科的理论和方法,进行跨学科综合研究。通过多学科的交叉和多种方法的融合,并在研究实践中发挥这些研究方法的协同效应,力求结论的科学性。

最后,有关选题的资料来源,主要包括如下几个方面:一是以纸张为介质的资料。这方面资料首先是相关档案的运用,档案有来自中国第二历史档案馆、中央档案馆,以及各相关省、自治区和直辖市档案馆已经公开的档案材料;执政党、政府及相关部委机构在重大疫病防控时颁布的命令、通告、决定和报告等政府文件、文件汇编等;医学史、社会史、卫生史、中华人民共和国史、卫生行政史等著作中有关疫病防控中政府协同的资料;地方卫生志、防疫站志、卫生中心(站、所)志中对疫病防控实践的相关资料;疾病专门史中的相关资料,如对鼠疫、血吸虫病、麻疹、非典等疫病进行专门记叙和研究的相关资料;相关学术专著;中文期刊,等等。二是电子资料。这方面的资料包括已经电子化的资料,如中国知网(CNKI)、读秀知识库、《人民日报》图文数据库、国务院发展研究中心信息网等;还有不同时期保存的录音、录像、磁带和光盘资料等;三是外文(主要是英文)资料,主要包括美、英等发达国家和港澳台地区对新中国重大疫病研究的相关英文图书、期刊等资料。具体研究中将会充分利用这些资料。

第 一 章

政府协同的概念、理论及实践

根据认识论的基本常识,人类理性认识包括概念、判断和推理三种基本形式。厘清概念是作出判断和进行推理的前提。对新中国重大疫病防控中的政府协同及其实现机制展开研究,需要先对一些基本概念进行科学界定,对协同、政府协同等概念的内涵、外延、特点等进行系统梳理,对比学界在这些概念使用时的惯用表述,结合中国突发公共卫生事件应对中政府协同的实践,提出适合本选题的科学概念界定,使读者对此有比较全面的把握。

第一节 政府协同的概念内涵

要把握政府协同的概念内涵,首先得知道何为协同,它与协调、协作和合作等相近概念有哪些区别和联系。掌握协同概念,是了解政府协同、协同治理等概念的抓手。

一、协同的含义

从汉语词源意义上看,协同由"协"和"同"组合而来。"协"是会意字,由"協"字简化而来,从"十",从"力",表示众人同心力量大的意思。《说文》将"协"解释为"众之同和也",也体现了这一观点;"同"也是会意字,从"冃",从"口",本义聚集,《说文》解释为"合会也"。合起来,协同就是众人的力量汇合到一起,即协力同心之意。《辞海》引用《后汉书·吕布传》之"将军宜与协同策谋,共存大计"语句,来阐明协同即是"同心合力,相互配合"之意①。中国古典文献中对协同一词的运用,相关表述有"咸得其实,靡不协同"(《汉书·律历志上》)、"内外协同"(《后汉书·桓帝纪》)、"协同内外"(《乐府诗集》)、"协同朋类"(《三国志》)等,大抵都是在表达协调、团结、协助、配合之意。

英语中与协同对应的相关单词和短语分别有 Synergy、Collaboration、Cooperation、Coordination、Integration、Joined-up、Joint-up 等,其中强调具有自组织作用,与协同学中所使用之协同概念最接近的就是 Synergy。这一单词的前缀"syn-"就是表示"共同、相同"之意,其余几个单词对应的中文翻译,有协调、合作、整合、联合之意。可见,在英语世界把握协同的概念内涵会更加复杂,难怪乎英国学者在阐述协同政府的概念内涵时,也强调要先明确协同的概念界定,他认为英国学界"完全不清楚协同政府具体是什么意思"的原因,是因为"在英国的早期文献中,对协同的明确定义凤毛麟角"②。这种状况自20世纪90年代后期开始改变,英国布莱尔的工党政府在公共部门改革实践中,将消除部门和政策之间的壁垒作为主要目标,迫使理论界要透彻明晰这一概念。

在现代学术分科的背景下,把握协同概念还存在着比较森严的学科边界和话语体系制约。从物理学视角对协同概念的诠释,首先强调了协同行为强烈的自组织性。协同学之父哈肯认为,"时间、空间或时—空模式的演变都不是外界强加给系统的,我们把以这种方式形成模式的过程叫作'自组织'"③。为了更清楚地阐述这一概念,哈肯将工人按经理指令进行生产的活动比喻为"组织",而"自组织"就是指不存在经理"外部指令"情况下,"工人按照相互默契的某种规则,各尽其责而协调地工作"④的行为和过程。在物理现象中,激光的生成是最能说明协同概念内涵的经典案例。根据光学的基本常识,日

---

① 编委会:《辞海》(4),上海辞书出版社 2009 年版,第 2527 页。

② [英]克里斯托夫·鲍利特:《重要的公共管理者》,孙迎春译,北京大学出版社 2011 年版,第 71 页。

③ [德]赫尔曼·哈肯:《高等协同学》,郭治安译,科学出版社 1989 年版,第 68—70 页。

④ [德]赫尔曼·哈肯:《协同学导论》,张纪岳、郭治安译,西北大学科研处 1981 年版,第 155 页。

常普通的如太阳、火焰和电灯的光,都是物质在受到外界能量作用时,原子中的电子从高能阶转到低能阶时能量丧失产生光子的结果。在普通光中,原子产生的是一些无规则运动,而受激辐射导致原子跃迁时产生的光子在频率、振幅、相位、速度和方向完全一致时,原子自身在"外力"(如激光器中的单面镜)作用下,从无序转变为有序状态,原有普通光频在瞬间被放大而形成激光。激光的形成,提供了一个原子通过自组织行为建立有序状态的极好例证。此后,哈肯注意到这种物质运动的自组织行为,不仅存在于光学现象中,还存在于自然界和人类社会的诸多领域,"自组织起来的结构"是宇宙中存在的"普遍的更高层次的必然性,它们导致新的结构和新的模式"①。从激光生产的过程我们还可以了解到,物理学对协同概念诠释的第二个特征,就是强调行为结果的有序性。有序能够带来效益,有序本身就是一种生产力。

从公共管理学视角对协同的概念界定,最明显的特征是将协同行为的主体聚焦于政府。虽然公共管理的主体是"以实现公共利益为目的,按照一定的程序,运用公共权力,提供公共物品与公共服务的组织和个人"②,它并不限于政府,但由于在这些"组织和个人"中,政府是承担公共管理任务的主要角色扮演者,是履行一国公共管理职责的主要责任人,所以政府也就理所当然地成为公共管理中开展协同行为的主要研究对象。公共管理学界定协同概念的另一个显著特点,就是强调基于共同利益、共同目标基础上的协调和合作,这些协调、合作既存在于公共管理主体内部、主体之间,也存在于管理主体与外界环境(第三方机构、企业组织等)之间的合作。这些合作的展开,除强调共同利益外,资源共享和伙伴关系网络的建立也是重要内容。与物理学上强调协同的自组织性和有序性相比,公共管理学更强调协同的共同利益目标和相互兼容的价值取向。

从物理学、公共管理学等学科视角,虽然能够概括出协同概念的一些基本特征,但却难以全面,对协同概念的阐释也不够丰满。对政府这一基本政治主体协同行为的研究,还应该有一个政治学的诠释视角。以系统论和政治系统

---

① [德]赫尔曼·哈肯:《协同学》,凌复华译,上海译文出版社2013年版,第2页。
② 吴爱明:《公共管理学》,武汉大学出版社2012年版,第63页。

这些概念为基础,从政治学视角对协同概念的界定,应该包括技术、制度和文化这三个最基本的维度。在技术维度下,协同是政治体系用以缓解自身压力和增强系统存续能力,促进系统各部分啮合共生和卯榫相连的本领,具有强烈的自组织性、广泛的参与性和最优的整体性,指涉的是政治行为和政治过程;在制度维度下,协同贯穿于制度从生成到变迁的整个过程,既内嵌于政治行为的制度化之中,也会推进制度从"微涨落"走向"巨涨落",加速新旧制度更替,其目标指向是稳定有序,指涉的是政治关系;在文化维度下,政治主体之间的相互信任是协同产生的心理基础,协同行为需要"不是最适者也能生存"的文化和价值观念来孕育,其基本的文化特征是开放和包容,指涉的是政治心理和政治价值观。正如相关论述所言,从这三个维度来诠释协同概念,"比较全面地展现了这一概念的复杂性,有利于克服单一视角在概念把握时的片面和狭隘",从这三个维度对协同概念的政治学知识建构,使其已兼具"描述性概念"和"规范性概念"的双重特性①,为解释政治主体的协同行为奠定了理论基础。

二、协同与协调、合作和协作的概念辨析

与协同概念最为接近的几个词语分别是协调、合作和协作,下面将重点阐述协同与这些概念之间的联系和区别。

协同与协调。从两者的联系来看,协调是一种较低层次和较低水平的协同。协调原本指不同部分之间配合得当或使不同部分配合得当的意思,但很显然,这种配合还远远没有达到"同"的程度。在行政学中,协调被解释为"协商问题和调节关系",目标是使各部分之间能够团结一致、和谐融洽。正如相关成果对协调的定义所述,"协调,就是围绕一个既定目标,对该项活动的各个环节、相关的组织活动和个人的努力进行统一安排和调度,使其相互配合,紧密衔接,既不产生重复,又不产生脱节,更不相互矛盾,使得该项活动协调一致地发展"②。协调的这些目标和运行方式,与协同所追求的并无二致,因此可以说协调是协同的基础和起始阶段。哈肯将"协同学"称之为"协调合作之

---

① 王冠中:《政治学视野中协同概念三维解析》,《中国行政管理》2015 年第 12 期。
② 李善岳等:《行政协调学》,南京大学出版社 1993 年版,第 2 页。

学",也充分体现了协调和协同两者前后相继的关系。

在马克思主义经典作家的话语体系中,协调通常是与斗争相对应而存在的一个范畴。在《德意志意识形态》中,马克思和恩格斯在阐述自然界的情况时指出:"同序言中叙述过的协调相反,这里不得不承认自然界中的斗争。"①随后,马克思和恩格斯很快指出,他们在这里讨论的不仅仅是自然界和社会,而是个别性和普遍性这两个范畴,要协调的也是这两者之间的对立和矛盾。将协调概念与斗争相对立而使用,强调协调概念的非斗争性,在《1848 年至1850 年的法兰西阶级斗争》等文献中,也经常可见。在这个意义上,协调就是通过非暴力性斗争方式到达圆满解决问题的目的,这与初级阶段协同力主调和矛盾的旨趣也基本一致。此外,马克思和恩格斯还对资产阶级运用阶级调和等协调手段,来掩盖资本主义社会罪恶的行径进行了揭露和批判,如在《英国工人阶级状况》第二版序言中,恩格斯对资本家鼓吹的阶级平和与协调进行揭露时指出:"所有这些对正义和仁爱的让步,事实上只是一种手段,可以使资本加速积聚在少数人手中并且压垮那些没有这种额外收入就活不下去的小竞争者。"②强调协调与斗争概念相对应而存在,以及揭露资产阶级以协调来调和阶级矛盾,是马克思主义经典作家对协调概念阐述的两个明显特征。

但协调和协同的区别也很明显,就主体的主观能动性而言,协同要强于协调。如前文所述,协同强调部分之间、成员之间一种默契的自组织性,它通常不需要一个"上级"来发号施令,没有干预,是一种内在行为;而协调则往往是在"上级"的主导下来完成的,是一种外在行为。此外,西方学者从参与程度、成员关系、资源配置、决策方式等方面,将协调与协同区别开来。认为协调的参与程度比协同低,协调的成员关系没有协同正式,协调的资源配置因缺乏信息交换,其水平低于协同,协调的决策方式以权威为基础③,等等。所有这些区别表明,协调并非等同于协同。

---

① 《马克思恩格斯全集》第 3 卷,人民出版社 1960 年版,第 562 页。

② 《马克思恩格斯选集》第 1 卷,人民出版社 2012 年版,第 67 页。

③ 参见 Paul W.Mattessich, et al.*Collaboration：What Makes It Work*,Saint Paul：Amherst H.Wilder Foundation,2001,p.61；Madeleine McNamara, "Starting to Untangle the Web of Cooperation,Coordination,and Collaboration：A Framework for Public Managers", *International Journal of Public Administration*, vol.35,no.6,2012.

协同与合作。合作由"合"和"作"组合而来,《辞海》对"合"字解释的第四条便是"协同、共同"之意,并引《史记·楚世家》"齐、秦合谋,则楚无国矣"之句,来阐明"合"字同心合力之意[1];"作"根据《说文》的解释,从"人",从"乍",意指人由卧或坐而站起来,表示开始行动的意思。合起来,"合作"便是指各部分联合起来一起开始行动。《辞海》对合作一词的解释,最基本的两个意思,一是指共同创作或共同经营一事,二是指社会互动的一种方式,强调个人和群体在共同目标基础上,通过协调互动而达到预期效果,行为的共同性和目的的一致性,是合作的两个最基本特征[2]。在这些基本特征方面,协同与合作一样,也强调共同利益基础上的协调配合,注重目标的一致性和行动的互动协调性。

合作与协同的区别也很明显。从概念范围上看,合作是一种比较松散的组合方式,协调、协作和协同都可看作是一种合作,它对主体间联合行动的粘合程度要求比较低,没有达到协同所要求的啮合和卯榫程度的互动,也可以称之为合作。此外,从行为所要求主体意愿、资源与要素的匹配程度,以及行为效果等方面来衡量,协同都比合作的要求高得多。

协同与协作。《辞海》对协作的解释,主要将其限定在劳动领域,认为协作是"许多劳动者在同一劳动过程或彼此相联系的不同劳动过程中,依计划协同地进行劳动"。这种劳动方式由社会生产力的发展水平来决定,会随着生产力的发展而不断变化。人类社会早期的协作相对简单,随着社会化大生产的发展,劳动协作的复杂程度也越来越高。协作给人类劳动带来的"红利",就是生产资料的节约、劳动时间的缩短和生产效率的提高。

马克思主义经典作家也主要是在论述劳动问题时来使用协作概念的。在《资本论》这部鸿篇巨制中,马克思在第一卷专门用一章来阐述劳动中的协作问题。他认为,"许多人在同一生产过程中,或在不同的但相互联系的生产过程中,有计划地一起协同劳动,这种劳动形式叫作协作"[3]。《辞海》对协作概念的界定,基本上可以判定是来自马克思。协作作为一种"集体力",不仅可

---

[1]　编委会:《辞海》(2),上海辞书出版社 2009 年版,第 859 页。
[2]　编委会:《辞海》(2),上海辞书出版社 2009 年版,第 862 页。
[3]　马克思:《资本论》(第一卷),人民出版社 2004 年版,第 378 页。

以提高个人生产力,而且在有计划的相互配合中还会创造一种新的生产力。以社会分工为基础的资本主义协作,被马克思看作是表现资本主义生产过程特征的特定历史形式。

根据协作的上述含义,协同与协作相区别的第一个特征,就是在作用领域上,协同不仅指涉劳动过程,它还可以用来描述政治过程、文化发展和制度变迁等领域的互动关系状况。此外,协作存在的社会基础是劳动分工,分工是社会化大生产的基本特征和主要表现形式,协作是劳动分工的必然结果;而协同则强调基于共同利益基础上的目标一致,是否存在分工并非协同产生的决定性因素。

当然,将协同与协调、合作和协作等相近概念进行辨析,主要是为了更透彻地理解和把握协同概念的内涵和外延,上述若干方面的比较(区别和联系)未必全面和准确。

三、政府协同的内涵

当前学界对"政府协同"概念的阐释和利用,大抵包括如下几层意思:一是指一种政府行为或过程。如有学者在研究中国保障性住房政策过程时,强调政府跨部门协同与合作对完善保障性住房政策的重要意义[1]。这里的协同和合作,指涉的都是一种政府行为或过程,强调的是政府行为能力。二是指一种政府管理或治理模式。这种政府管理或治理模式通常从整体性治理思维出发,将此前由过度市场化导致的政府碎片化问题作为整合目标,且通常认为此种政府管理或治理模式有两大基本类型,即"内部跨部门运作模式和'政府服务引导 + 社会多元合作治理'的外部公私部门合作模式"[2]。这方面研究强调的是政府关系,相应的研究重点也放在体制和机制建设上。三是指一种政府发展战略。在此种发展战略指引下,政府引导区域间(如中国的东、中、西部间)、经济与社会、人与自然、物质文明与精神文明等相关方面发展的和谐与协调,政府协同就是促进这些方面共同进步,与之相对的是畸形失衡的发展

---

① 王洛忠等:《我国保障性住房政策过程中政府协同行为研究》,《中国行政管理》2014 年第 2 期。

② 谭学良:《整体性治理视角下的政府协同治理机制》,《学习与实践》2014 年第 4 期。

战略。四是指一种政府思维方式。这种思维将政府看作是一个有机体,它在公共管理实践中也具有如人类一样所具有的形象思维、抽象思维和整体思维等。协同思维则是强调对这些思维方式优势的综合运用,汲取各种思维方式的精华和优点,扬弃其缺点和不足。协同思维对于政府公共决策的科学性具有重要意义,是对"优中选优"竞争性思维的升级。

上述对"政府协同"概念内涵四个方面的探讨,各有侧重点。本选题由于考察的主要是政府对新中国重大疫病防控的历史实践,所以侧重于第一个层面,即政府协同就是指政府体系通过发挥系统与环境、系统内部诸要素以及各子系统之间非线性的相互协调、共同作用,调整系统运行结构,从质和量等方面增强系统功能,在各子系统临界点上创造演绎出原系统所没有的新功能,实现"1+1>2"的协同效应,从而提高政府防控疫病效率和完善政府保障国民健康职能的动态政府过程和行为。

政府协同的基本维度和主要内容。作为一种行为或过程的政府协同,如前文在介绍本选题主要内容和基本框架时所述,通常包括"上下"、"左右"和"内外"三个维度,每个维度又具有丰富的内容。第一个维度是纵向(即"上下")协同。在此维度下,政府协同主要指一国内部不同层级政府之间在共同目标基础上的协调配合和相互作用,以达到政令畅通和行政行为低耗高效的目的。第二个维度是横向(即"左右")协同。在此维度下,政府协同主要指同一行政层级不同区域政府间,以及同级政府内部不同机构和部门之间的协调合作,通常也形象地称之为"跨界合作",跨地域和跨部门是其主要表现形式。第三个维度是"内外"协同。在此维度下,政府协同主要指一国政府与国际社会,或政府体系与外部环境(包括企业、社会团体、非政府组织等)就某个具体事项或为实现某项共同目标而展开的协调和合作,所以这里的"内外",既指某一主权国家的"内"与"外",也指一国内部的政府机构与非政府机构。

政府协同的基本特征。通过上述对政府协同概念的界定可知,政府协同行为或过程具有如下基本特征:(1)协同目标的一致性。目标一致是协同行为双方或多方能够"走到一起"的前提条件。这些目标通常表现为一种共同利益,在探秘"集体行动的逻辑"时,奥尔森将人类社会的共同利益区分为"相容性共同利益"和"排他性共同利益"①，能够带来协同行为的共同利益通常都是"相容性"的。（2）协同主体间的互动性。既然是协同，那就如繁体汉字"協"所示，需要大家共同出力，积极参与，它涉及到对参与各方的资源整合和信息共享，需要参与方在行为互动中充分发挥各自的"自组织"能力，通过一系列的互动来实现"1+1>2"的协同效应。（3）协同行为或过程的动态性。政府协同绝非一团和气、一成不变。在建构协同学时，哈肯以生物进化和生态平衡为例，认为"大自然是一个高度复杂的协同系统"，生态平衡从来就不是指那种僵死的静态平衡，他认为"静态生态平衡的思想过于幼稚"②，大自然的协同总是在打破一些旧"平衡态"而不断走向新"平衡态"的动态过程中实现的。政府协同作为人类社会最基本的一种协同方式，有如足球场上的足球比赛，参与其中的"球员"都是在不断运动中，通过移位、抢断、传球等动态行为来实现协同目标的。（4）协同结果的有序性。政府是社会秩序的天然维护者，没有一个政府会糊涂到要把自己的行政环境搞糟、搞乱。即便是"文化大革命"这样的"天下大乱"，从执政者的主观意图来看，也是想通过"天下大乱"（无序）来实现"天下大治"（有序）。政府协同虽然也会打破一些旧有"对称性结构"，但其终极目标还是要通过"破"来实现"立"的目的，建立新的有序结构。

政府协同与协同型政府的关系。在当前的研究成果中，这两个概念经常会混淆视听，有必要专门拎出来比较区别。如上文所述，政府协同常见的有四种解释，即指政府行为或过程、政府管理或治理模式、政府发展战略和政府思维方式，而协同型政府则既可指一种政府类型，也可指一种政府理论。就政府类型而言，协同型政府与科层制政府（Hierarchical）或曰官僚制政府相对立。前者公私合作程度高，关系网络管理能力强；而后者公私合作程度低，依靠层级权威和行政命令实行统治，服务意识差。就政府理论而言，协同政府通常作为"协同政府理论"的简称，它是20世纪80年代以来在西方新公共管理运动

① ［美］曼瑟尔·奥尔森：《集体行动的逻辑》，陈郁等译，三联书店上海分店，上海人民出版社1995年版，第5、31页。

② ［德］赫尔曼·哈肯：《协同学》，凌复华译，上海译文出版社2013年版，第71页。

过程中兴起的,用于分析政府管理与组织发展的一种"横向性"理论①,直接的实践背景是 20 世纪 90 年代肇始于英国的公共部门改革。弄清两者的区别,有利于更准确把握政府协同的概念内涵。

第二节　政府协同的支撑理论

在行政实践中,政府协同行为既是在一定理论指导下展开,也会为现有理论提供实践材料。中国共产党领导下的人民政府在开展疫病防控实践中,在马克思主义理论指导总原则下,还可以搜罗出一些具体的政府协同行为支撑理论,主要包括如下几个方面。

一、马克思主义整体观

就表述的准确性而言,叫"整体法"可能更妥当,即对世界、物质和宇宙从整体上进行认识和把握的方法,与"辩证法"的概念相对应,但囿于读者对概念接受的习惯,这里仍沿用"××观"的表述。当前学界在梳理马克思主义文本时,大都在强调对马克思主义经典作家思想和文本的整体把握,并由此提出了"马克思主义整体性"概念,而对马克思主义经典作家有关世界和物质需要从整体上认识,并从时空多维视角推进事物发展的"整体实践"似乎关注不够。通过对相关文献的梳理,我们发现马克思主义经典作家在批判前人集合论整体观和机械无人整体观基础上,形成了独具特色的马克思主义整体观。这一整体观包括三个方面互相联系而又逐层递进的内容:

首先,物质世界的普遍联系使世界成为一个"宏大的总的联系"的整体,构成这一整体的各个部分相互作用,协同发展。在《反杜林论》中,恩格斯指出:"当我们通过思维来考察自然界或人类历史或我们自己的精神活动的时候,首先呈现在我们眼前的,是一幅由种种联系和相互作用无穷无尽地交织起

---

① 孙迎春:《发达国家整体政府跨部门协同机制研究》,国家行政学院出版社 2014 年版,第 4 页。

来的画面。"①对于这个"画面",我们应该从整体上去认识和把握,因为只有这样,我们才能够"完整地描述事物","因而也能够描述事物的这些不同方面之间的相互作用"②。在这里,经典作家一方面强调了从整体上认识事物的重要性,"整体"是与局部相对应的一个哲学范畴;另一方面,整体是由部分构成的整体,部分是整体中的部分,部分之间的相互作用是推动整体发展变化的"内因",因而也是在认识事物时需要描述的。

其次,事物的变化发展性使"整体"沿着空间和时间两个维度展开,空间维度中"整体"以"矛盾群"和"矛盾体系"的形式存在;时间维度中,"整体"以"过程集合体"的形式存在,两者有机统一。辩证唯物主义有关矛盾的普遍性原理告诉我们,矛盾无时不在,无地不在,事物内部矛盾双方力量彼此消长引起事物的变化和发展。对于复杂事物而言,其内部通常又包含着许许多多的矛盾。正如毛泽东所言:"一个大的事物,在其发展过程中,包含着许多的矛盾。"③在马克思的话语体系中,这"许多的矛盾"被称之为"矛盾群"和"矛盾体系"。在《哲学的贫困》中,马克思阐述思想的辩证运动时指出:"思想群也遵循这个辩证运动,它也有一个矛盾的群作为反题","正如从简单范畴的辩证运动中产生出群一样,从群的辩证运动中产生出系列,从系列的辩证运动中又产生出整个体系"④。这里马克思为我们认识复杂事物提出了一个由小到大、由简单到复杂的概念系列,即"群—系列—体系"的范畴建构。对于构成事物的矛盾而言,也依此类推,可以理出"矛盾群—矛盾系列—矛盾体系"的概念组合。他批评蒲鲁东等人费尽九牛二虎之力,就是"想爬上矛盾体系的顶峰"⑤。从空间维度认识复杂事物的整体,就是要把握矛盾由"群"到"系列"再到"体系"的演化过程。再从时间维度看,一切事物的变化发展都是一个过程。正如恩格斯所言,在辩证哲学面前,"除了生成和灭亡的不断过程、

---

① 《马克思恩格斯选集》第3卷,人民出版社2012年版,第395页。
② 《马克思恩格斯选集》第1卷,人民出版社2012年版,第171—172页。
③ 《毛泽东选集》第1卷,人民出版社1991年版,第311页。
④ 《马克思恩格斯选集》第1卷,人民出版社2012年版,第221页。
⑤ 《马克思恩格斯选集》第1卷,人民出版社2012年版,第221页。

无止境地由低级上升到高级的不断过程,什么都不存在"①。过程由不同阶段构成,复杂事物的诸多过程又会形成"过程集合体"。这样,一个从时间维度把握复杂事物整体的概念系列得以浮现——"阶段—过程—过程集合体"。恩格斯认为,黑格尔哲学革命性的内容,就是认为"世界不是既成事物的集合体,而是过程的集合体",并赞扬其是"一个伟大的基本思想"②。对于时间维度内的不同过程,经典作家们还专门强调其相互交织和相互作用的特性,"过程集合体"并不是若干过程的简单加和。所以我们从时间维度认识复杂事物的"整体"时,既要着眼单个阶段和过程,同时更要看到"过程集合体",避免犯"只见树木,不见森林"的错误③。

最后,客观的"自在整体"通过"总体的人"的对象性活动,应该上升到"自为整体",使主体的整体性在"整体实践"中得以展现。马克思主义整体观是客观存在的实践整体观,只有在实践中,"自在整体"被人所掌握并有意识按整体性规律办事后,客观的"自在整体"被人的对象性活动"复活"而上升为"自为整体",客体的主体化和主体的客体化实现了完美结合。

马克思主义整体观上述三个方面的内容使我们认识到,政府协同行为的展开,是事物普遍联系特性的必然要求。整体与局部的辩证关系表明,整体力量既来自各个部分的付出,同时又在部分"自组织"作用下得到了加强,整体力量并非各个部分力量的简单加和。就政府的疫病防控而言,其实质就是化解疫病风险,保障人民生命财产安全。这个总目标的实现,既需要在空间维度内整体把握造成疫病肆虐的"矛盾群"和"矛盾体系",同时也需要在时间维度内将疫病风险的化解,看作是由诸多过程相互作用的"过程集合体",每一方面矛盾的化解和每一过程、每一阶段矛盾的化解,均需要政府不同部门、不同职能机构之间的协同配合,避免单打独斗。因此可以说,疫病的防控成效是政府整体实践水平和能力的体现。

---

① 《马克思恩格斯文集》第4卷,人民出版社2009年版,第270页。
② 《马克思恩格斯选集》第4卷,人民出版社2012年版,第250页。
③ 《马克思恩格斯选集》第3卷,人民出版社2012年版,第396—397页。

二、系统论

作为"老三论"（系统论、信息论和控制论）和"新三论"（协同论、耗散结构论和突变论）中最基础、最享尊崇地位的理论，系统论有其悠久的历史。虽然在科学发轫之际的亚里士多德时代，人们便用"整体大于它的各个部分的总和"的表述，表达了对系统的原始感悟，但真正使系统论走入科学的殿堂，则与美籍奥地利生物学家贝塔朗菲（Ludwig Von Bertalanffy）的努力密不可分。他将从生物界观察到的有机体、整体、系统等现象，推演到物质世界和整个宇宙，提出了"一般系统论"的概念。贝塔朗菲声称："系统理论试图建立前所未有的科学解释和理论，它要比各门专门科学具有更高的一般性。"①20 世纪中叶，贝塔朗菲的观点开始受到学术界重视，系统论也随之得到发展。不过早期对系统论的研究，大多停留在对概念的界定、对系统特性和规律的一般性描述上，属于"打基础"阶段。20 世纪 60 年代之后，随着"新三论"的提出，系统论发展到开始研究和揭示系统具体运作和自身运行规律阶段。时至今日，系统论已在物理学、化学、工程学、政治学、历史学等自然、人文和社会科学中得以广泛应用，产生出了许多新观点和新思想。

系统论是研究系统结构、运行模式、性质和发展规律的理论，其内容概括起来主要包括如下几个方面：

第一，系统的思想和观念。在贝塔朗菲看来，"系统可以定义为相互作用着的若干要素的复合体"②。这种"复合体"在工程学中可以看到，在计算机科学、物理学、分子生物学、心理学和社会科学等科学中也司空见惯，大到宇宙，小到原子和原子核的构成，系统可谓无处不在。根据钱学森等人的研究，人类在知道系统思想之前，就开始了系统思维。系统思想的形成，经历了古代朴素的系统思想、近代机械的系统观念，到现代科学的思辨的系统思想等几个

---

① ［美］冯·贝塔朗菲：《一般系统论：基础、发展和应用》，林康义、魏宏森译，清华大学出版社 1987 年版，第 12 页。

② ［美］冯·贝塔朗菲：《一般系统论：基础、发展和应用》，林康义、魏宏森译，清华大学出版社 1987 年版，第 51 页。

发展阶段①。系统思想的形成,与人类生产生活实践密不可分,它既不神秘和捉摸不定,也不艰深晦涩。在了解和掌握系统思想时,先应熟悉要素、结构、层次、功能、行为、环境等基本概念。要素是系统内相互作用着的部分、单元或成分,它决定着系统的结构和功能;结构是联接系统各部分的关系网络或框架,是系统全部联系的集合;环境是系统外部条件的总称,由边界将系统与环境区隔开来;行为则是指系统在受环境影响后的反作用举措;功能是系统引起环境变化的功效和能力。掌握这些基本概念,是我们理解系统思想的入门工具。

第二,系统的特性。大凡一个健康的系统,其运行会呈现出如下基本特性:一是系统的整体性。所谓整体性,基本上包括两层意思:一方面指构成系统各要素之间相互联系,有机统一;另一方面指整体并非各要素的简单加和,整体功能通常要大于系统各要素的总和。二是系统的互联性。互联性即是相关性,指"任何一个要素在系统中的存在和有效运行,都与其他要素有关"②。当然,这里的"有关",既有可能是因果关系,也有可能是相关关系;既可能是物理关联,更不排除化学关联;既可能是数量上相关,更有可能是质量上相连。三是系统的动态性。从系统内部看,各子系统之间以及子系统内部,彼此之间都存在着一种动态的相互作用,如生物系统内部,各子系统之间存在着彼此间的"能量交换",以维持系统的总体能量平衡;从系统与环境的关系看,系统总是在与环境的互动中保持着自己的生命力,世界上就不存在僵死不变的静态系统。四是系统的有序性。有序性指的是系统内部结构和要素关系,既可能在空间排列上表现出一定的秩序,也可能在时间排序上呈现出一定的规律,是保证系统功能正常发挥的结构性保障。五是系统的可持续性。系统可持续性是测度系统生命力的一个重要指标,任何健康系统,无论它指涉的是自然界、人类社会还是思维领域,由其内部要素和结构组成的序态一般都具有可持续发展的能力,创造性是维持这种能力的关键。六是系统的开放性。开放性主要指系统与外部环境的关系上,系统与环境存在着信息、物质、能量等方面的持续交换和交融,一个封闭的与世隔绝的系统永远不要指望它会有什么生

---

① 钱学森等:《论系统工程》,上海交通大学出版社 2007 年版,第 37—40 页。
② 编写组:《简明现代管理科学》,解放军出版社 1986 年版,第 27 页。

命力。

第三，系统方法论。用系统的思想观点来看待世界和分析问题，形成系统分析法，它是系统论的内容在方法论上的体现。在分析复杂事物或剖析事物的复杂性时，通常会运用到系统分析方法。相关研究表明，系统分析法不是某一个或某一类方法的名称，它是一系列技术、方法的总称，既指实践层面的具体方法，更指"为解决系统问题提供思想方法的科学方法论"，具有最优化、定量化、模型化等特点①。有一种观点认为，系统分析法最初由美国的兰德公司在二战期间总结并开发②，为解决不确定情况下认识事物本质和起因，找出可行方案并进行科学抉择提供了思想依据。但实际上，系统分析方法在这之前的人类生产生活实践中，便自觉或不自觉地得到了广泛应用。例如，中国最早的中医典籍《黄帝内经》，在阐述人类疾病起因和治疗方案时，便揭示了人体器官之间、生理与心理之间、身体健康与自然环境之间的有机联系，为后人呈现了一种集自然、社会、生理和心理于一体的"整体医疗模式"，是将系统分析应用于医疗卫生的经典案例。

在行政学和公共管理学中，系统分析法运用得较为成功的，当数行政生态学的创始人里格斯。在《行政生态学》这部代表性著作中，里格斯通过对泰国（传统、现代）和美国行政实践的比较研究，将行政主体、行政行为和行政制度等看作是一个大的公共管理系统，这一系统的健康有序运行，须与公共管理环境保持着良性互动关系。在里格斯的行政生态思想中，系统是一个与环境有着密切联系，同时又与环境存在着严格边界的实体。系统会影响和改造环境，同时也必须适应环境的变迁。

三、协同论

协同论亦称协同学，是由联邦德国著名物理学家赫尔曼·哈肯（Hermann Haken）创立的，旨在阐明系统通过合作和自组织，从无序向有序演化规律的理论，主要内容通常被概括为如下三个方面：

---

① 编写组：《简明现代管理科学》，解放军出版社 1986 年版，第 34—38 页。
② 陈队永：《系统工程原理及应用》，中国铁道出版社 2014 年版，第 25 页。

首先,强调发挥整体大于局部加和的协同效应。协同效应用汉语的习惯表达,就是一种众人拾柴火焰高的整体效果,指系统整体内部各子系统通过一系列行为互动,最终实现了整体增强。用数学公式来表示,就是"1+1>2",即整体大于局部的简单加和。

其次,坚持快变量服从慢变量、序参量决定系统相变的伺服原理。影响系统相变的各种变量通常被分为快变量和慢变量两大类。快变量衰变迅速,稳定性差,对系统发展不起主导作用;慢变量衰变缓慢,稳定性强,对系统的变化起支配作用。伺服是指当系统处于相变的临界点时,系统的稳定性减弱,快变量和慢变量相互作用,但为了实现最终的质变性突破,遵从整体利益优先于局部利益的原则,快变量服从慢变量即序参量的"指示"而行动的现象。哈肯用数学语言表达了伺服现象,并列出了伺服原理的基本方程①。伺服原理阐明了协同目标得以实现的"纪律"要求。

最后,遵从发挥局部(子系统)自身积极性、主动性和创造性的自组织原则。自组织是指各子系统自身在完全没有外部指令情况下,围绕着协同目标实现而开展的具有积极性、主动性和创造性的活动。哈肯认为,改变组分数、改变控制参量和瞬变是实现自组织的三条路径②。

协同论是研究政府协同问题重要的理论基础,上述三个方面的主要内容,既为研究政府协同行为的展开提供了思路,也为判断政府协同实现程度提供了依据。在新中国的重大疫病防控过程中,经常会遵从局部利益服从整体利益的伺服原理,最大限度激发出各子系统的自组织能力,最终防控了疫病,保卫了人民生命财产安全,发挥了疫病防控的政府协同效应。

四、资源政治理论

资源政治理论即是从政治主体所掌控政治资源数量和质量、使用政治资源方式等方面来分析政治行为动机、行为目标、行为方式和行为结果的政治学分支理论。对政治主体行为的此种分析范式,肇始于行为主义政治学。在

---

① [德]赫尔曼·哈肯:《高等协同学》,郭治安译,科学出版社1989年版,第210页。
② [德]赫尔曼·哈肯:《高等协同学》,郭治安译,科学出版社1989年版,第69—70页。

《政治生活的系统分析》中,伊斯顿非常注重政治资源对政治系统稳定性的影响。他将影响系统当局的资源一分为二,即外部资源和内部资源,这些资源的性质会在一定程度上引起当局反应时的变化。从长远眼光看,伊斯顿认为这些资源需要进行科学配置,以便"把有限的资源用到最有利的地方去"①。当然,政治主体除了需要对自身所掌控资源进行科学配置外,还需要适时开发、合理利用和竭力保护②,以便使政治系统所拥有资源数量和质量能够维持一个动态平衡。

行为主义政治学的资源分析方法,在改革开放之后也逐渐被中国学者所掌握和运用。如中国政治学者王沪宁通过分析中国资源分配体制的转型,来分析央地关系的变革,强调中国由"高度集中的资源分配—利益满足体制"转向"分权的资源分配—利益满足体制"过程中,如何通过政治资源的开发和合理配置来维护中央权威③;在另一篇文章中,他还针对中国社会主义市场经济体制确立的前提下,如何增强政治体系调动和分配资源的能力进行了专门研究,提出要增强国家对资源的宏观调控能力和寻找政治资源新的生长点并重的观点,并对物质资源、非物质资源和功能资源的开发、配置和使用情况给出了政策建议④。这些研究为利用资源理论分析政府协同行为提供了依据。

之所以将资源政治理论列为政府协同的理论基础,是因为协同这一政府行为,自始至终都与政治资源密不可分:从行为目标看,协同是通过主体间的协调合作来达到双赢和多赢目的,实现各政治主体所拥有政治资源数量和质量的最优化,是政府协同的重要目标;从行为方式看,协同必然涉及到对各政治主体所拥有资源的优化配置和重新整合,使其结构更加合理,分布更为均衡,政府协同也必然涉及到资源的配置和整合问题;从行为结果看,协同就是

---

① [美]戴维·伊斯顿:《政治生活的系统分析》,王浦劬译,华夏出版社 1999 年版,第 534 页。

② 王冠中:《中国共产党执政资源建设应着重把握四大环节》,《中共杭州市委党校学报》 2006 年第 3 期。

③ 王沪宁、陈明明:《调整中的中央与地方关系:政治资源的开发与维护》,《探索与争鸣》 1995 年第 3 期。

④ 王沪宁:《市场发育和权威基础:保护和开发政治资源》,《复旦学报》(社会科学版)1995 年第 2 期。

要使各政治主体所掌控的资源能够为系统所共享,资源共享的程度和水平,在某种意义上是衡量协同实现程度的一个重要标尺,政府协同也不例外。

总之,上述无论是马克思主义整体观、系统论、协同论,还是资源政治理论,都强调了事物的整体性和局部协同的必然性,并从不同维度对协同展开方式进行了描述,为研究疫病防控中的政府协同行为奠定了理论基础。但无须讳言,将这些理论引入行政学和公共管理实践,无疑也需要考虑到政府行政和公共卫生领域的特殊性,不能硬搬照抄。

第三节　行政协调:政府协同的早期实践

政府协同行为,由于受时代背景、历史条件和社会生产力发展水平等多重因素影响,其也相应地被分为若干层次。在农业社会,由于生产力水平低下,社会化生产还没有形成规模,专业分工程度较低,故而对政府行政的要求也不高,偶尔存在的零星协调、合作大多是以皇权为基础而得以实现的;工业革命以来,随着社会化大生产的加速,各行各业的专业分工进一步发展,工业革命极大地提高了社会生产力,人类历史随之进入到工业社会,工业社会给政府行政提出了更高要求,各级政府和政府各部门之间行政协调也越发普遍;到信息社会之后,随着互联网的广泛应用,社会生产力获得空前提高,社会分工也越发精细,行政客体参与意识越来越强,参与方式更加便利,对政府行政水平的要求也越来越高,不同层级政府和政府不同部门之间关系也相应进入到协同发展阶段。从零星合作,到行政协调,再到政府协同的行政发展历程,使我们认识到政府协同行为的发展,是与一定社会发展阶段和生产力发展水平相对应的。换言之,政府协同是有高低层次之分的:低层次的政府协同与落后的生产力水平相对应,是以君权至上为基础的零星合作;较高层次的政府协同与工业社会的生产力水平相对应,本质上是以科层组织为依托的行政协调;真正名实相副的政府协同,则与信息社会的生产力水平相对应,以互联网的广泛运用为依托,是政府协同能力和协同水平发展的新阶段。

上述对政府协同层次的区分,有利于对不同时期政府关系的把握,从宏观上描述了政府协同行为发展的总体过程,但由于各国生产力发展水平和信息化程度不同,不宜以具体国家为例进行生硬的对号入座。

作为政府协同的一种早期实践,行政协调是指"行政管理过程中行政主体为达到一定行政目标而引导行政组织、部门、人员间建立良好协作与配合关系,实现共同目标的行为"①。虽然对行政协调概念的界定,因不同学者视角不同而形成的表述各异,但基本意思无非几条:一是要促使目标与利益上的接近;二是要解决的是非对抗性矛盾;三是要维持各方面关系的和谐有序和平衡;四是以行政强制力为基础和后盾。② 自工业革命以来,国际范围内各国政府行政协调水平不断提升,协调的范围不断扩大,广大行政学和公共管理学者对此不断展开研究,将各国政府行政协调实践上升为理论。下面以西方行政思想史为线索,对 20 世纪以来国际知名行政协调思想作一粗略概述,大体可以分为如下几个阶段:

第一阶段:行政学早期发展中的行政协调思想。1887 年,美国第 28 任总统威尔逊在《政治学季刊》上发表《行政学研究》时,重点强调的是将行政从政治中分离出来,明确主张要建立一门独立的行政学科;1900 年,古德诺出版《政治与行政》一书,在威尔逊的基础上,又回过头来强调政治与行政要"分",也要"合",在国家政治生活中两者必须协调。他提出了让政治对行政适度控制、行政适度集权、法外调解和政府体制改革等举措,是实现政治与行政相互协调的重要路径。此外,他还对发挥政党和政党体制在政治与行政协调中的作用寄予厚望,目标是"确保民治政府和高效行政这两个政治制度的首要目标在美国获得进一步发展"③。古德诺强调政治与行政必须协调的思想,可以看作是现代行政协调思想的发轫。

这一时期对行政协调进行详尽研究和集中阐发的,当数美国行政学者怀特。在《行政学概论》(也有译为《公共行政学研究导论》)一书中,怀特专门用一章(第二章),来介绍行政机构与其他政治组织的关系,包括行政与立法、

---

① 夏书章:《行政管理学》(第 5 版),中山大学出版社 2013 年版,第 274—275 页。

② 参见张康之等:《公共行政学》,经济科学出版社 2002 年版,第 191—195 页;王惠岩:《行政管理学》,高等教育出版社 2011 年版,第 180 页。

③ [美]弗兰克·古德诺:《政治与行政——政府之研究》,北京大学出版社 2012 年版,第 203 页。

行政与司法、行政与政党、行政与平民组织等之间的关系,这实际上是在讨论行政机构与外部机构间的协调;对于行政机构内部,怀特专门用"协调之机械"一节,来阐述机构之间、部门之间开展协调之必要和具体方法。这些协调方法包括成立协调机关开展协调,报告行政首脑开展协调,以及设立部际联系委员会开展协调等。① 这一时期,在泰勒的科学管理理论中,特别强调了管理中人际关系协调的重要性,认为"管理人员和工人亲密无间的、个人之间的协作,是现代科学或任务管理的精髓"②。此外,法约尔提出的一般管理理论,径直将协调作为管理五要素之一,来界定管理的概念内涵,认为协调"就是使事情和行动都有合适的比例,就是方法适应于目的,是组织达成目标过程中统一、协力的一种保证",通过定期会议、信息沟通、目标统一和人员联络等方法,可以达致行政协调③。行政管理中的这些协调思想,是对当时国际(尤其是美国)行政协调实践的概括和总结。

第二阶段:正统时期的行政协调思想。20 世纪 20 年代至 40 年代,行政学界遵循早期行政学的基本理念,认为行政就是要实现"真正民主和真正效率的统一"。为实现这一目标,协调必不可少。这一时期,古利克和福莱特的行政协调思想具有代表性。古利克认为,组织中主要有两种协调和控制机制:一是通过权威机构进行协调控制;二是通过领导人进行协调和控制。他特别强调通过思想上的说服和劝导来达致协调,比用纪律来强制达致协调更可靠、更持久。古利克认为,通过思想进行协调,可以使统治集团的荒谬行为变得"既惬意又合理"④。

福莱特更是将协调看作是组织的"首要任务",认为控制力和权威源自正确的协调,而不是相反。协调需要一定的权威基础和良好的信息沟通,协调包括计划和执行两个连续互动的过程,应遵循交互联系、直接接触、尽早介入和持续行动四个基本原则,协调的最终目标就是使组织实现统一和达致可控。

第三阶段:缓慢发展中的行政协调思想。20 世纪中叶之后,西方行政学

① [美]怀特:《行政学概论》,刘世传译,商务印书馆 1940 年版,第 79 页。
② [美]F.W.泰勒:《科学管理原理》,马风才译,机械工业出版社 2007 年版,第 17 页。
③ 参见丁煌:《西方行政学说史》(修订版),武汉大学出版社 2004 年版,第 58 页。
④ 转引自丁煌:《西方行政学说史》(修订版),武汉大学出版社 2004 年版,第 114—115 页。

界虽然还有一些学者仍在强调协调的重要性,但话语权明显旁落。取而代之的是对心理学知识的引用。如麦格雷戈以马斯洛的需要层次说为基础,创立了"Y理论",将行政管理(尤其是公共人事行政)从烦琐的协调中解放出来,强调下放权力、鼓励参与和帮扶引导的重要性。到20世纪60年代中后期,德罗尔虽然在其政策科学中仍然强调了协调的重要性,认为"协调理应成为宏观政策分析的一个重要特征"[1],但与此前相比,那种认为行政效率取决于协调水平的观点再也不占主导了。到20世纪70年代之后,德鲁克的目标管理、奥斯本的企业家政府理论,在某种程度上进一步淡化了行政协调在公共管理中的应用。

行政思想是政府行政实践的理论总结,上述西方行政思想中对行政协调的淡化,并不能说明协调在行政实践中已经不重要了,而恰恰相反,它是西方行政实践在面临信息化、互联网等现代科技挑战情况下,对行政协调提出更高要求的体现。传统行政协调被讥讽为"机械"和"落后",一种适应信息技术要求和现代行政规律、具有自组织能力的新协调思想呼之欲出。

第四节　大数据与政府协同的展开

一般认为,20世纪中叶以原子能、航天科技和电子计算机的应用为标志,人类开始进入电子信息时代。但计算机对百姓日常生活真正产生较大影响,则是在20世纪末。随着互联网技术的广泛运用,人类在知识传播、生产生活、思维方式等领域,正在经历着新一轮的变革。到2010年代之后,随着移动互联网、"互联网+"、物联网、自媒体、云计算、云存储等信息技术的广泛应用,人类拥有的数据正在像滚雪球一样极速递增。相关统计表明,人类有史以来至2003年,共创造了5TB(1TB = 1024GB)[2]的信息。在2010年代的今天,人类产生如此规模的数据量仅需2天。2011年,全球创建和复制的数据总量为

---

① 丁煌:《西方行政学说史》(修订版),武汉大学出版社2004年版,第270页。
② 数据存储单位从小到大分别为:字节(Bit)、千字节(KB)、兆字节(MB)、吉字节(GB)、太字节(TB)、拍字节(PB)、艾字节(EB)、泽字节(ZB)、尧字节(YB)。

1.8ZB(1ZB 等于 1 万亿 GB)。预计到 2020 年,人类生产的数据总量将超过 80ZB。① 难怪舍恩伯格等人大声疾呼,人类已经迎来了大数据时代,像望远镜让我们能够感受宇宙、显微镜让我们能够观测微生物一样,大数据将会改变人类的生产生活方式和思维方式。②

在大数据时代,政府行政面临着新的机遇和挑战。大数据既会增强政府信息共享能力,节约政府沟通成本,促进政府行政管理体制改革等,也会带来政府信息安全隐忧、削弱政府权威等挑战。具体就大数据与政府协同的关系而言,机遇大于挑战。大数据对政府协同可能产生的积极影响,大体包括如下几个方面:

首先,大数据能够为政府协同提供共享信息和广阔平台。协同参与方目标一致,是政府协同实现的前提条件。要达成目标一致,参与各方要求能够彼此互通有无,实现各自所拥有资源的整合,这势必会提出彼此信息共享的要求,大数据为协同参与各方信息共享提供了技术支持。正如相关研究所述,在大数据时代,政府需要盘活自身所拥有的数据资产,打造政府信息化航母,以消除信息孤岛带来的闭塞和保守,形成"天上有云(云平台),地上有网(物联网)和中间有数(数据)"③的广阔信息平台。大数据的挖掘、存储、检索、识别和多点联动等技术,是政府打造这类平台的必选项。例如,中国一些城市政府利用大数据技术,打造出适合当地实际的"智能交通大数据综合应用平台",为政府对城市交通、资源、环境、卫生、应急等方面的协同管理,提供了平台支持。

其次,大数据有力地推动了政府协同决策和智慧政府的构建。协同决策是政府协同的核心内容,协同决策可以避免政出多门、部门间推诿扯皮和地方保护主义等行政顽疾的出现。大数据的"4V"(Volume—量大、Variety—样多、Velocity—快速、Value—价值)特征,能够挖掘出政府决策所需的全面、系统的数据,这些数据包括政府内部数据和外部数据,经过大数据技术的分类整理

---

① 许晔:《大数据时代来袭中国宜加紧布局》,《经济参考报》2013 年 10 月 8 日。
② [英]维克托·迈尔—舍恩伯格、肯尼斯·库克耶:《大数据时代:生活、工作与思维的大变革》,盛杨燕等译,浙江人民出版社 2013 年版,第 1 页。
③ 徐继华等:《智慧政府:大数据治国时代的来临》,中信出版社 2014 年版,第 182 页。

后,有效地避免了冗余数据和不同数据之间的冲突,决策部门依据这些数据进行决策,便可以有效地避免政出多门和各自为政等弊病。同时,大数据还可以通过数据分析和对比,对不同历史时期某类问题的共性进行预测,并以图表和曲线形式为决策者呈现出可视化的发展趋势,从而增强了决策的预见性。此外,大数据还可以运用模糊算法和对事物相关关系的挖掘,开发出一种类似于电子商务中的购物车推送技术。"购物车"通过对决策者记录和存储的上网痕迹和数据进行分析和汇总,为决策者提供及时、确凿的数据和资料。"购物车"还可以通过关联分析"顺藤摸瓜",为决策者找出正在对相同问题感兴趣的机构和部门,推送给决策者意想不到的资料和信息,大大地提高了政府科学决策的水平,为智慧政府的构建奠定了基础。

最后,大数据有利于形塑协同型的行政理念和文化氛围。政府协同的实现,还需要协同理念的支撑和协同文化氛围的孕育。正如戈德史密斯等人所述,"要想保证长期持久的、互惠互利的关系,在选择网络伙伴的时候就要求关注文化的兼容性问题",并将此内化为协同参与各方"必须共享的价值理念"①。如果在入口处没有解决价值理念问题,没有形成协同参与各方融洽的协同文化氛围,政府协同也很难实现。大数据技术之所以有利于这种文化氛围的养成,一方面因为大数据为协同参与各方提供了便捷的沟通和信息共享技术,避免了因信息隔阂而导致的焦虑和彼此猜疑;另一方面,大数据强大的挖掘和关联功能,为协同参与各方在矛盾化解中发扬审慎理性和妥协精神创造了机会,有时在虚拟环境中利用大数据可视化技术化解矛盾,效果会比面对面要更理想。

总之,大数据为政府协同的实现创造了更多机会。在疫病防控这类突发公共事件的应对中,政府更应该发挥大数据在促成自身协同实现上的作用。

第五节 公共卫生应急处置实践中的政府协同

疫病防控是政府开展公共卫生应急处置的重要内容,要研究疫病防控中

---

① [美]斯蒂芬·戈德史密斯、威廉·D.埃格斯:《网络化治理:公共部门的新形态》,孙迎春译,北京大学出版社 2008 年版,第 59 页。

的政府协同问题,有必要先明确如下两个问题:一是在公共卫生应急处置实践中开展政府协同为什么必要? 二是公共卫生应急处置实践中政府协同有哪些特点?

用韦伯和法兰克福学派的话语来回答第一个问题,在公共卫生应急处置实践中开展政府协同,既是工具理性的要求,也是价值理性之必然,也即是工具理性和价值理性的统一在政府行为中的实现。将协同看作是政府实现公共卫生应急处置目标的工具,重点主要包括如下几点:其一,政府协同中的资源整合,为成功开展公共卫生应急处置奠定了物质基础。在公共卫生应急处置实践中,卫生资源、设备、资金、人才队伍、救援设施等物质资源是否充足,是决定公共卫生应急处置能否成功的基础。政府协同的过程,就是对这些应急资源进行有效整合的过程。《中华人民共和国突发事件应对法》第二十六条专门强调,"县级以上人民政府应当整合应急资源,建立或者确定综合性应急救援队伍",平时还应加强这些队伍的联合培训和演练,目的是"提高合成应急、协同应急的能力"①。其二,政府协同的信息共享,是公共卫生应急处置科学决策的保障。能否充分掌握信息,全面了解事态进展,做到知己知彼,是政府在公共卫生应急处置中实现科学决策的前提。政府协同的过程,就是一个要求协同参与各方共享信息的过程,这种共享能够为政府公共卫生应急决策提供依据。其三,协同要求不同层级、不同区域政府,以及政府各部门之间实现无缝对接,为政府提高公共卫生应急处置效率提供了组织保障。

之所以说公共卫生应急处置实践中开展政府协同是价值理性的必然,是因为在人类历史发展的长河中,协同是与竞争相辅相成、相向而行一对范畴,对人类社会发展有如车之两轮、鸟之双翼。在《协同学》中,哈肯认为那种将竞争对人类社会发展作用绝对化的观点不可取。尤其是斯宾塞以来,将达尔文生物进化的观点引入到人类社会的发展中,提出"适者生存,不适者被淘汰"的观点,只看到了人类社会发展动力的一个面向,一种维度。排除任何其他的工具目的和效率观念,协同与竞争一起,原本就伴随人类社会始终。所以

---

① 《中华人民共和国突发事件应对法》,http://www.gov.cn/ziliao/flfg/2007-08/30/content_732593.htm,2016 年 5 月 23 日访问。

哈肯在考察自然界、人类社会乃至人的思维诸领域后,提出了"不是最适者也能生存"的观点①。这种和谐共生的协同观念,应该如自由、民主、公平、正义等观点一样,成为人类社会一种基本的价值,并内化为社会群体的一个基本价值观念。

公共卫生应急处置中政府协同的特点主要包括如下几个方面:(1)突发性。公共卫生事件尤其是疫病的爆发,往往都具有"突然袭击"的特点。由于政府肩负着保卫人民生命安全和国家卫生安全的神圣使命,当突发公共卫生事件爆发后,会根据相关预案和法规要求,第一时间介入、布控,在应急处置中开展的协同举措,也相应具有突发性特征。(2)全局性。就政府协同举措对公共卫生应急处置成效而言,其影响是全局性的。在公共卫生应急处置实践中,如果政府各部门、各机构以及政府与社会组织、国际社会协同如一,公共卫生应急处置的目标就能顺利实现,社会民众从政府的协同行动中看到了政府维护人民生命财产的决心、勇气和能力,相应地,政府会从中获得广泛的社会认同,政府形象大大提升,其行政权威会大大增强;相反,如果在公共卫生应急处置中,政府各部门推诿扯皮,效率低下,民众生命受到威胁,财产严重受损,百姓的怨恨最终会化为对政府的严重不满,政府行政权威将会大大下降,甚至在严重时政府能否继续维持正常运转都难以估量。(3)临时性。针对特定公共卫生事件而言,现代政府虽然都有比较完整的应急预案,但这些预案一般都是宏观性较强的整体性预案,将这些预案落实到具体应急实践中,无疑还需要很多配套性的详细方案。当特定公共卫生事件应急处置完结后,这些具体的配套性方案、措施,甚至一些临时成立的机构和协调小组,都会随着目标的实现而终结。等到下一次突发公共卫生事件爆发后,又会针对性地制定相应配套方案,成立临时协调机构和组织,以保证特定目标的实现。在新中国重大疫病防控过程中,政府协同行为的这种临时性随处可见。后文在论及具体疫病防控时,会有详细介绍。

---

① [德]赫尔曼·哈肯:《协同学》,凌复华译,上海译文出版社 2013 年版,第 67 页。

第 二 章

新中国成立初期重大疫病防控中的政府协同

　　由于经历长期的战乱和动荡,到新中国成立时,中国社会破败,人民饥贫交迫,疫病丛生。从当时流行的疫病病名来看,既有让老百姓闻名色变的甲类烈性传染病,如鼠疫、霍乱和天花等,也有长期祸害人民生命健康的寄生虫类传染病,如血吸虫病、丝虫病、钩虫病、黑热病和疟疾等,还有一些常见传染病和地方病,如白喉、伤寒、猩红热、麻疹、性病、结核病、麻风病、布氏菌病、克山病、大骨节病等;从疫病流行的区域来看,新中国成立后,在中央人民政府下设立了东北、华北、西北、华东、华南、西南六大行政区,这六大行政区都有不同程度的疫病流行,有的大行政区甚至有鼠疫、霍乱等烈性传染病肆虐,正如时任中央人民政府卫生部部长李德全所述:"天花、麻疹、斑疹伤寒、回归热、黑热病等几乎遍及全国。"[1]就全国的总体情况而言,新政权成立前,全国人口死亡率在25‰以上,其中半数以上死于可以预防的传染病,婴儿死亡率约200‰,人口平均寿命为35岁[2]。此外,郭沫若在阐述第一届全国卫生会议的意义时也指出,当时中国"各种流行病、地方病,遍布全国各地,它们造成每年30%的死亡",其中婴儿死亡最为严重,解放前东北区某些地方婴儿死亡率高达50%—70%[3]。与肆虐的疫病相对应的,是有限的卫生资源和参差不齐的人才

---

　　① 李德全:《在第一次全国卫生会议上的报告》,《东北卫生》1950年第2卷第6期。
　　② 黄树则、林士笑:《当代中国的卫生事业(上)》,中国社会科学出版社1986年版,第2页。
　　③ 郭沫若:《第一届全国卫生会议的意义》,《星群医药月刊》1950年第5期。

队伍。据不完全统计,1949 年全国有大小医院 2000 余所,病床约 90000 张,其中公立医院病床约占 2/3;正规医师约 1.8 万至 2.0 万名,全国有公私医科院校 38 所,药科校系 12 处,牙科校系 6 处,在校学生约 1.4 万名,公私护士学校约 120 所,在校学生 6600 名,公私助产学校约 50 所,在校学生约 6200 名;全国公营药厂 67 所,私营药厂 300 余家,职工总数约 1 万人,主要为购买外国原料加工[①]。这些数据表明,有限的医疗卫生资源和人民群众对医疗卫生的急迫需求形成尖锐矛盾。要破解这一矛盾,政府不得不加强协同来防控疫病。下文以防控三大烈性传染病和创建国家疫病防控体系为例,来展现当时政府的初级协同实践。

第一节　鼠疫防控中的政府协同

鼠疫又称黑死病、核瘟等,是鼠疫杆菌借鼠、蚤等传播造成高死亡率的烈性传染病,主要包括腺鼠疫、肺鼠疫和败血症鼠疫等几种类型,人感染鼠疫若没得到及时治疗,一般会在 1—3 天死亡。新中国成立初期,全国有十几个省、区爆发过鼠疫。据统计,1950—1954 年,全国鼠疫发病 6868 人,死亡 2268 人,病死率为 33.02%[②]。除东北、内蒙古、云南、福建等重点疫区疫情外,新中国成立初期流行的鼠疫还有察北鼠疫、雷州半岛鼠疫等。相关统计表明,1950—1964 年间,全国共有 11 省(区)115 个县(市、旗)爆发了人间鼠疫,发病 7829 人,死亡 2922 人,病死率为 37.32%[③]。对新中国成立初期全国主要疫区鼠疫流行具体情况的统计,可参见表 2。

[①]　李德全:《在第一次全国卫生会议上的报告》,《东北卫生》1950 年第 2 卷第 6 期。

[②]　据宋延富等人的研究,1950—1954 年全国爆发鼠疫的省(区)为 8 个,1955—1959 年减少为 6 个。但相关资料和各省、区卫生志表明,新中国成立初期爆发鼠疫的省(区)多达十几个。除了统计全面与否的问题外,还有可能与行政区划的调整和变更有关。参见宋延富等:《新中国成立后鼠疫防治研究成就》,编委会:《中国地方病防治四十年》,中国环境科学出版社 1990 年版,第 16 页。

[③]　中国医学科学院流行病学微生物学研究所:《中国鼠疫流行史》(上),内部资料,1981 年,第 1 页。

表 2：新中国成立初期主要疫区鼠疫流行情况统计

省、区	流行时间	流行县（市、旗）数（个）	疫点数（个）	发病人数（人）	死亡人数（人）	病死率（%）
内蒙古	1950—1959	15	74(55)	254	130	51.2
吉 林	1950—1958	13	246	963	381	39.6
黑龙江	1950—1954	6	12	44	31	21.8
云 南	1950—1955	15	—	2950	633	21.5
青 海	1950—1964	22	130	551	465	84.4
福 建	1952—1952	30	575	2027	781	38.5
广 东	1950—1952	3	—	872	412	47.2
甘 肃	1950—1963	5	18	84	60	71.4
总 计	1950—1964	109	1055	7745	2893	37.4

说明："—"表示缺乏相关统计数据。此外，疫区县（市、旗）数和疫点数统计有可能重复计算。

资料来源：中国医学科学院流行病学微生物学研究所：《中国鼠疫流行史》（上、下），内部资料，1981 年；吉林省地方志编纂委员会：《吉林省志·卷四十·卫生志》，吉林人民出版社 1992 年版，第83 页。

表 2 数据表明，新中国成立初期，全国鼠疫疫情分布广，染疫人数众多，病死率高，危害极大。针对鼠疫的肆虐，各级政府通力合作，积极防治，打响了多方协同抗击鼠疫的狙击战。下文以疫情爆发地分类，对当时鼠疫防控中的政府协同实践进行具体阐述。

一、东北和内蒙古鼠疫防控中的政府协同

新中国成立初期的政府行政层级处于不断变化之中。1949 年 12 月，根据毛泽东在中央人民政府委员会第 4 次会议上"必须设立大行政区军政委员会"的指示，政务院第 11 次会议通过《大行政区人民政府委员会组织通则》，将全国划分为东北、华北、华东、中南、西北、西南 6 大行政区。相应地，在纵向上形成了政务院、大行政区、省、县、乡 5 个行政层级①。至 1952 年 11 月，大行政区军政委员会（东北称人民政府）是地方一级政权机关。11 月 15 日，中央人民政府委员会第 19 次会议作出《关于改变大行政区人民政府（军政委员

---

① 孟昭华、王涵：《中国民政通史》（下），中国社会出版社 2006 年版，第 1204 页。

会）机构与任务的决定》，大行政区领导机构由此变为中央人民政府的派出机关。至 1954 年 6 月 20 日，《中央人民政府关于撤销大区一级行政机构和合并若干省市建制的决定》颁布，大区行政层级被撤销。当时鼠疫防控中的政府协同，就是在此种制度背景下展开的。

东北和内蒙古是新中国成立初期鼠疫爆发的重灾区。解放战争时期，东北解放区的鼠疫就很猖獗。1946 年，哈尔滨近郊平房地区发生的鼠疫，被确认为日本 731 部队在战败后销毁细菌工厂造成环境污染所致①。到 1947 年 5 月之后，鼠疫在东北地区大规模流行，波及 28 个县（市、旗），93 个区，633 个村屯，感染者 3 万余人，死亡 2 万多人②。到 1949 年，疫情并没有减弱的迹象。东北解放区在中国共产党的领导下，建立了庞大的鼠疫防治队伍。防疫人员总数从 1947 年的 705 人，1948 年的 1253 人，增加到 1949 年的 2535 人③。1949 年，东北人民政府委员会从这些人员中抽调出 300 人的精兵强将，组成东北机动防疫队。4 月，机动防疫队分为两个中队，分赴通辽、热河、扶余、乾安等地，与当地县（市、旗）防疫队人员，以及军队系统的卫生防疫力量协同作战，取得了防治鼠疫的好成绩④。

在东北区，吉林省又是鼠疫爆发的重点区域。1949 年 9 月至 11 月间，在吉林省扶余县广发屯发生人间鼠疫。据相关资料记载，此次鼠疫流行了 39 天，患者 13 名，死亡 7 名⑤。疫情爆发后，除各级防治监测机构加强纵向协同逐级上报疫情外，吉林省政府还注重组织上的协同配合，派出省防疫队的第一、第二防治队，会同扶余县防疫队近 70 人，混编成疫区处理队，从事收容、治疗、隔离、灭鼠、灭蚤、封锁等工作，最终控制了疫情。1950 年 6 月至 10 月间，吉林省农安县又爆发了人间鼠疫，30 个自然屯染疫，鼠疫患者达 120 名，死亡 47 名⑥。

①　徐兴武：《哈市平房几年来捕鼠工作成绩》，《东北卫生》1950 年第 2 卷第 12 期。
②　白希清：《加强防疫工作，保证经济建设顺利进行》，《东北卫生》1950 年第 2 卷第 5 期。
③　李洪河：《东北解放区的鼠疫流行及救治》，《中共党史研究》2007 年第 3 期。
④　东北人民政府卫生部：《东北人民政府卫生部 1949 年度工作总结》，《东北卫生》1950 年第 1 卷第 3 期。
⑤　吉林省地方志编纂委员会：《吉林省志·卷四十·卫生志》，吉林人民出版社 1992 年版，第 69 页。
⑥　吉林省地方志编纂委员会：《吉林省志·卷四十·卫生志》，吉林人民出版社 1992 年版，第 69 页。

接疫情报告后,东北大行政区、吉林省和农安县政府三级协同,组织 156 名防疫人员组成防疫队,并积极动员当地医药卫生人员 583 名,加上相关行政干部和民兵一起协同作战,以阻止疫情蔓延。1953 年的 7 月至 9 月,吉林省榆树县双井子屯又爆发了人间鼠疫。吉林省防疫站协同东北大行政区机动防疫队、省防疫队和县防疫队等专业防控力量进行防治。榆树县政府派出副县长谢煜驻在疫区从事协调、监管和指挥工作。县政府还抽调临近 15 个区的卫生院院长和当地医药卫生人员,共集中 199 名卫生防疫人员、一批行政干部和民兵,组成多方面纵、横协同的疫区处理指挥部①。经过 20 多天的奋战,疫情得到有效控制。

黑龙江省的鼠疫防控也遵循着多方协同作战的原则。"疫区防治鼠疫联合指挥部"是黑龙江省领导防治鼠疫的最高组织形式,由省政府副主席、省卫生厅、省防疫站、省军事部、省邮电局,再加上白城、洮南、大赉、镇赉、安广、开通、瞻榆各县政府,以及白城铁路分局、白城公安局等多家机构的负责人组成,以白城省防疫站为指挥部办公地点②。这一联合指挥部的成立,本身就是多方纵、横协同的结果。如在纵向上,有大行政区、省和县政府的协同;在横向上,省级机构中有省政府、省卫生厅、省防疫站与省军事部、省邮电局等单位的跨部门协同,县级有县政府、县铁路分局、公安局等单位的协同。在东北鼠疫防控中,与此类似由多家单位协同配合组建的机构,还有东北鼠疫防治院(由东北人民政府卫生部机动防疫队与鼠疫防治所合并而来)、东北防疫总队等。此外,黑龙江在鼠疫防控过程中,还建立了严格的疫情报告制度。《疫区防治鼠疫联合指挥部暂行规定》指出:"发现死鼠、急死病人等,要执行及时报告制度"。依行政组织,屯到村报告时限不超过 2 小时,村到区不超过 4 小时。区级监测机构接到疫情后应立即用电话报县,县立即用电话报省,同时并报告防疫指挥部,并与当地防疫人员迅速联系③。这一报告制度方便了不同层级疫

---

① 吉林省地方志编纂委员会:《吉林省志·卷四十·卫生志》,吉林人民出版社 1992 年版,第 69 页。

② 《黑龙江省人民政府为成立疫区防治鼠疫联合指挥部通知》(龙卫字第 39 号,1951 年 8 月 4 日),《黑龙江政报》1951 年第 5 期。

③ 《黑龙江省人民政府为成立疫区防治鼠疫联合指挥部通知》(龙卫字第 39 号,1951 年 8 月 4 日),《黑龙江政报》1951 年第 5 期。

情监测机构之间的协同配合。在捕鼠、灭蚤等疫情预防阶段,黑龙江省还注重动员群团组织,实现政府与社会组织的协同。如在 1950 年上半年的疫情防治会议上,开通县大部区委和区长发动大部青年团员在捕鼠中发挥带头作用①,实现了政府与群团组织之间的协同。

此外,东北鼠疫防控中推行的健康证制度,也体现了政府与社会,政府与卫生防疫机构和公安机关等多方协同的过程。针对东北肆虐的鼠疫,1950 年 6 月 21 日,东北人民政府颁布了《关于加强预防鼠疫工作的指示》,要求"疫区各县应迅速建立凭健康证旅行制度"。这一制度要求,凡居民外出,必须到其所在地行政机构开具健康证明。"由一村至他村,由村长证明;由一区至他区,由区长证明;由一县至他县,或他省,由县政府或公安局证明,方许外出","非疫区至疫区旅行者,必须先到公安机关登记,指定旅馆居住,或记明行踪,通知防疫人员,定期检查身体健康。事毕他往时,应由防疫人员证明其健康,再由公安机关给予健康证明方准离开。"②这一指示还要求疫区车站设检疫所,负责乘客检疫和健康证发放;运输皮毛兽骨等货物的火车站还应设立消毒站,无消毒站的车站禁止运输上项货物;鼠疫爆发时是否需要封锁火车站,应报请大行政区政府裁决。这些措施的落实,需要下至行政村、上至大行政区政府的通力合作。此外还需要政府与卫生防疫、交通、公安、铁路等机构和部门的配合,这是一个为了实现鼠疫防控目标的大协同过程。

与东北毗邻的内蒙古自治区,也是新中国成立初期鼠疫爆发的重灾区。从 20 世纪初到 1949 年新中国成立,内蒙古经历过 5 次鼠疫大流行,造成了重大人口伤亡和财产损失。1947 年 5 月内蒙古自治区政府成立后,在中国共产党的领导下,自治区政府发动群众积极防治,基本上遏制了鼠疫蔓延,但并没有根除。相关统计表明,1950 年至 1955 年的 6 年间,内蒙古 14 个县(旗)67

---

①　东北人民政府卫生部保健处防疫科:《一九五〇年上半年东北防疫工作总结》,《东北卫生》1950 年合刊。

②　《东北人民政府关于加强预防鼠疫工作的指示》(公文第 4838 号,1950 年 6 月 21 日),《云南政报》1950 年第 5 期。

个疫点共发现鼠疫患者 236 人,死亡 120 人,病死率为 50.85%①。直到 1960 年之后,仍有散在病例发生。

在鼠疫防治过程中,内蒙古特别注重疫区的联防和区域协同作战。早在 1950 年,内蒙古便和绥远省、察哈尔省建立了鼠疫防治联合委员会。联防委员会设办公室,制定《联防工作组织方案》,每年召开联防工作会议,对前一阶段防治工作进行总结,并对下一阶段工作提前部署②。遇有重大疫情,联防委员会召开紧急会议,统一调动联防区域的卫生防疫资源,为迅速扑灭鼠疫奠定了基础。此外,内蒙古在鼠疫防控中还特别注意总结协同失败的教训。如在 1951 年的鼠疫防控中,内蒙古自治区人民政府提前制定了区内防疫工作计划,将控制鼠间鼠疫列为主要内容之一(控制鼠间鼠疫是预防人间鼠疫的有效措施),省防治所也派专人具体部署指导此项工作,但由于下级政府与区政府协同不畅,哲里木盟就没有按计划执行捕鼠灭蚤工作,科左中旗发现死鼠向旗政府报告过,但旗有关领导既没有及时向上级政府汇报,也没有采取有效控制措施,导致当年 9 月鼠疫爆发,15 名患者身染鼠疫。此种情况很快受到上级政府申斥,1952 年,科左中旗鼠疫防治避免了协同不畅的问题③。加强政府与专业医疗卫生机构协同,也是内蒙古自治区鼠疫防治中的一个特色。1954 年内蒙古自治区政府以农村合作社为单位,建立基层卫生组织,训练大批基层消毒人员,并加强鼠疫防治所及其直属各站的编制,由此完善了区内鼠疫防治的组织体系。

二、察北鼠疫防控中的政府协同

新中国成立前夕爆发的察北鼠疫,是由察哈尔北部康保境内联合县租银地察汉崩崩村传出的,素有"新中国第一疫"之称。1949 年 7 月,位于张家口市以北 200 公里的察北专区正白旗前英图浩特村(亦音译为前英口村、前土音村等),爆发了首例人间腺鼠疫。8 月,疫情传到距前英图浩特村 15 华里的

---

① 刘纪有、张万荣:《内蒙古鼠疫》,内蒙古人民出版社 1997 年版,第 3 页。
② 刘纪有、张万荣:《内蒙古鼠疫》,内蒙古人民出版社 1997 年版,第 263 页。
③ 内蒙古传染病防治所:《1952 年内蒙古东北区四盟鼠疫防治工作概况》,通辽市档案馆藏鼠疫档,17。

察汉崩崩村,致使该村也很快发现了 1 例鼠疫患者①。到 10 月,疫情加剧蔓延,仅察汗崩崩村便有 19 户 34 人染疫,全部死亡,而且疫情很快蔓延至河北省康保县的北沙城、李占地、南井沟和张家口市,共导致 68 人发病,66 人死亡②。察北鼠疫的蔓延,直接威胁着首都北京和新政权的安全,若防控不力,后果不堪设想。接到疫情报告后,新政府上自政务院,下至各街道、村屯,全力以赴,共同防控鼠疫,其政府协同实践主要包括如下几个方面:

一是建立鼠疫防控领导机构和组织专业防控力量中的政府协同。10 月 16 日,察哈尔省政府接到疫情报告,18 日派防疫小组实地检诊,19 日证实后及时上报中央人民政府,并成立省、市、县三级防疫组织,察哈尔省政府主席张苏任省防疫委员会主任,并带队亲临疫区指导督促灭鼠防疫措施。中央人民政府政务院接报后,于 10 月 27 日晚间召开紧急防疫会议,决定成立中央防疫委员会,并采取封锁交通、调遣防疫力量和加紧防疫宣传等紧急措施。中央防疫委员会下设一室四处,即办公室、封锁处、防疫处、宣传处、秘书处,建立经常办公制度,办公地址位于北京东单小土地庙九号原华北人民政府卫生部旧址③。中央防疫委员会是此次鼠疫防控的领导机构,由政务院副总理董必武亲任主任委员,解放军副总参谋长兼华北军区司令员聂荣臻、中央人民政府卫生部部长李德全及副部长贺诚任副主任委员。同时,封锁处由聂荣臻负责,防疫处由贺诚负责,宣传处由新闻总署负责,秘书处及主任办公室由卫生部副部长宋瑢负责④。从人员组成看,此防疫领导机构的成立,涉及到卫生、公安、宣传、交通、铁路、军队等各个部门,是政府多方协同的结果。

10 月 28 日上午,中央防疫委员会继续开会讨论察北鼠疫防控问题。会

---

① 对察北鼠疫的诸多报道均认为此次鼠疫首发于 1949 年 10 月 14 日察北康保境内,而对 14 日之前的疫情没有相关阐述,但 11 月份吕光明在《人民日报》撰文追溯此次疫源时,根据调查提出了"此次鼠疫七月中旬即已发生"的观点,与本篇叙述一致,参见吕光明:《防治及时　封锁严密　察北鼠疫停止蔓延张市注射完毕将大规模捕鼠》,《人民日报》1949 年 11 月 13 日。

② 此次疫情蔓延经过和相关数据参见于连科:《察盟人间鼠疫发生、蔓延、扑灭的全过程》,《锡林郭勒盟文史资料》1985 年第 2 期;王玉梅、白万翔:《鼠疫防治与应急处理指南》,中国社会出版社 2007 年版,第 4 页。

③ 新华社:《扑灭察北鼠疫防止蔓延! 政务院召开紧急防疫会议》,《人民日报》1949 年 10 月 28 日。

④ 撰写组:《董必武传 1886—1975》(下卷),中央文献出版社 2006 年版,第 686 页。

议由中央卫生部长李德全、副部长贺诚主持,将军委卫生部、华北军区卫生部、华北人民政府卫生部、铁道部卫生局、新闻总署、北京市卫生局、天津市卫生局、华北影片经理公司等部门负责人或代表 20 余人召集起来,讨论鼠疫防控中封锁、宣传、灭鼠、疫苗注射等多方协同作战问题。会议决定在中央防疫委员会下,于察哈尔、绥远、山西、热河四省及北京、天津两市各设省、市防疫委员会;于县、区、村亦分别设县、区、村防疫委员会,领导各级防疫工作,便于纵向协同。同时对"一室四处"的组织机构进行细化,防疫处下设防疫科、医政科和药材科;宣传处下设宣教科、编辑科等①,将防疫任务进一步细化。在中央防疫委员会之下,华北行政区和相关省、直辖市也相继成立防疫领导机构。10月 29 日,华北人民政府暨华北军区联合发布灭疫防疫命令,要求"各省、市应迅即组织防疫委员会,布置工作。各级军政首长必须亲自参加,加强领导。"②很快,疫区各省、市、县、区都建立了防疫委员会。

除鼠疫防控领导机构的成立体现了政府多方协同外,专业防疫力量的组织和调配,也是多方协同的结果。上述 27 日由董必武主持召开的防疫会议,决定成立中央防疫总队,任东北卫生部保健处处长蒋耀德为总队长,察哈尔军区卫生部长欧阳竞为第一副总队长,察哈尔卫生局局长江涛为第二副总队长。总队下设三个大队,第一大队由军委卫生部防疫人员及东北、华北联合防疫队共 80 余人组成;第二大队由东北防疫队(59 人)、内蒙防疫队(37 人)、华北大学防疫队(42 人)、河北省军区与河北省政府卫生厅联合防疫组(9 人)以及丰台兽医学校(3 人)组成,共计 150 人;第三大队由华北医科大学、人民医院、华北人民政府防疫队和第一助产医院等单位 240 余人组成。除第三大队需要集中短期受训再出发外,其余两个大队已在第一时间赶赴疫区开展防疫工作③。这些专业防疫力量的组建,大多带有临时性特征,也即协同的产生,是由任务的紧急性决定的,任务完成后,这些协同的组织依托也旋即解散。如由东北和

---

① 本报讯:《组织力量扑灭察北鼠疫! 中央防疫委员会集会》,《人民日报》1949 年 10 月 29 日。

② 新华书店编辑部:《开展防止鼠疫的斗争》,新华书店发行 1949 年版,第 6 页。

③ 北京讯:《中央防委会集中大批医务人员组成强大防疫总队》,《人民日报》1949 年 10 月 31 日。

内蒙抽调来的机动防疫队,在察北鼠疫扑灭之后,便已回归派出地。

北京市专业防疫力量的组建,是在市防疫委员会的直接领导下完成的。接令后,北京市于 10 月 29 日成立了市防疫委员会,聂荣臻市长任主任委员,张友渔副市长及市卫生局局长张文奇任副主任委员。市防疫委员会设立了由正、副主任等 11 人组成的常委会,下设总务、封锁、宣传、防疫 4 科和 1 个区防委分会。科下又设股,防疫科下设有防疫大队、传染病院、化验室、隔离所和清洁、材料、统计、情报 4 个股。区分会下设总务、防疫、封锁、宣传和清洁 4 个股。市防疫委员会下再设立各城区和郊区分会,分会下按派出所的行政区划设支分会,支分会下再按 10 户为单位设卫生小组①,同时各机关、单位和工厂等也都建立防疫机构,由此形成了一个自上而下、组织严密的鼠疫防控组织体系。北京市防疫体系的构建,也是市内党、政、军、民以及市政府、市卫生局、市防疫站、华北军区卫生部、北大医学院、协和医学院等机构和单位多方协同的结果。据统计,截止 1949 年 10 月底,全市被组织起来的私人医院和诊疗所达 297 处,医师 340 人、护士 237 人②,负责市民的注射、检疫等工作,为防控鼠疫提供了专业队伍保障。

此外,察北鼠疫的防控,还得到了来自苏联专业防疫力量和医疗卫生资源的援助,是新政府在疫病防控中与国际社会的协同和合作。早在 1949 年 10 月 28 日,毛泽东在接到鼠疫报告后,便给斯大林去电报,阐述了察北鼠疫蔓延威胁平津的情况,并请苏联派专业防疫力量,支援生菌疫苗 400 万人份,血清 10 万人份等防疫物资,许诺中国政府以物物交换办法照付③。苏方很快同意并如诺派来以医学专家拉克森博士和马意斯基等为代表的苏联防疫人员 30 多人,协助中国政府扑灭察北鼠疫。在传染病防治中开展国际政府间协同,这是新中国人民政府的第一次。

二是进行封锁、隔离和交通管制中的政府协同。封锁、隔离和交通管制,

---

① 北京市防疫委员会:《北京市预防鼠疫工作初步总结报告》,《北京市政报》1949 年第 10 期。

② 北京市防疫委员会:《北京市预防鼠疫工作初步总结报告》,《北京市政报》1949 年第 10 期。

③ 《建国以来毛泽东文稿》(第 1 册),中央文献出版社 1987 年版,第 98 页。

是疫病防控的"经常性项目"。为了防止察北鼠疫传入首都,中央政府政务院、华北人民政府暨华北军区和北京市政府协同作战,在北京城的外围和城内进行了严密的交通封锁和管制。北京市从外到内,由三道封锁线严密把关。第一道可以称之为城外封锁线,是在疫区与北京城之间,京绥路南口至张家口,张家口至大同段,铁道部下令停止通车,公路及人行路禁行。具体地理位置,在察哈尔省东起赤城县独石口,沿外长城,西至阳高县孽口堡,从怀仁大同经宣化镇到赤城县云州,由宣化县化稍营到延庆黄峪口,以及察、冀边境,由察哈尔省军区司令员王平负责指挥。第二道是北京市郊区封锁线,东自东坝镇,西至门头沟峰口安,长约100余华里,并在清河镇、清河车站、西北旺、东坝镇、立水桥、下清河、三家店、门头沟等地设立了8处检疫站和14处城门检疫站,由部队抽调5个排的兵力负责郊区封锁线的封锁。第三道是城内封锁线,以北京外城城墙为天然屏障,在西直、永定和朝阳3个城门,以及西直、前门两个车站和通州镇大桥等地,派6个检疫组进行检疫工作。各封锁线由当地群众和公安人员与军队协同作战,对所有外来过往人员,均进行检疫检查。截止到1949年12月7日,共检疫379107人,隔离28人,送传染病院16人①。封锁线自12月4日起经中央防疫委员会批准解除。同时,中央防疫委员会11月15日呈请政务院批准,自16日起开放京绥路大同、南口段铁路交通,京绥铁路交通恢复,但铁道部防疫委员会在每列车都应派检疫人员,继续严格执行检疫工作②。

在北京市实施封锁、隔离和交通管制期间,一些奸商乘机哄抬粮价,扰乱市场秩序,投机囤积,争购拒售。针对此种情况,北京市人民政府一边防疫,一边还要投入到打击奸商的战斗中。具体措施,一方面是普遍设立粮食零售店,使粮食公司能够直接向市民供应粮食,减少中间商的盘剥。当时市内设立的粮食零售店,包括粮食公司原有各营业处、零售店和各区合作社,共计61处,以劳动人民及贫苦人民为主要零售对象,购粮数量设定限额;另一方面,为了

---

① 北京市防疫委员会:《北京市预防鼠疫工作初步总结报告》,《北京市政报》1949年第10期。

② 光明:《中央防疫委员会呈请政务院批准京绥路恢复通车》,《人民日报》1949年11月16日。

打击奸商,市人民政府协同市商业局、市公安局、市人民法院和市粮食公司,对长顺粉厂经理王振庭等 16 人,由公安局逮捕法办①,并限令各相关商号按商业局指定的当月 8 日价格,将粮食零售给市民。由此可见,在察北鼠疫防控中,政府对隔离、封锁、交通管制和打击奸商等任务的协同处置也很重要,为了实现鼠疫防控目标,各项任务的实施也需要通盘考虑。

三是开展鼠疫预防宣教、灭鼠(蚤)、注射和清洁卫生中的政府协同。政务院紧急防疫会议决议第三项,就是责成卫生部赶制宣传品,利用报纸、广播电台、电影等手段,加大对鼠疫预防的宣教。1949 年 10 月 30 日,《人民日报》发表题为《展开防止鼠疫的斗争》的社论,专门强调了"加强宣传教育工作,提高群众的认识"②对预防鼠疫的重要性。中央防疫委员会宣传处还在《人民日报》开辟专页,发布有关鼠疫预防的一般常识,同时印刷宣传图画,普及鼠疫预防知识。北京防疫委员会常委余贻倜在《人民日报》撰写《从华北鼠疫流行简史说到预防鼠疫》一文,向公众普及鼠疫的致病原因、流行简史和预防措施等,告诉大家不要恐慌,不能麻痹,积极应对③。另外,北京新华广播电台与华北五省广播电台协同配合,于 11 月 1 日起联合播放鼠疫防疫常识,提高公众的卫生防疫意识。在中央政府宣传教育工作启动的同时,疫区各省、区也上下协同,上演了预防鼠疫的宣传协同战。以北京市为例,宣教工作由市防疫委员会宣传科负责领导,由市内各机关、高校、工厂、团体、驻军、华北影片经理公司、曲艺公会和中小学等单位协同配合,以发放宣传品、演出、放电影、秧歌队、板报、讲演、"饭桌宣传"等形式,对预防鼠疫进行广泛的社会宣教。据统计,自 11 月 8 日开始,市防疫委员会印发标语 23000 张,传单 3 种 20800 张,宣传册 11371 册,防疫书籍 280 本,给各报发稿 17 篇,供给 15 个电影院幻灯片 60 片,演出 50 余场,观众约 58000 余人④。疫区其他各省、市、县、区也都进行了鼠疫防控宣教工作,为普及鼠疫预防知识、提高公众防疫意识和能力起到了积

---

① 北京讯:《稳定人民生活制止物价暴涨京市府接受人民要求究办粮食奸商十六家限令各该商号按八日价格售粮给市民》,《人民日报》1949 年 11 月 14 日。
② 社论:《开展防止鼠疫的斗争》,《人民日报》1949 年 10 月 30 日。
③ 余贻倜:《从华北鼠疫流行简史说到预防鼠疫》,《人民日报》1949 年 10 月 31 日。
④ 北京市防疫委员会:《北京市预防鼠疫工作初步总结报告》,《北京市政报》1949 年第 10 期。

极作用。

在灭鼠(蚤)、注射和清洁卫生运动中,政府协同举措也随处可见。如在北京市内,各大、中学校在市防疫委员会的领导下,纷纷成立本单位的防疫委员会。市内华大、政法大学、辅大以及北师、慕贞、市一中等校师生,在校防疫委员会的指导下,普遍开展了疫苗注射、灭鼠和清洁卫生运动。华大师生清扫了所有住室并撒上石灰,慕贞女中也彻底打扫了课堂、厨房和饭厅。在捕鼠运动中,北师以辣椒泥堵塞鼠洞,使老鼠不能再把洞门掏开①。在察北鼠疫防控期间,北京市的捕鼠运动分为前后两个时期:第一期从鼠疫爆发到 1949 年 11 月 24 日,共捕鼠 42231 只,其中郊 17 区捕了 7346 只,名列榜首;城内 11 区共捕了 4560 只,名列第二;第二期截至 12 月 13 日止,共捕鼠 67902 只②。捕鼠运动中的政府协同,既体现在对捕鼠力量的组织上,也包括将捕到的老鼠解剖送检等工作。尤其在第二期,市防疫委、市卫生局与辖区机关、学校、医院、检疫机构大力配合,由卫生局组织 4 个捕鼠组,督促市民堵鼠洞,再由市防疫委委托北大医学院做活鼠解剖,使捕鼠工作有条不紊。

在药品研制、疫苗制运和注射过程中,政府也积极发动各方力量大力协同。在中央防疫委员会的指导下,大连、长春卫生实验所和北京天坛防疫处发扬"一方有难,八方支援"的精神,加紧赶制疫苗。到 1949 年 11 月底,中央防疫委员会统筹国内赶制和苏联援华疫苗,先后发出 381 万余人份,其中生菌苗 131 万余份,死菌苗 249 万余份,同时向察省及京、津等地分发了大批美兰、磺、消毒药、青霉素、DDT 等药品③。北京市的注射工作自城门检疫站设立之时便已开始。注射专业队伍的组成,城区由各区防疫分委会动员当地开业医生,协同公立、私立医院组成注射小组,郊区由防疫站协同当地医生组成。同时,市防疫委员会还成立若干机动注射组,对注射力量不足的区、县给予辅助。截止 1949 年 12 月 7 日,全市共注射 1728511 人,其中生菌疫苗及第三次死菌疫苗注射者 850224 人,第二次死菌疫苗注射 283693 人,第一次死菌疫苗注射

---

① 本报讯:《各校积极防疫用新法堵鼠洞》,《人民日报》1949 年 11 月 4 日。

② 北京市防疫委员会:《北京市预防鼠疫工作初步总结报告》,《北京市政报》1949 年第 10 期。

③ 林洪:《政府坚强领导苏联专家协助 察北鼠疫绝迹》,《人民日报》1949 年 11 月 28 日。

679758 人,注射有效人数约占全市总人口的 42%①。

此外,在中苏防疫人员的协同配合下,截至 1949 年 11 月 10 日,张家口市 162000 人口中,已有 13 万余人完成了注射鼠疫生菌疫苗。而且全市的捕鼠灭蚤工作,由华北医大、中防一中队、张中学生等协同配合,组成了 122 人的捕鼠队,分 10 个组,挨家挨户检查与堵塞鼠洞,并宣传捕鼠、灭蚤的重要性②。对于鼠疫防控这类紧急任务,政府协同可以解决人力物力不足等问题,有利于实现疫病防控的众志成城。

除了东北、内蒙和察北鼠疫外,新中国成立初期,还爆发了雷州半岛鼠疫、云南和福建鼠疫等,中国共产党领导的人民政府都进行了多方协同。如在防控雷州半岛鼠疫时,中央卫生部派机动防疫队,于 1950 年 2 月下旬抵达雷州半岛,驰援由广东军区卫生部和广东省卫生厅组成的军政临时联合防疫队,成员大多由原战时后方医院——白云医院的医务人员组成。同时,由中共南路地委和专员公署,先后两批派出由湛江和茂名卫训班的青年约 100 人,协同配合防疫队开展预防鼠疫工作③。到当年 6 月份,雷州半岛鼠疫基本得以控制。云南鼠疫的防控,地方政府也非常注重与驻军、人民团体和中央政府的多方协同。1950 年 6 月 6 日,《省府暨军区关于扑灭滇西鼠疫联合指示》发布,指示云南省人民政府和云南军区协同配合,由军政机关首长亲自领导,联合组成鼠疫防治巡视工作团,开展技术指导和灭鼠、清洁等工作,要求各级地方政府和驻军机构给予全力配合,疫情随时向西南军政委员会和中央报告,确保纵向协同有力。同时,《指示》还明确要求军政机关与群众团体切实配合,协同作战,以保障人民健康和生产建设任务的完成④。1951 年的省政府文件,还对疫区防疫人员的组成、各级政府协同配合、患者收治、死者葬殓、防疫人员进驻少数民族地区的食宿和语言不通问题的解决等,都一一进行

①　北京市防疫委员会:《北京市预防鼠疫工作初步总结报告》,《北京市政报》1949 年第 10 期。

②　吕光明:《防治及时封锁严密　察北鼠疫停止蔓延　张市注射完毕将大规模捕鼠》,《人民日报》1949 年 11 月 13 日。

③　温端浩:《忆广东军政临时联合防疫队在雷州半岛的日子》,《湛江文史》2002 年第 21 辑。

④　《省府暨军区关于扑灭滇西鼠疫联合指示》,《云南政报》1950 年第 5 期。

了安排①,为打响鼠疫防治协同战作出了明确规定。福建省人民政府在新中国成立初期,也非常注重鼠疫防控中的政府协同,在防疫力量组织、疫情调查统计和上报、注射预防和捕鼠清洁、防疫药品器材和疫苗发放等方面,强调由省政府统一领导,福州、厦门两市和各行政督察专员公署协同办理②。此外,为防控鼠疫,华东区和中南区还进行了大行政区层面的政府协同,专门制定了《华东区中南区联合防治鼠疫实施办法》,规定辖区闽浙赣三省各县市在发现鼠疫后,除必须在 12 小时内向上级卫生防疫行政主管机构报告外,还应电告毗邻地区(省、市、县)卫生行政机关③,实行联防联控。这些协同实践,为有效防控鼠疫做出了重要贡献,也为保障人民健康和增强新政权的合法性奠定了基础。

综上所述,经过多方政府协同和广大防疫人员的努力,新中国成立初期的鼠疫蔓延情况得到遏制。为了根除疫患,政府又安排专门力量对鼠疫疫源地进行彻查。经过从新中国成立到 20 世纪 80 年代中期三十多年的努力,中国查清了境内有 11 个省(区)129 个县、旗、市有鼠疫疫源地,面积达 43.7 万平方公里,相关研究机构将这些疫源地划分为 8 大类:松辽平原达乌尔黄鼠鼠疫自然疫源地(东三省)、内蒙古高原长爪沙鼠鼠疫自然疫源地(内蒙古、宁夏、河北)、锡林郭勒高原布氏田鼠鼠疫自然疫源地(内蒙古)、天山山地灰旱獭鼠疫自然疫源地(新疆)、甘宁黄土高原阿拉善黄鼠鼠疫自然疫源地(甘肃、宁夏)、青藏高原喜马拉雅旱獭鼠疫自然疫源地(青海、西藏、甘肃、新疆)、滇西北山地大绒鼠鼠疫自然疫源地(云南)④。这些清查和发现工作,为中国控制和根除鼠疫病害做出了重要贡献。

---

① 《云南省人民政府关于一九五一年卫生工作中的几个具体问题的指示》(府办字第 28204 号),《云南政报》1951 年第 9 期。
② 《福建省人民政府关于一九五〇年上半年防疫工作的指示》(府卫丙字第 1608 号),《福建政报》1950 年第 1 期。
③ 《华东区中南区联合防治鼠疫实施办法草案》,《华东卫生》1950 年第 1 期。
④ 中国预防医学中心流行病学微生物学研究所等:《中国鼠疫自然疫源地的发现与研究》,《医学研究通讯》1986 年第 15 卷第 3 期。

第二节　霍乱防控中的政府协同

霍乱(Cholera)是由一种名为霍乱弧菌(Vibrio Cholerae)的细菌引起的消化系统急性传染病,因其传染快和病死率高而被列为甲类烈性传染病。自1817年以来,霍乱在全球有过7次大流行(1992年由O139型霍乱弧菌引起的新型霍乱也波及多个国家和地区,但世卫组织并没有将此称为第8次世界大流行)。据世界卫生组织(WHO)估计,每年有约300万至500万霍乱病例,10万至12万人由此丧命。目前各国向世卫组织报告的霍乱病例数目持续上升,仅在2011年,58个国家共通报病患589854例,其中死亡7816例[①]。霍乱在中国流行历史久远,1817年印度爆发霍乱后,1819年就传到了中国温州。到1949年,四川仁寿县发病573例,死亡355人;浙江长兴县发病112例,死亡21人;"定海流行,死者无数"[②]。新中国成立后,人民政府高度重视对霍乱病的预防控制,积极整合各类疫病防控资源,实现政府的全方位协同配合,具体实践包括如下几个方面。

一是政府与军事系统的协同配合。由于新中国成立初期政府卫生力量比较薄弱,而由执政党领导的人民军队经过革命战争时期的长期发展,卫生防疫机构和防疫人员都相对健全,所以在新政权建立初期,政府与军事系统协同配合开展防疫工作,便成为一个明智的不二选择。针对霍乱爆发的季节性特征,1950年2月10日,中央人民政府卫生部和人民革命军事委员会卫生部,联合发布《关于开展军民春季防疫工作的指示》,该《指示》一共7条,除要求各级人民政府、各部队、各人民团体以及各地中西医和其他卫生人员在防疫中要广泛协同配合外,还专门在第二条中强调:"军队的卫生工作人员,除作好部队的防疫工作外,并应就地参加政府领导下的人民防疫工作。特别在偏僻地区,军队卫生工作人员更需抽出一部分人力在当地群众中进

---

① 世界卫生组织:《霍乱实况报道(第107号)》,http://www.who.int/mediacentre/factsheets/fs107/zh/,2016年6月27日访问。

② 李文波:《中国传染病史料》,化学工业出版社2004年版,第52页。

行防疫工作。"①这是政府和军事系统在卫生防疫方面开展协同配合的重大举措。两个月后,针对霍乱的预防,政府和军事系统再次联合发出《关于预防霍乱的指示》,指出旧中国反动政府对霍乱的预防多流于形式,做事后诸葛亮,劳民伤财,新政府要改变此种状况,必须在疫病尚未爆发前,迅速行动起来,各级政府和军事系统各级卫生机构要紧密配合,协力同心,共同防控霍乱流行。《指示》共列出8条,要求各级政府和卫生机构早做准备,并将上海、南京、杭州、福州、武汉、广州、重庆、安庆、九江、南昌、宜昌、长沙、沅陵、常德、昆明、桂林等城市,列为霍乱的常发地,要求这些城市政府充实卫生检疫、试验等防疫力量。《指示》最后专门强调,驻于疫区的军队各级卫生机关,"除做好本军的工作外,并应协助地方进行预防霍乱的工作"②。接到指示后,各级人民政府和当地驻军协同配合,为辖区预防霍乱开展了宣传、疫苗注射和水源管理等工作。

二是各级政府为防控霍乱开展纵向协同。中央人民政府卫生部预防霍乱的指示发布后,各级地方政府和基层政府积极响应。在大行政区一级,以华东、中南和西南三大行政区人民政府(军政委员会)卫生部为主,将预防霍乱作为1950年上半年的重要任务之一,组织检查和总结经验。华东军政委员会卫生部在接到中央人民政府卫生部的指示后,不仅将中央指示及时下发,而且还针对本区域具体情况,下发了补充指示,一共8条:第一,要求饮用自来水的大城市检查自来水的游离气度,防止游离气度不合规定导致水污染;第二,大城市要通知自来水公司检查水管,防止因水管漏裂导致水污染;第三,要求在没有自来水的地方大力宣传"只喝开水,绝对不喝生水";第四,严格管理一切冷饮冷食,对沿街小摊贩、菜酒馆和店铺进行严格管理,禁售冷盘;第五,要求动员各地慈善机关、商店和殷实住户普设有盖施茶缸或零售熟水站,供劳动人民夏日解渴所需;第六,利用一切教育工具和宣传机构大力宣传霍乱的预防;第七,要求辖区卫生部门与民政、公安、公用、工务、文艺等部门密切合作,由各

---

① 《卫生部人民革命军事委员会卫生部关于开展军民春季防疫工作的指示》,参见中央人民政府法制委员会:《中央人民政府法令汇编(1949—1950)》,法律出版社1982年版,第830页。

② 《中央人民政府卫生部、军委卫生部关于预防霍乱的指示》,参见中央人民政府政务院文化教育委员会:《文教政策汇编》第1辑,新华书店1950年版,第144页。

级"防疫委员会"统一领导;第八,要求自 5 月份起每半月作一次工作报告,向华东军政委员会和中央报告霍乱防治情况①。

中南军政委员会在接到上级指示后,也对本行政区内的霍乱防治进行了具体部署,要求各省、市认真贯彻。例如,为贯彻落实中央《关于开展军民春季防疫工作的指示》,中南军政委员会和第四野战军兼中南军区发布《关于卫生防疫工作的联合指示》,要求中南省、市、专署、县各级政府迅速建立卫生行政机构,为卫生、保健、医疗、教育等工作的开展提供组织保障。该《指示》第四条还专门要求各省、市、县开展一次全面的群众卫生运动,进行粪便处理,管理水源和饮食摊贩,防蝇灭蝇,开展卫生教育和预防注射,并将此看作是预防霍乱及其他传染病的一项非常必要的措施。在预防霍乱的人员组成方面,《指示》要求省厅组织固定防疫队,县应组织不脱离生产的防疫队或临时防疫小组,所有防疫人员既要加强专业防疫知识的学习研究,也要学习组织地方医务人员和对群众开展卫生宣传教育的本领。《指示》第五条专门强调,在 1950 年 4、5 月间,各地要为群众广泛注射霍乱疫苗,在交通线附近要做到普遍注射,以对抗霍乱病菌的侵袭②。

省级政府在接到大行政区政府的联合《指示》后,又根据本省卫生防疫实际情况,贯彻落实上级政府预防霍乱的指令。例如,由中南区管辖的江西省人民政府,认真落实中央和中南区的指示和要求,在 1950 年上半年连续制定和发布了卫生防疫和霍乱预防的三个文件:《江西省各市县 1950 年夏令清洁卫生运动实施办法》,包括全省清洁卫生运动开展的目的、日期、组织、中心工作和成绩检查等方面,其中"中心工作"中的 5 条,即饮水卫生、垃圾清除、疏通沟渠、厕所整理和卫生宣传,都与霍乱的预防紧密相关③;《江西省各市县 1950 年预防霍乱工作实施办法》包括 4 个方面 12 条,对霍乱预防过程中的水源管理、粪便处理、饮食管理、注射、宣传、疫情报告、检疫等方面的工作进行了

---

①　《华东军政委员会卫生部关于预防霍乱的补充指示》(东卫秘字第 254 号,1950 年 5 月 5日),《福建政报》1950 年第 7 期。

②　《中南军政委员会第四野战军兼中南军区关于卫生防疫工作的联合指示》,《湖南政报》1950 年第 1 卷第 6 期。

③　《江西省各市县 1950 年夏令清洁卫生运动实施办法》,《江西卫生》1950 年第 2 期。

详细规定①;《江西省各市县 1950 年预防霍乱中心工作实施须知》对包括饮水消毒、粪便处理、饮食物营业管理、预防注射、宣传工作、疫情调查报告、疫情鉴定、隔离治疗、检疫等 9 个方面工作的具体操作程序进行了详尽说明②,使霍乱预防更加规范化,且有章可循。

市级政府根据省政府的部署和要求,对本市卫生防疫和霍乱预防工作进行宣传和布置。在江西省政府相关规则和办法的指导下,南昌市政府也制定了《南昌市人民政府卫生局 1950 年春季卫生防疫工作总结及夏令卫生防疫计划》,除对春季卫生防疫工作优缺点进行总结外,还对夏季卫生防疫工作进行了布置,强调南昌市夏季"特别以预防霍乱、伤寒、副伤寒为中心",要求分发 10 万人的霍乱、伤寒、副伤寒混合预防疫苗,分两次进行注射,并加强宣传教育、清洁卫生、消毒隔离等工作③,以杜绝疫病的传播。

除华东、中南和西南三大行政区外,其他三个大区卫生机构也积极响应,认真贯彻落实中央卫生部的指示。例如,东北人民政府在接到指示后,专门下发第 4743 号公文,转发中央人民政府卫生部和军委卫生部关于预防霍乱的联合指示,提醒辖区各省政府注意霍乱预防工作。黑龙江省政府接到通报后,又向辖区各市、县、旗政府转发中央文件精神,并配发本省《关于预防霍乱的指示》,专门强调黑龙江省 1946 年在齐齐哈尔、肇东、肇州、肇源、洮南、开通等地爆发霍乱死亡万人的情况,提醒辖区各级政府必须注意预防工作,禁饮生水,对有吐泻症状的病患要及时报告,并检查粪便和作霍乱弧菌培养工作,对于确诊病患,要求医务人员和公安机关进行协同检查,并及时电话报告④。西北军政委员会在接到中央人民政府卫生部和军委卫生部的联合指示后,也向各省人民政府进行了转发。甘肃省人民政府卫生部根据中央和西北军政委员会的指示,结合本省情况,又专门下发了《甘肃省人民政府卫生厅 1950 年霍乱伤寒预防注射工作指示》。该《指示》对接种人数、组织领导、疫苗及工作费用、实

---

① 《江西省各市县 1950 年预防霍乱工作实施办法》,《江西卫生》1950 年第 2 期。
② 《江西省各市县 1950 年预防霍乱中心工作实施须知》,《江西卫生》1950 年第 2 期。
③ 《南昌市人民政府卫生局 1950 年春季卫生防疫工作总结及夏令卫生防疫计划》,《江西卫生》1950 年第 2 期。
④ 《关于预防霍乱的指示》,《黑龙江政报》1950 年第 1 期。

施步骤、工作总结等五个方面的问题进行了详细说明，要求各市、县组织防疫委员会，各区、乡成立防卫委员会，村成立卫生小组，开办注射工作人员训练班，发动一切公私医院、诊所，以及中西医务人员分地区，分配户数限期完成任务。全部疫苗由省卫生厅供给，将注射与宣教工作相结合，要求各地县政府及防卫委员会将工作经验和群众反映的问题及时向上级政府报告①。

　　华北人民政府也非常注重对霍乱的预防。早在 1949 年 4 月，华北人民政府在回复冀中行署的指示信中，专门提醒冀中要提前"注射霍乱疫苗以资防范"，要多成立防疫队，"勿于发病时仓促突击"②。虽然中央人民政府卫生部和华北人民政府卫生部都对霍乱预防进行了提前部署，但 1950 年夏，新华社还是报道了华北区所属天津市爆发了真性霍乱。报道称该市二区人力车工人孙富贵患真性霍乱确诊后，中央人民政府卫生部随即派员前往调查研究，并准备派防疫总队人员前往天津，与当地政府卫生防疫人员协同作战。同时，中央卫生部还指示京、津二市及各地人民政府和卫生机构，要加强一切防疫措施，动员一切防疫力量，防止霍乱流行③。北京市接到指示后，连夜召开紧急会议，布置防疫工作。市卫生委员会协同市政府各相关单位共商霍乱具体预防办法，并于 7 月 19 日下午，在市人民政府召开了扩大的卫生会议，邀请中央人民政府卫生部、军委卫生部、中共北京市委会、市总工会、市府各局处等 24 个单位协同应对。会议提出了饮食清洁、自来水井水消毒、霍乱疫苗注射、整理环境卫生，以及拟定预防霍乱紧急措施办法纲要等④，与天津市的霍乱防控措施形成协同和联动。由于地方政府卫生行政机构对霍乱的诊断技术不成熟，最后被证实天津市的此次霍乱病例为虚惊一场。到 1951 年 9 月，卫生部副部长兼中央军委卫生部部长贺诚向中共中央报告新中国成立 21 个月来的防疫工作时，

---

　　① 《甘肃省人民政府卫生厅一九五〇年霍乱伤寒预防注射工作指示》，《甘肃政报》1950 年第 4 期。

　　② 华北解放区财政经济史资料选编编辑组等：《华北解放区财政经济史资料选编》（第一辑），中国财政经济出版社 1996 年版，第 546 页。

　　③ 新华社：《天津市发生真性霍乱》，《新华社新闻稿》1950 年第 47—76 期。

　　④ 京市新闻处：《提高警惕预防霍乱　市卫生委员会决定预防办法》，《人民日报》1950 年7 月 21 日。

还专门强调全国"三年来未曾发生一个真性霍乱病人"①。但据《天津通志·卫生志》记载,天津最后消灭古典型霍乱(即真性霍乱)的时间是 1953 年②,所以 1950 年天津此次真性霍乱的流行问题,因资料记载相互冲突需存疑。

在霍乱的防控中,政府纵向协同还体现在上级政府卫生行政机构对下级政府卫生行政机构有关霍乱诊断的技术指导上。针对入夏以来各地霍乱病例报告因"诊断上的不确实",导致防治措施失当,以及地方诊断技术不成熟导致遇有疑似霍乱病例便"手忙脚乱"、"所耗不资"等问题,1950 年 8 月 13 日,中央人民政府卫生部发出《关于加强霍乱检验诊断的指示》,要求各地政府在 5 万人口以上的城市充实检验设备,具备粪便培养细菌分离鉴别等能力,地方政府应组织专门学者对霍乱诊断加以研究,确保霍乱诊断正确规范③。

总之,新中国成立初期的霍乱防控中,既有政府与军事系统的横向协同合作,也有不同层级政府之间的协同配合。这些协同举措和实践,是百废待兴的政权更迭期国家成功防控霍乱的"法宝"。1952 年天津市发生最后一个真性霍乱病例后的数年间,中国再无霍乱病例发生,直到 20 世纪 60 年代初副霍乱的传入。

第三节　天花防控中的政府协同

天花(Smallpox)是由天花病毒感染引起的有着几千年流行史的古老传染病,因其高致死率及重大危害(即便治愈也会带来耳聋、眼瞎和麻脸等),天花的预防一直备受重视。公元 10 世纪,中国首先发明了接种人痘预防天花的技术。至 1796 年,英国乡村医生爱德华·琴纳(Edward Jenner)发明了牛痘预防天花的技术后,天花便成为一种比较容易预防的传染病。虽然经过长期的努力,世界卫生组织于 1979 年宣布天花在全球范围内已经根除,但气候变化和全球化时代的到来,使人类对如天花等古老病毒的防范仍不可掉以轻心。

新中国成立初期,由于长期战乱和旧政权的不作为,天花疫情十分严重。

---

① 贺诚:《二十一个月来全国防疫工作的综合报告》,《斗争》1951 年第 104 期。
② 张宏铸:《天津通志·卫生志》,天津社会科学院出版社 1999 年版,第 106 页。
③ 新华社:《中央卫生部关于加强霍乱检验诊断的指示》,《新华社新闻稿》1950 年第 77—105 期。

据新疆一些地方典型调查,天花患者占到了当地人口的 70%—90%①。当时全国的天花流行具体情况可参见表3:

表3:新中国成立初期的天花流行情况统计表

全国按年份统计情况	年份	1950	1951	1952	1953	1954	1955	1956	1957
	病例数（人）	43286	61546	10349	3320	847	2553	583	315
按省（直辖市、自治区）统计情况（非完全统计）	省份	统计年份		病例数（人）		死亡数（人）		病死率（%）	
	广　西	1950—1952		19943		4744		23.79	
	四　川	1950—1953		19106		4089		21.40	
	安　徽	1950—1955		17145		2125		12.39	
	广　东	1950—1954		10466		1722		16.45	
	山　东	1950—1953		9907		845		8.53	
	云　南	1951①		6225		998		16.03	
	湖　南	1950—1955		6116		1170		19.13	
	新　疆	1951—1958		5547		634		11.43	
	江　苏	1949—1953		5248		333		6.35	
	湖　北	1950②		4182		1067		25.51	
	上　海	1950—1951		3307		—③		—	
	黑龙江	1949—1955		3019		627		20.77	
	福　建	1950—1953		2770		658		23.75	
	江　西	1950—1952		2262		546		24.14	
	陕　西	1950—1955		2009		—		—	
	内蒙古	1950—1956		1628		235		14.43	
	吉　林	1950—1955		876		61④		—	
	山　西	1950—1952		472		—		—	
	北　京	1949—1950		236		113		47.88	
	辽　宁	1951—1955		171		7		4.09	

说明:①云南省是中国最后一个根除天花的省份,根除时间为1960年3月,此表只找到了云南省1951年天花疫情的数据,其他年份数据缺失;②湖北省1954年起再无天花病例报告,此处数据仅包括1950年1—10月份,且为不完全统计。③"—"表示因数据缺失无法统计;④1950年吉林省内的长春、吉林、延边3地统计数据缺失。

资料来源:本表数据根据各省、自治区、直辖市的卫生志、卫生防疫站志和相关资料计算整理而来。

---

① 新华社:《新疆已基本控制天花的流行》,《新华社新闻稿》1957年第2477期。

表3的统计数据表明,天花疫情在新中国成立初期非常严重,感染此疫的病患每年数以万计,病死率极高,严重威胁到百姓生命健康。中央人民政府卫生部将其列入"威胁国防与经济建设最大"①且需要重点防治的三大烈性传染病之一。新建立的人民政府在各类资源紧缺和人民健康需求急切的情况下,通过政策传达贯彻、宣传教育和种痘运动中的多方协同,来防治和根除天花疫病。

一、政策传达贯彻中的政府协同

新中国第一届全国卫生会议的重要贡献之一,就是将"预防为主"与"面向工农兵"和"团结中西医"一道,确立为新中国卫生工作的基本方针。就天花的防控而言,由于牛痘技术的成熟,预防确实可以做到防患未然。根据天花防控的这些特点,中央人民政府卫生部在成立之初,便将天花列入必须在定期内消灭的疾病。1950年10月7日,《中央人民政府政务院关于发动秋季种痘运动的指示》发布,要求全国各地借鉴旅大、河北通县等地种痘防病的经验,在1950年秋季开展一次普种牛痘的运动,争取数年后在全国范围内基本消灭天花。《指示》一共5条,规定了种痘运动的领导机关、组织机构、动员措施、依靠力量、监督检查、费用负担和宣传教育等事项②,为在全国范围内迅速遏制天花蔓延指明了方向。为贯彻落实政务院的《指示》,中央人民政府卫生部于1950年10月12日公布了《种痘暂行办法》。该《办法》一共16条,明确了种痘目标、对象、方式方法、时间周期、费用负担、痘苗供应、宣传教育等一系列内容,为种痘运动的顺利开展提供了规范和依据。这两个文件的发布表明,通过普种牛痘来消灭天花,已成为新中国人民政府防控天花疫病的既定政策。

为贯彻落实中央人民政府普遍种痘和消灭天花的政策,各级政府协同一心,结合当地天花疫情实际情况,迅速传达和贯彻中央人民政府的指示。例如,华东区的上海市,在传达和贯彻中央政府的《指示》时,专门发布了《遵照中央种痘暂行办法彻底消灭天花流行》的政令文章,要求"我各级行政干部及

---

① 贺诚:《关于二十一个月来全国防疫工作的综合报告》,《斗争》1951年第104期。
② 周恩来:《中央人民政府政务院关于发动秋季种痘运动的指示》,《山东政报》1950年第10期。

民众组织负责人员,首先应明了天花流行的严重性,在思想上予以重视,并贯彻到行动中去",同时文章还要求全市医务工作者要将普种牛痘消灭天花当作自己应尽的义务,"团结在政府的周围,发挥为人民服务的精神",实现自由开业医生、公私医院诊所和医学教育工作者的大力协同,确保上海市不再受天花疫病的威胁①。同时,为贯彻落实中央人民政府卫生部《种痘暂行办法》,上海市也制定发布了《上海市普遍种痘实施办法》,该办法一共 15 条,对本市的种痘对象、领导机关、组织动员、宣传教育等方面的工作结合上海市实际给予具体细化。该《办法》的两个亮点,第一个是强调种痘运动中市政府机构之间横向跨部门协同的重要性。如《办法》第三条明确规定:"全市种痘工作,由卫生局主办,各区由区政府统一领导,民众之组织动员,由民政公安机构为主,宣传教育,以文教卫生机构为主;医务人员之动员及种痘,由卫生机构为主,进行有效的分工合作,各级民众团体民众组织,应予充分配合,保证顺利完成。"②第二个亮点是强调政府与社会内外协同的重要性。如《办法》第四、五条在规定种痘所依靠的人员和力量时,强调市区内应在区政府集中领导和公私兼顾原则下,"组成种痘队(站),就其服务或居住地点,划分工作范围",而"在郊区缺乏医务人员的地方,可组织学校教师及妇女干部等,予以适当的训练,协助种痘工作"③。此外,上海市还编制了《种痘队工作简则》,对种痘中需要注意的一般事项,以及种痘工作的具体实施步骤,都进行了具体规定,为本市种痘工作的顺利开展进行了规范。这三个文件(文章)的发布,是上海市在传达贯彻中央指示开展普遍种痘运动时,与上下级政府协同的具体举措,既保证了中央指示精神在上海市的贯彻落实,同时也为上海市种痘运动的开展提供了依据。

此外,西南区的云南省,与全国其他省、区相比,天花流行最为猖獗,由于地理位置偏僻等原因,防治也最为艰难。在接到政务院的指示后,云南省专门根据本省情况制定了《云南省人民政府关于展开一九五一年春季种痘预防天花的具体指示》。该《指示》首先指明了云南天花流行的严重性,仅 1950 年 6

---

① 《遵照中央种痘暂行办法彻底消灭天花流行》,《上海卫生》1951 年第 1 期。
② 《上海市普遍种痘实施办法》,《上海卫生》1951 年第 1 期。
③ 《上海市普遍种痘实施办法》,《上海卫生》1951 年第 1 期。

月至 12 月便接到 67 个县疫情报告,患者 1319 人,死亡 521 人①,病死率为 39.5%。云南省的《指示》将中央的《指示》进一步具体化,内容包括组织并训练种痘工作人员、选择种痘对象、改良种痘技术、器材的供应及注意、进行接种的时日分配、实施办法、总结工作等 7 个方面。该《指示》还专门强调,各级政府领导要重视种痘工作,"各地都联合党政军民将各级卫生防疫委员会组织起来作为统一的领导机构,很好地团结及发动中西医务人员和广大群众来完成这项任务"。《指示》第七条在强调注重总结汇报时,还专门将"行政、文教、公安及军民等协助情形",作为必须汇报的主要内容之一,要求下级卫生行政机构认真贯彻落实②。

除上海、云南外,全国其他省、区也积极传达贯彻政务院和中央人民政府卫生部的天花防控政策。例如福建省,在接到华东军政委员会 1950 年 10 月 13 日(东办秘字第 0792 号通令)转发中央政务院的秋季种痘指示后,结合福建省天花流行实际情况,制定了《福建省普遍种痘消灭天花四年计划》和《福建省一九五〇年种痘运动实施办法》,并召开了全省种痘会议,认真传达和贯彻中央的指示精神,以达到在福建消灭天花的目的。《四年计划》包括目的、步骤、办法三个方面的内容,强调自 1950 年秋季起至 1953 年秋季止,有计划有步骤地完成福建省全部人口施行种痘一次,争取在四年内消灭本省天花③。为了配合《四年计划》和《实施办法》的实施,使中央防治天花的指示在福建得以真正贯彻落实,福建省人民政府还专门配发了一个《关于〈举行普遍种痘消灭本省天花订定四年计划〉等的训令》,强调各专、市、县要遵照"计划"和"实施办法",有计划地布置工作和完成任务④。

经过 1950 年至 1952 年三年的努力,政务院的《指示》和中央人民政府卫生部的《种痘暂行办法》在全国大部分省、区得以贯彻落实,"全国大部分地区

---

① 云南省人民政府主席陈赓:《云南省人民政府关于展开一九五一年春季种痘预防天花的具体指示》,《云南政报》1951 年第 8 期。

② 云南省人民政府主席陈赓:《云南省人民政府关于展开一九五一年春季种痘预防天花的具体指示》,《云南政报》1951 年第 8 期。

③ 《福建省普遍种痘消灭天花四年计划》,《福建政报》1950 年第 12 期。

④ 福建省人民政府主席张鼎丞:《福建省人民政府关于〈举行普遍种痘消灭本省天花订定四年计划〉等的训令》(府卫防字第 025780 号),《福建政报》1950 年第 12 期。

已基本完成了普种牛痘的工作",但由于地理条件所限,"少数边远偏僻的省县,这一工作进行得还较差",所以中央人民政府卫生部又于 1953 年 1 月 9 日发出了《一九五三年预防天花的指示》,强调全国依照 1950 年中央人民政府卫生部颁布的《种痘暂行办法》,实行新生儿和 6、12、18 周岁四种年龄段的人口定期种痘。对于上述种痘工作成绩差的地区,除实行定期种痘外,还应实行重点补种。《指示》确定全国以云南、贵州、广东和广西为重点补种省,各省以交通不便的偏僻县和种痘工作较差的县为重点补种县。一般地区 1953 年 12月前补种完成,少数偏远地区在 1954 年 12 月前完成补种。为避免遗漏或重复,各地在普种牛痘工作中可造种痘户口表册,种痘工作结束后,按春秋两季分别造具种痘统计表与简要总结逐级上报①。中央人民政府卫生部的再次指示,既凸显出人民政府消灭天花的决心和意志,也使各级政府能够更加协同一心地贯彻中央指示精神,做到令行禁止。

从上述各级政府在制定、贯彻和落实消灭天花政策的举措和实践可以看出,政策传达贯彻中的政府协同,其最终目标就是要做到中央政府与基层政府上下一心,确保政令畅通,使国家有关卫生方面的意志表达,能够在行政实践中得到认真执行。

二、宣传教育中的政府协同

种痘前的一项重要工作是对群众开展宣教。新中国成立初期的普种牛痘和根除天花工作,既是一场抗疫防病运动,同时也是一场通过宣传教育来普及科学知识,同封建迷信和旧式生活习惯作斗争的运动。如前文所述,虽然中国很早就开始了通过种痘来防止天花的医学实践,但在老百姓的认知里,由于这种先进的医学实践长期被落后的医疗卫生水平所浸染,种痘与防治天花被笼罩上了某种神秘主义的色彩,如认为种痘必须春季种,桃花开了才能种,麦穗出了不能种等等。有些地方甚至认为,天花是"痘娘娘"散布的瘟疫,因此种痘前需要选择"良辰吉日"烧香跪拜,祈求"痘娘娘"保佑,种痘后一旦出痘了,

---

① 新华社:《中央人民政府卫生部发出一九五三年预防天花的指示》,《新华社新闻稿》1953 年第 956—985 期。

还要再次烧香叩头"感恩"。针对这些迷信的不科学生活习惯,1950年政务院的《指示》专门强调:"秋季种痘与群众风俗习惯不合,所以必须注意宣教工作,耐心说服,详细解释秋季种痘的重要,打破那些非春天不种,桃花不开不种,麦子出穗不种,甚至有些必须择日算卦才种的不科学的习惯,使群众自觉自愿地接受种痘。"①要搞好宣教工作,真正提高老百姓的科学知识,改变迷信的生活习惯,需要各级政府多方面的协同和配合。

政务院的《指示》发布后,首先是中央媒体如《人民日报》、中央人民广播电台等,都安排专门栏目和刊发专题文章,宣传和普及天花预防知识。《人民日报》发表的《天花的危害》一文,对天花的危害、如何预防天花、怎样种痘等老百姓关心的问题,以平实的语言进行了一一解答②。此外,中央人民政府卫生部还于1950年编印了《天花与种痘》等科普小册子,分发到各地。

与此同时,政府各级卫生行政机构和卫生防疫、文教、交通、公安等部门通力协作,大力开展卫生宣教工作。如华东区上海市,针对市民卫生知识匮乏、市民多被迷信观点和旧习惯支配,给普遍种痘带来各种困难和阻碍的情况,市卫生局提出了"人人种痘,个个种痘"的号召,以提高市民的卫生知识,"造成人人必须种痘的热潮"③。上海新亚书店于1951年2月发行"医学故事通俗丛书"之《天花的故事》,介绍了天花的危害、种痘、天花预防等知识;上海革新书店于1951年4月发行"医药卫生故事书"之《征服天花的故事》,以生动的故事配以图画,向民众介绍琴纳发明牛痘预防天花的过程等,使种痘宣教工作产生"润物细无声"的效果。此外,《上海市普遍种痘实施办法》还专门规定,种痘运动中的宣传教育,以文教卫生机构为主④,强调文教和卫生机构的协同配合。上海市的《种痘工作队简则》也规定,种痘队工作态度要热诚和蔼,"遇到个别落后不愿种痘者,尽量采取说服教育方式",同时"要密切和周围的群众联系,和配合我们工作的行政干部及群众组织的负责人建立友谊","在不

---

① 周恩来:《中央人民政府政务院关于发动秋季种痘运动的指示》,《山东政报》1950年第10期。

② 苏德隆:《天花的危害》,《人民日报》1951年5月10日。

③ 《遵照中央种痘暂行办法彻底消灭天花流行》,《上海卫生》1951年第1期。

④ 《上海市普遍种痘实施办法》,《上海卫生》1951年第1期。

得已时,可请公安人员配合,强制执行之"①。这些规定表明,种痘运动中的宣教工作,需要报刊、出版、卫生、文教、行政、群团、公安、群众等多方面的协同配合。相关统计表明,经过多方协同,上海市仅在1951年春季种痘运动中,便发放了天花防治宣教小册子12万册,清洁种痘大公告15万份,天花小标语1万份,种痘传单10万份,清洁防疫运动实施办法5万份,清洁种痘大、小招贴13万份,幻灯播放113次,观众达37234人,天花电影放映1521场,观众达1662878人②。此外,还有街头艺人宣传和电台传播等多种形式,使上海市的天花预防宣传教育工作细致入微。

同属华东区的福建省,还专门下发了《关于1950年秋季种痘运动宣传工作指示》,对种痘运动中宣传工作的主要内容进行了规定和说明,主要包括三个方面:一是要宣传种痘是根据中央政务院和中央人民政府卫生部的指示来开展的,是人民政府关心人民健康的重要举措,让民众"认识种痘既是人民的权利又是义务",同时强调种痘宣传教育要与土改、减租、剿匪等运动宣传协同配合,要列出福建各地天花患者具体数据,说明天花的严重危害性;二是要宣传天花与麻疹、鼠疫等一样,是一种传染病,而不是什么特殊鬼神作祟,打破迷信观点,从科学上认识天花通过种痘可以预防;三是要宣传种痘和打预防针一样,是科学的产物,在宣传中要注重介绍牛痘苗发明简史,种牛痘具体措施和步骤,秋季种痘的必要性,反对各种迷信观点和举措,并对种痘前后要注意的事项进行重点宣传。该《指示》最后专门强调:"这些要点应就当地情形和宣传对象,加以重点发挥或简略……在偏僻乡区,主要放在打破春季种痘的习惯,强调秋冬种痘的必要性,以及与一切迷信非科学观点作斗争。随时随地调查当地风俗习惯,多举具体例子,给以教育解释,使宣传工作不致脱离实际,并设法与其他任务相结合。"③从福建省卫生厅的上述《指示》可以看出,种痘运动中的宣传工作在联系实际的理念指导下,特别强调了政府不同任务之间的

---

① 《种痘队工作简则》,《上海卫生》1951年第1期。
② 上海市卫生局防疫科黄炯元:《上海市天花的流行及其控制》,《上海卫生》1951年第8期。
③ 《福建省人民政府卫生厅关于一九五〇年秋季种痘运动宣传工作指示》(厅卫保字第024923号,1950年12月4日),《福建政报》1950年第12期。

协同,如种痘宣传与土改、减租、剿匪等的协同,以及卫生宣传教育与民众风俗习惯和当地实际的协同。

中南区军政委员会在种痘宣教工作中也积极协同,具体表现为如下两个方面:一是制定宣教工作细则使各级政府协同有章可循。如江西省在接到中南军政委员会卫生部于三至五年内制止天花流行的指示后,制定了《江西省各市县一九五一年种痘实施计划》,其中第十四条专门就宣传教育工作进行了规定。该《计划》指出:"省卫生厅印发之种痘宣传图画标语,各市县卫生机关,应分发到各小学农会,天花连环图画平均每一种痘员可发三张,并利用各种方式和机会,展开广泛宣传教育,说明新法种痘的好处,和旧法种痘的坏处,打破群众对种痘迷信和封建的思想(如种痘要选好日子,妇女不愿漏手臂种痘等)。"①二是多部门协同使宣教形式多样化。中南人民出版社于1952年9月出版的《种牛痘防天花》一书,是一部故事图画册,专门向读者介绍迷信的危害和种痘预防天花的好处,使读者一目了然;由焦焕之绘就的《快种牛痘防天花》,是以幻灯片的形式向读者介绍迷信的危害和种牛痘对预防天花作用的代表作,图文并茂②。这些宣教工作的展开,从资料编印、出版到分发,都是在政府卫生行政机构领导下,由卫生、文教、出版等部门多方面协同的结果。

西南区的云南省在《云南省人民政府关于展开一九五一年春季种痘预防天花的具體指示》中,对种痘运动中的宣传教育工作也进行了具体规定,指出"在施行种痘之前先应与文教机关联系,尽量采用报纸、黑板报、标语、漫画、幻灯、秧歌、传单等来进行宣传,说明种牛痘的好处及天花的可怕",《指示》突出强调了通过宣传教育反迷信的重要性,"要纠正算命后才种痘,一岁以内不种痘,麻花流行时不种痘,成年人不种痘等不科学不合理的传说及概念"。《指示》还专门提醒各级政府和卫生行政机构,在宣传教育中"要警惕特务分子造谣"③,防止敌对势力借种痘工作制造事端。这表明在边疆地区的种痘宣教工作中,参与协同的机构还要加上国家安全部门。

---

① 《江西省各市县一九五一年种痘实施计划》,《江西政报》1951年第Z1期。
② 焦焕之:《快种牛痘防天花》,《中南科学普及通讯》1951年第4期。
③ 云南省人民政府主席陈赓:《云南省人民政府关于展开一九五一年春季种痘预防天花的具体指示》,《云南政报》1951年第8期。

三、种痘运动中的政府协同

政务院发出种痘运动的指示后,全国很快掀起了一场普种牛痘的热潮。政府协同在这场种痘运动中,主要体现在组织动员、应急物资(痘苗、消毒液、医用棉花等)配发和各地种痘总结报告等方面。

在组织动员方面,政府协同主要是一种内外协同,即政府与卫生防疫机构、群团组织、文教组织、军队卫生组织和社会医药卫生力量(如开业诊所和私营中西医等)的协同和合作。政务院《指示》第一条明确规定,各级政府"其有卫生行政机关者,可交由卫生行政机关主办,尚无卫生行政机关者,应由民政机关及文教机关组织地方中西医团体(如医联会)、文教工作者团体及妇女团体办理"①。这里的"卫生行政机关"、"民政机关"和"文教机关",基本上都是政府内部机构,而"地方中西医团体"、"文教工作者团体"和"妇女团体",则应算作政府机构之外的群团组织,虽然其行政化色彩很浓厚,但在法理上它们都属于社会组织。要顺利实现种痘目标,没有这些社会群团组织的协同配合,结果是难以想象的。

对于种痘人员的组织动员,政务院《指示》第二条要求大行政区和省级卫生行政机构,要尽可能整合地方医疗卫生力量,"必须根据不同情况,进行可能的工作,如组织地方中西医共同进行种痘运动,或号召文教工作者施以短期种痘技术的训练,分发各县,深入农村,转而训练农村文教工作者及妇女干部"②。中央人民政府卫生部在拟定的 1950 年防治天花的计划中也特别强调,要"发动和组织一切医药卫生人员(包括中医)参加种痘运动,并拟有计划地训练种痘员"③,以弥补种痘人员不足的情况。另外,《种痘暂行办法》第八、九条也明确规定:"通过各级政府,动员地方干部发动群众,并就地方情

①　周恩来:《中央人民政府政务院关于发动秋季种痘运动的指示》,《山东政报》1950 年第10 期。

②　周恩来:《中央人民政府政务院关于发动秋季种痘运动的指示》,《山东政报》1950 年第10 期。

③　中央人民政府卫生部:《中央人民政府卫生部 1950 年工作计划大纲》,参见《第一届全国卫生会议筹备工作资料汇编》(第 2 集),第一届全国卫生会议筹委会秘书处编印,1950 年,第39 页。

况,随时训练乡村小学教员、妇女干部协助种痘","公私立医院诊所及中西医,对于地方行政机关之委托种痘,应视为应尽义务,无正当理由,不得拒绝"①。这些举措,都是在医疗卫生资源紧缺和卫生人员不足的情况下,政府通过协同和整合来防控天花的应急之举。

各大行政区和各级地方卫生行政机构在接到中央指示后,也根据当地实际情况开展政府内外协同,与文教机构和群团组织配合,动员和培训种痘人员。如华东区的福建省,在《福建省普遍种痘消灭天花四年计划》中明确规定:"各级人民政府应领导文教卫生部门配合地方医务人员、群众团体、学校及驻军卫生机关等,发动种痘运动。"该《计划》还要求各级政府卫生行政机构和防疫部门,要整合各方面资源加紧训练种痘员,计划1950年和1953年所需训练种痘员各1507名,1951年和1952年各需训练2260名,四年总计需训练7534名②,如此才能完成全省的种痘任务。在具体种痘运动中,福建将全省划分为普种区和非普种区。种痘之前先召开各级种痘会议进行动员:专署要协同本署所辖各县文教科长、卫生院长召开专署种痘会议;县市再协同所辖各区负责干部召开县市种痘会议;同时各县市还要召集各区医务人员开种痘座谈会,散布政府种痘法令,"打通医务人员的思想,统一种痘的技术,并遴聘医务人员协助政府担任训练种痘员工作"③。正是经过多方位多层次协同,福建省的天花防控取得了明显成效,1951年的天花发病数比1950年下降80.14%,1952年比1950年下降99.04%,1953年比1950年下降99.96%④。1953年6月起,全省宣布消灭了天花。

上海市在种痘运动中,由市卫生局召开专家座谈会及各区卫生科长会议,吸收各方意见,协调各方行动,拟定普种计划。市政府颁发种痘指示及实施办法,规定各区由区政府统一领导。种痘的组织、动员,由民政、公安机构为主;医务人员的动员和种痘,以卫生机构为主;种痘人员的组织,由各级民众团体、

---

① 中央人民政府法制委员会:《中央人民政府法令汇编(1949—1950)》,法律出版社1982年版,第843—844页。

② 《福建省普遍种痘消灭天花四年计划》,《福建政报》1950年第12期。

③ 《福建省一九五〇年种痘运动实施办法》,《福建政报》1950年第12期。

④ 编纂委员会:《福建省卫生志》,福建省卫生志编纂委员会编,1989年,第148页。

民众组织充分配合。具体而言,对医务工作者的组织和动员,上海市部分区组织了区医务工作者协会或学习委员会,部分区还成立了中西医、牙医、助产士等支会,在区卫生科的指导下开展工作,未建立组织的区则由卫生科直接编队领导。基层的动员多以公安分局、派出所辖区为范围,组成大组或中队,其下设小组或小队,负责所辖区域街道、里弄的种痘和宣传。在种痘运动开始后,由于"半郊区的人力分配不平均",所以相应的卫生行政机构还需在其范围内协调,"将人口较多区内的医工调派至人口少的地域工作,或于完成本地段任务后调至其他地域工作"[①]。在种痘运动开始一段时间后,卫生科的干部对全市种痘工作的协调任务越来越重,所以卫生科干部后来便不再直接做种痘的工作,而专门负责一定区域内的联系和指导工作,才使得各方面能够协调一致。经过努力,1950年上海市种痘共计2232340人,1951年1—6月共计种痘5886871人。经检查,成绩较好的区如静安区,种痘人数达95%,较差的区也达到了73.4%,依各区人口平均估计,1951年上海市种痘人数已达全市人口的90%[②]。所以从全国范围看,上海市属于消灭天花较早的省市。

中南行政区所辖江西省在接到中央指示后,专门制定了《江西省各市县一九五一年种痘实施计划》,要求全省各市、县、乡村要训练种痘员4000人,1951年春秋两季需完成350万人的种痘任务。为此,《计划》规定,乡村要发动"不脱离生产的乡村干部、妇女干部、小学教员、思想前进的中医'苗师'和知识青年"为主要训练对象,城镇则"以区为单位,由区政府召集,由县卫生院派员到区政府训练"。对于种痘的组织动员工作,《计划》要求"与县、区、乡各级政权机关、公安局、卫生工作者协会(或开业中西医)、各级学校、妇联会、农会等密切联系,动员当地可以利用的力量配合工作,使种痘运动能顺利开展。进入种痘运动时,应请市县人民政府颁发种痘文告,指示各级干部重视种痘,协同工作。"[③]经过多方协同配合,1950—1953年,全省累计种牛痘1375.07万人。到1955年,天花在江西省被消灭[④]。

---

① 黄炳元:《上海市天花的流行及其控制》,《上海卫生》1951年第8期。
② 黄炳元:《上海市天花的流行及其控制》,《上海卫生》1951年第8期。
③ 《江西省各市县一九五一年种痘实施计划》,《江西政报》1951年第Z1期。
④ 江西省地方志编纂委员会:《江西省卫生志》,黄山书社1997年版,第171页。

　　西南行政区所辖云南省，由于地理环境等因素影响，对种痘人员的组织和动员更为艰难。云南解放后，是由军管会下的卫生接管部负责全省的卫生接管和卫生行政代理。接管任务完成后，以卫生接管部为基础，成立了省、市级卫生行政机构，专署成立卫生科。1950 年 3 月，开始军事接管的同时，便由医联发动公私医务人员开展昆明市郊种痘工作，当时已种痘 4 万余人，至当年 10 月开展秋季种痘运动，大理等 100 县市共计 797139 人已经种痘，超过原计划种痘人数的 60%①。同时，大理桂凤区等 4 区传来天花爆发的疫情，当时由于天花专业防治队人手紧缺，又正值滇西鼠疫防治团在下关防控鼠疫，所以便整合鼠疫防治团人员与专署派来的防疫人员协同前往救治，其他区的天花防治，"则多是军分区卫生机构协同地方卫生人员扑救"，由于"工作面阔，而人少，故救治起作用不大"②。在 1950 年云南省的天花防治和种痘工作中，由于军事接管和卫生行政机构大多尚未建立等原因，致使疫病防控中的政府协同基本没有建立。相关卫生行政机构在当年的总结报告中也明确指出："上下联系不密切工作不深入。五〇年是安家摆摊子的一年，工作可说是无计划的，省市机构是成立起了，以下则多未成立，即成立是专县自行成立，省卫是不知道的，而没建立工作联系，省卫也从未下去检查工作，下边也没请示报告制度，省卫也没很好向下工作布置，只起传达作用，上级有什么指示，则照发下去，对下边具体情况考虑不多，下边也不报告，形成上下脱节，工作只做到了表面。"③这方面的总结深刻到位，表明新政权建立初期，在边远地区国家卫生行政百废待兴的现实。

　　天花防控中应急物资的配发，也需要政府多方面的协同。华北和西北行政区在接到中央种痘运动的指示后，也注重从多方面开展政府协同。如华北行政区所辖山西省，根据政务院指示精神，结合本省实际情况，于 1950 年 10 月 23 日下发了《山西省人民政府关于发动秋季种痘工作的指示》，要求太原

　　① 王抗搏：《一九五〇年卫生工作总结报告——王抗搏处长在云南省第一届卫生工作会议上报告》，《云南政报》1951 年第 9 期。
　　② 王抗搏：《一九五〇年卫生工作总结报告——王抗搏处长在云南省第一届卫生工作会议上报告》，《云南政报》1951 年第 9 期。
　　③ 王抗搏：《一九五〇年卫生工作总结报告——王抗搏处长在云南省第一届卫生工作会议上报告》，《云南政报》1951 年第 9 期。

市、各专署、阳泉、长治和工矿区，在种痘运动中，要按照中央有关"种痘应一律免费，不得向受种人收取任何费用。痘苗、人工、卫生材料等费，均应由各级政府负担"的指示精神，各地所需痘苗，"全部由省供给，一律不收费"，其他如卫生材料，"最近发给各专一部脱脂棉花外，并已规定种痘消毒杂支费每人暂以 0.04 斤开支，均已拨到各专"，而各县种痘所需卫生材料和杂支费，则"可按实际种痘人数，向专署领用报销"①。对于县以下的种痘工作，尤其是农村地区发动地方医生帮助接种所需材料和杂支费用，《指示》列举了运城专区和其他地方的做法，要求各地根据实际尽量设法解决。运城组织私人下乡种痘，对这些种痘人员，"其生活部分与消毒杂支，采包干办法，每种 20 人补助小麦 1 斤，由地粮预备粮下开支"，其他地方则采取代耕办法，减少这些兼职私人医生的生产困难②。这些措施的落实，需要政府、卫生、财政、粮站等机构和部门的多方协同，为种痘工作的顺利完成提供了物质保障。

1951 年春，在春季种痘运动高潮到来之际，山西省人民政府再次发布《关于春季种痘工作的指示》，要求各级领导给予高度重视，及时召开种痘会议，"会议由各级卫生部门主管，开业医生代表，地县委宣传部文教科、学校、青年团、妇联、人代会等参加，经费由事业费专门开支，县由地方粮开支。"③这一《指示》表明，山西的种痘工作是由党、政、学、青、妇和人大等多部门协同合作来完成的。正是政府多部门、全方位协同，才使得山西全省在 1950 年春秋两季种痘 260 余万人，从 1953 年起，山西再无自然感染天花病例发生④。

西北行政区所辖陕西省，在种痘运动中也多方位开展政府协同。1950 年陕西省的春季种痘工作，发动公私医务人员共同进行，并训练了一批农村青年知识分子与妇女种痘人员，将种痘与宣传和同旧习惯作斗争同时进行。据统计，当年春季种痘全省共发出痘苗 12 万打，预计接种全省人口的 1/4，同时印发《种痘须知》5000 份，《怎样种痘》2000 份，宣传品 5000 份，《天花与种痘》

---

① 《山西省人民政府关于发动秋季种痘工作的指示》，《山西政报》1950 年第 11 期。
② 《山西省人民政府关于发动秋季种痘工作的指示》，《山西政报》1950 年第 11 期。
③ 《山西省人民政府关于发动春季种痘工作的指示》，《山西政报》1951 年第 1 期。
④ 山西省史志研究院：《山西通志·第四十一卷·卫生医药志·卫生篇》，中华书局 1997 年版，第 45 页。

3000 份,卫生图书 4000 份。经过努力,截至 1950 年 6 月,西北行政区所辖西安市共种痘 15006 人,陕西省 34 县与宝鸡市共种痘 668127 人,宁夏共种痘 53241 人,青海一市四县共种痘 27774 人,甘肃 71 县共种痘 364641 人①。这些成绩的取得,与政府多方协同密不可分。省卫生行政机构所辖各县市也是如此。如陕西省澄城县,该县卫生院当年的总结报告专门指出:"由于取得中西医和学校教员的协助,并调练了 113 人为基干种痘人员,工作进行顺利,获得种痘人数占全县总人口 24% 的成绩,⋯⋯同时应特别提出的,加强卫生与行政的配合,以及组织区乡完小普小校长教员协同开展工作",并认为"这是完成五一年种痘任务的有力保证"②。针对种痘医务人员的动员和中西医合作,该《报告》还专门分析道:"中医除极少数热心者外,多数是自私自利,不求进步,单纯的谋利观点很浓厚,动员时没有西医容易",所以《报告》最后得出结论:"经验证明,要做好动员工作,应首先召集中西医生开好座谈会,动员思想,启发建立为群众服务的观点,⋯⋯在发动此项工作时,首先通过行政,邀同各行政系统,各校教员及热心卫生事业的地方人士以及中西医生举行座谈会,订出计划,行政人员作督导,学校教员作宣传,地方人士作协助,医务人员负责接种,经过动员分工,工作开展较顺利。"③《报告》中的这些记载和总结,将当时种痘运动中以政府为主导的多方协同描绘得栩栩如生,为我们展现出一幅多方协同种牛痘抗击天花的生动画卷。

当然,在 1950 年至 1951 年的种痘运动中,也有因政府协同不畅、上下脱节而导致严重后果的情况发生。中央人民政府卫生部发布的《种痘暂行办法》第十四条明确规定:"种痘应一律采用政府检定合格之新鲜有效牛痘苗,不得刮取人体痘疱及使用不合格或过期痘苗。"④但一些地方医生为了谋取私

---

① 西北军政委员会卫生部:《西北军政委员会卫生部工作报告》(1950 年 6 月),参见《第一届全国卫生会议筹备工作资料汇编》(第 6 集),第一届全国卫生会议筹委会秘书处编印,1950 年,第 13 页。

② 澄城县人民卫生院:《澄城县人民卫生院一九五〇年春季种痘工作总结》,《陕西政报》1951 年第 2 期。

③ 澄城县人民卫生院:《澄城县人民卫生院一九五〇年春季种痘工作总结》,《陕西政报》1951 年第 2 期。

④ 中央人民政府法制委员会:《中央人民政府法令汇编(1949—1950)》,法律出版社 1982 年版,第 844 页。

利,对中央的指令置若罔闻,而且政府相关部门对此不闻不问,人为地导致天花的流行。据史料记载,在四川省川西灌县,痘科医生罗仕兴和其师傅李东阳1951 年冬在崇义土桥一带,用人苗点放 40 人以上,且向群众宣传种牛痘不如种人痘好,最终导致土桥乡天花爆发。四川省卫生院和省卫生厅土改卫生队组织防疫队到达疫区后,经过疫情分析和调查,认为土桥乡的天花疫情很可能跟种人痘有关,便把罗仕兴叫到区公所谈话,区公所很快将他放回;防疫队又向灌县县政府反映情况,县政府认为是小事置之不理;防疫队又将此告到省卫生厅土改卫生队指挥部,也没见任何下文①。由此可见,由于各级政府卫生行政部门和相关机构协同不畅,对于中央卫生部查禁接种人浆痘苗的政令毫不重视,听任痘科医生散布天花病毒,不仅使人民钱财遭到敲诈,种牛痘工作遭到破坏,而且还人为地导致了天花的流行,这是应该认真总结的教训。

新中国成立初期,在"预防为主"卫生工作方针的指导下,天花被确定为三至五年内必须消灭的疫病。人民政府通过多方协同,很快在全国范围内掀起接种牛痘的热潮,为天花在全国的灭绝奠定了基础。据不完全统计,从1950 年到 1952 年底,三年内,全国共免费接种牛痘 5.11 亿人次②。从 1953年起,规定全国所有儿童按年龄普种牛痘。到 20 世纪 60 年代初,天花在全国范围内被消灭。

第四节　国家疫病防控体系初建中的政府协同

新中国成立初期,国家疫病防控的另一艰巨任务,就是自中央到基层、从首都到边疆,初步建立起能够确保政令畅通的国家疫病防控体系。这一体系通常包括"硬件"和"软件"两个方面,"硬件"如卫生行政机构、专业防疫组织、基层防疫网络、应急设备和物资等;"软件"包括疫病防控法律规章制度、疫情监测报告制度、应急信息管理系统等。这些任务的完成,也离不开各级、各地政府的协同配合。

---

① 樊培禄:《川西灌县 1952 年天花流行概况》,《中华新医学报》1952 年第 3 卷第 8 期。
② 黄胜白:《我们消灭了天花》,《新观察》1956 年第 1 期。

一、卫生防疫组织系统初建中的政府协同

卫生防疫组织系统是承担国家疫病防控职责的行政组织机构和专业组织部门的统称,其中行政组织机构是疫病防控的重要领导力量,而专业组织部门,则是在行政机构领导下承担具体防疫任务的半行政性或事业性单位。新中国成立初期,由于长期战争和国民党政府撤退时的破坏,各级、各类卫生防疫组织破败残缺,新生人民政府要恢复和重建这些卫生防疫组织系统,任务繁重且艰巨。

就卫生防疫的行政组织而言,在中央层面,1949 年 11 月 1 日,根据《中华人民共和国中央人民政府组织法》第十八条的规定,正式成立中央人民政府卫生部。当年 12 月,卫生部所辖公共卫生局成立。公共卫生局下设有防疫处,是中央层面专门负责卫生防疫的行政领导机构,防疫处处长为李志中。防疫处下设有急性传染病科、慢性传染病科、疫情科、生物制品科、环境卫生科和交通检疫科等 6 个科室。1950 年,政务院颁发《中央人民政府卫生部试行组织条例》,将公共卫生局改名为保健防疫局,其下设科室不变。到 1953 年 5 月26 日,卫生部保健防疫局改名为卫生防疫司,下设流行病科、疫情科、寄生虫病科、生物制品科、环境卫生科、交通检疫科、学校卫生科等 7 个科室。1954年中央人民政府卫生部改称中华人民共和国卫生部后,所辖卫生防疫司基本建制不变。

如果把历史的镜头聚焦在某些关键人物身上,我们不难发现,当时卫生防疫行政机构的初步建立,是政府协同智慧的结晶。如上文提及的李志中,在解放战争时期曾是华北军区后勤卫生部防疫处处长,北平解放时又任北平军管会卫生部负责卫生方面军事接管的军代表,同时在新中国成立初期卫生部举办的公共卫生人员训练班中,李志中还担任授课教师。卫生防疫行政机构中一人多用和身兼数职的现象,是当时卫生防疫人员紧缺,政府调动多个部门、多个职位协调合作的体现。

中央层面的另一个卫生防疫行政机构,就是前文已经提及的中央防疫委员会(全称中华人民共和国卫生部防疫委员会)。早先的中央防疫委员会,是在应对察北鼠疫过程中成立起来的,具有临时应急的特征。委员会由董必武、

陆定一、聂荣臻、滕代远、李德全、贺诚、杨奇清等7人组成,董必武是政务院副总理兼政治法律委员会主任,陆定一是中共中央宣传部部长兼中央人民政府文教委员会副主任,聂荣臻是人民革命军事委员会副总参谋长,滕代远是铁道部部长,李德全是卫生部部长,贺诚是中国人民解放军总后勤部副部长兼卫生部部长、中央人民政府卫生部副部长,杨奇清是政务院政治法律委员会委员兼公安部副部长。从所列中央防疫委员会7个委员的兼任职务,可以看出当时中央防疫委员会的成立,至少是在政务院、中共中央宣传部、人民革命军事委员会、卫生部、铁道部、公安部等多个部委的协同配合下成立的。

随着朝鲜战争的爆发和美帝国主义使用细菌武器发动细菌战争,1952年3月14日,政务院召开第128次政务会议,决定成立新的中央防疫委员会,政务院总理周恩来任主任,郭沫若、聂荣臻为副主任,贺诚任办公室主任①。同年12月,中央人民政府决定,将各级防疫委员会统一改称为爱国卫生运动委员会(简称爱卫会),并根据《政务院关于一九五三年继续开展爱国卫生运动的指示》规定:"一九五二年成立之各级领导爱国卫生运动机构今后统称为爱国卫生运动委员会(中央级称中央爱国卫生运动委员会,中央以下各级冠以各行政区域或单位名称),职责为领导反细菌战工作及群众性卫生运动。各级爱国卫生运动委员会由各级人民政府负责首长任主任委员,所属各有关部门负责人及当地工、青、妇团体负责人担任委员组成。"②从性质上看,爱卫会是在中共中央、国务院(政务院)和各级党委、人民政府领导下,负责开展爱国卫生运动和防控疫病的领导机构,是在防疫任务紧迫和卫生资源紧缺,国家经济力量不容许大规模增设卫生设备和医务人员情境下,贯彻预防为主科学卫生工作方针在行政组织设置上的反应,日常办事机构是各级爱卫会办公室,人员编制由各级编委(办)列编,业务经费由各级财政专项列支;从组织上看,中央爱卫会在人员构成和业务协调方面,需要中共中央军委、中共中央宣传部、卫生部、铁道部、公安部、民政部、国家计委、体委、全国总工会、共青团、妇联等

---

① 中共中央文献研究室:《周恩来年谱(1949—1976)》(上卷),中央文献出版社1997年版,第225页。

② 中央人民政府法制委员会:《中央人民政府法令汇编(1952)》,法律出版社1982年版,第259页。

单位或部门参与协同配合。1954 年 10 月 12 日,根据中央人民政府卫生部有关本部机关组织系统人员编制的通知,将中央爱国卫生运动委员会办公室与卫生部卫生防疫司合署办公,编制为 16 人①。

地方卫生防疫行政机构初建过程中,也充分体现了政府纵向、横向和内外多方位协同的原则。在中央人民政府之下,当时 6 大行政区中,东北人民政府委员会(1953 年 1 月改为东北行政委员会,1954 年 9 月撤销)卫生部设有卫生防疫处(曾称卫生防疫队,1953 年压缩编制改为卫生防疫科),华北行政委员会(原政务院华北事务部)下属卫生局,也设有负责卫生防疫的机构,其他西北、华东、中南、西南 4 个军政委员会都设有专门的卫生防疫行政机构,有的称防疫总队,有的称防疫处或局。例如,1950 年,中南军政委员会发布(会文字第 012 号)指示,要求大行政区一级设防疫总队,总队下设 8 个防疫大队(中南区 6 个省每个省分配 1 个大队,剩余 2 个大队和总队由大行政区掌握),每个大队 60 人,连同总队共 496 人,由大行政区预备名额内调剂解决②。在大行政区下,各省、自治区、直辖市均在卫生厅(局)内设有卫生防疫处,各县和市辖区在卫生局(科)内设卫生防疫股(组),农村的乡和城市街道卫生院内设卫生防疫组,由此使得全国卫生防疫行政组织自上而下得以初步建立。在此过程中,大行政区对区内各级卫生防疫行政机构的建立承担着协调任务,如中南区规定,省级卫生机构原则设处,已设厅者不变,但人员编制要求中南区 6 省(广东、广西、江西、河南、湖南、湖北)大体一致。专署卫生所改设卫生科,人数按原卫生所数目,编制老区 3 人,新区 3—5 人;省辖市设局或设科,专署辖市设卫生科,县一律增设卫生科,具体办理本县的群众防疫保健③。

除通过发布指令和确定编制人数,来实现辖区内卫生防疫行政机构初建的协同外,一些地方还通过成立新的防疫机构,来实现对疫病防控的行政领导。如北京市,自新中国成立到 1953 年 10 月,负责全市卫生防疫行政管理的

---

① 曹荣桂:《卫生部历史考证》,人民卫生出版社 1998 年版,第 63 页。
② 《江西省人民政府通令:转达中南军政委员会关于卫生机构编制几项问题的决定》(府卫字第 16 号),《江西卫生》1950 年第 2 期。
③ 《江西省人民政府通令:转达中南军政委员会关于卫生机构编制几项问题的决定》(府卫字第 16 号),《江西卫生》1950 年第 2 期。

机构,是北京市公共卫生局设立的防疫科,但在如察北鼠疫这样的重大疫情来袭时,光靠一个防疫科来应对,便显得捉襟见肘。所以如前文所述,1949年10月29日,北京市防疫委员会成立,使对疫病防控的协调和领导更为有力。

专业卫生防疫部门,是卫生防疫组织系统的重要组成部分。新中国成立初期,专业卫生防疫部门主要指各级卫生防疫站,它们的建立,同样也反映了政府的多方协同。早在解放战争时期,一些解放区为防控鼠疫、疟疾等传染病,便建立了一些专业防治所(站),培养了一批卫生防疫人才。1949年,学习苏联经验,首先在东北原中长铁路管理局建立了卫生防疫站,此后,东北行政区部分地方建立了一些防疫站(所)。1952年,为防控鼠疫,东北人民政府还组建了东北卫生防疫总站,后在1954年撤销。到1952年,全国已有卫生防疫站147个,专科防治所188个,国境检疫所20个,共有卫生防疫人员20504人,其中卫技人员15750人,卫技人员占总人数的76.81%[1]。1953年1月,经中央政务院第167次会议批准,在全国各省、自治区、直辖市以及地(市)、县(旗)普遍建立卫生防疫站。1954年,卫生部颁布《卫生防疫站暂行办法和各级卫生防疫站组织编制规定》,对各级卫生防疫站的性质、任务、职责和具体人员编制等,都进行了明确规定,突出强调了卫生防疫站对传染病的预防和监管功能。到1957年,全国卫生防疫站很快增长到1626个,机构总人数达57436人,其中卫技人员为45806人,占总人数的79.75%。

全国各级、各地防疫站的成立,是政府多方协同的结果,这集中体现在各地防疫站成立时对原有相关人员、机构、资源和卫生设备的整合上。以省级防疫站的成立为例,北京市防疫站成立于1953年10月14日,该站是在北京市公共卫生局防疫科、环境卫生科、保健科及卫生实验所的基础上成立的,建站初期有职工131人,站内设卫生科、防疫科、消毒科等。1955年11月1日,市卫生实验所并入,设为检验科,1958年7月,中华人民共和国航空检疫所由该站代管,设科的建制[2];辽宁省卫生防疫站成立于1954年11月4日,是在原辽东、辽西两省卫生防疫站的基础上,整合原东北人民政府卫生部的相关人

---

[1]　卫生部卫生防疫司:《中国卫生防疫工作回顾与展望——纪念全国卫生防疫站成立四十周年》,卫生部卫生防疫司编,1993年,第10页。

[2]　郭积勇:《北京卫生防疫史料》,北京出版社1999年版,第93页。

力、设备组建而成,站内初设卫生、防疫、检疫、宣传4科和1个办公室,人员编制60人,专业技术人员48人,占职工总数的80%①;黑龙江省卫生防疫站成立于1954年9月12日,是在原松江省基础上合并成立的,初建时站内设防疫、卫生、消毒、检验和行政管理5个科,全站职工68人②;四川省卫生防疫站成立于1953年3月15日,是在省卫生厅原防疫科、川西地方病防治所和川西卫生实验所基础上整合而成,初建时站内设秘书、卫生、防疫、消毒、地方病、检验、卫生宣教等7个科室,编制60人,在省卫生厅领导下,负责全省卫生监督、传染病管理和卫生防疫行政管理,站长和副站长分别由省卫生厅办公室主任和厅防疫科科长兼任,1956年7月省卫生厅防疫处成立后,卫生防疫行政管理职权被收回③。

对原有卫生防疫人员、机构、设备的整合、兼并和重组,是当时全国卫生防疫站成立的一个普遍现象,反映的是当时国家经济力量薄弱和卫生防疫任务紧迫情况下,政府为履行保护人民健康职责而实行多方协同的应急之举,也是政府调动多方力量协同配合共同应对疫病的智慧之举。当然,除了通过整合等协同举措来解燃眉之急外,政府也有一些长远规划。1950年10月,在庆祝中华人民共和国成立一周年的文章中,政务院总理周恩来指出:"在过去一年内,人民政府已经大规模地展开了反对疫病的斗争。人民政府决定在最近几年内在每个县和区建立起卫生工作机关,以便改进中国人民长时期的健康不良状况。"④随后制定的"一五"计划还专门规定:"全国卫生行政系统和中央产业系统所属的区卫生所、卫生防疫站、保健所和保健站增长65.1%,到1957年达到1.7万个"⑤,以解决卫生防疫力量不足问题。

---

① 编委会:《辽宁省卫生防疫站志》,辽宁省卫生防疫站志编纂委员会编,内部资料,1991年,第1页。

② 编委会:《黑龙江省卫生防疫站志》,黑龙江省卫生防疫站志编辑委员会,内部资料,1989年,第13页。

③ 编委会:《四川省卫生防疫站四十年》,四川省卫生防疫站编,内部资料,1993年,第1页。

④ 周恩来:《为巩固和发展人民的胜利而奋斗》,《人民日报》1950年10月1日。

⑤ 中共中央文献研究室:《建国以来重要文献选编》(第6册),中央文献出版社1993年版,第543页。

二、基层疫病防控网络初建中的政府协同

基层疫病防控网络,是疫病防控的前沿阵地和战斗堡垒,主要包括城市基层卫生防疫组织和农村基层卫生防疫组织建设,以及相关卫生设备和防疫人员的配备。新中国成立初期,新生人民政府非常重视基层疫病防控网络建设。在 1950 年召开的第一届全国卫生会议上,中央卫生部副部长贺诚在总结报告中明确指出:"建立全国各级的基层卫生组织,以解决群众的卫生需要,这是实现卫生事业为人民服务,首先为工农兵服务的一个关键任务。我们要给工农兵解决问题,就必须以极大的努力来建立基层卫生组织。这个工作是艰巨的,但我们必须努力争取在三五年之内基本上完成这个任务,也就是说使中国大部分的县份有两到七个专科医师和一个药剂师或调剂员的卫生院组织,逐渐使区有一至两个医士和一个助产士的卫生所组织,工矿街坊也都有卫生组织,乡村要有卫生员。……总之,至少最近几年我们的卫生建设,重点不在大城市,而在中小城市农村工矿与部队。"[①]在基层疫病防控网络建设过程中,也涌现出许多政府协同举措,其中自下而上的"先行先试"式政府协同与自上而下的指示命令式政府协同相结合,是当时国家基层疫病防控网络建设的特色,具体叙述如下。

1. 自下而上的"先行先试"式政府协同

所谓自下而上的"先行先试"式政府协同,就是指在国家基层疫病防控网络初建过程中,由地方和基层政府先行先试,摸索出一些经验规律后,向中央政府报告,再由中央政府进行总结和归纳,通过中央、地方和基层政府的上下协同,确保了国家卫生防疫政策的科学性,防止出现大起大落。新中国成立初期,由于全国各地解放时间不一,各地卫生组织和卫生资源拥有状况也不尽相同。在此种情况下,由中央卫生部领导,在全国各地开展基层卫生网络建设的试点工作,是科学的明智之举。

就城市基层卫生防疫组织系统的建设而言,东北行政区的基础较好,是"先行先试"的重点区域。实验基本上可以分为两大类,一类是以哈尔滨市为

---

①　贺诚:《在第一届全国卫生会议上的总结报告》,《人民日报》1950 年 10 月 23 日。

代表,依靠群众组织来推动城市基层卫生防疫工作,成立区(街)卫生防疫委员会,设正副主任委员各 1 名,下设秘书、防疫、清扫和卫生 4 部,街以派出所辖区划分。区(街)卫生防疫委员会都属于协助卫生行政部门开展工作的居民团体组织,而非行政系统,具体领导关系如图 1:

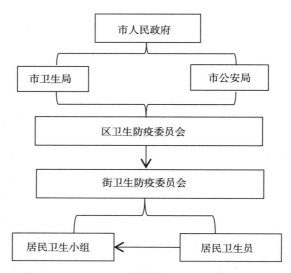

图 1：1949 年哈尔滨市基层卫生防疫组织结构

区街组织改变后,这些群众性卫生防疫组织隶属于公安分局和派出所。长春、吉林、鞍山、锦州等地城市基层卫生防疫组织大体都是按此模式建立。另一类是以沈阳市为代表,在各区成立卫生事务所,作为市卫生局的代表机关,负责防疫和治疗。另在各区政府内设立公益科,街公所内设有卫生委员,居民小组由小组长配合卫生防疫工作。沈阳市还专门在铁西区设立卫生实验区,制定《铁西区卫生实验区工作计划》。铁西区卫生防疫系统组织结构参见图 2:

对于上述两种不同类型的基层卫生组织,东北人民政府卫生部在工作总结中强调,各地应根据城市的规模大小来决定采取哪种类型:"大的城市人口多,单靠卫生局不容易推动工作,可以设立卫生事务所。较小的城市则不一定需要事务所的组织。"①

---

① 中央人民政府卫生部:《医务行政工作》,中央人民政府卫生部资料室编印,内部资料,1950 年,第 1—7 页。

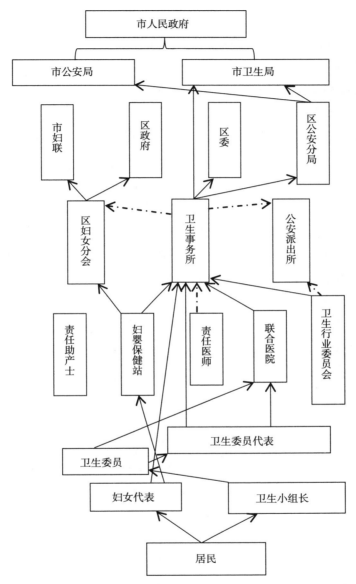

图 2：1949 年铁西区基层卫生防疫系统组织结构

除东北行政区外，华北的北京市也开展了卫生实验区的试点工作。1949年 9 月，北京市民主妇联和北京市人民政府卫生局协调配合，邀请北京市卫生机关干部、妇产科大夫和医务工作者，召开妇婴卫生工作座谈会，决定选择劳动人民和城市贫民密集的第十区第七段(崇文门外),成立妇婴卫生重点实验区,由市民主妇联和市卫生局共同领导,国立第一助产学校协助,抽调人民医院、市妇联和国立第一助产学校等单位医务人员和干部组建而成①。这个妇婴卫生实验区除推广新法接生外,还负责从事种痘、鼠疫预防注射和预防脐带风(四六风)等疫病防治工作,组织开展群众性清洁卫生运动等,是当时北京城市基层疫病防控网络建设的基础性工程,为随后北京城市基层疫病防控体系建设进行了实验和积累了经验。解放初期,北京全市仅有防疫班人员16人。1950年起,通过扩充防疫队和建立基层防疫组织,到1952年10月,全市防疫队专业防疫人员达235人,组织开业中西医建立了257个卫生保健站,有1034名医务人员参加了卫生保健站的工作,其中中医580人,内有68.7%的人受过卫生防疫知识训练;居民以每10户为单位,建立了29118个居民卫生小组②。卫生保健站和居民卫生小组以地段分布于全市,形成了较为完整的城市基层卫生防疫网络。

对于农村基层卫生防疫网络建设,新中国成立初期,中央卫生部选择了河北通县和涿县等地作为重点卫生实验区,开展"先行先试"的摸索探路工作。通县乡村卫生实验区是在原华北公共卫生人员训练班的基础上,于1950年5月9日由中央卫生部批准成立的全国第一个乡村卫生实验区,由卫生部直接领导,最初为通县专员公署所辖13个县,1951年改为通县1个县,并交由河北省卫生厅领导。通县卫生实验区的组织结构,在县一级设卫生实验院,下设总务股、公共卫生股、医疗股和秘书室,负责全县的医疗、卫生防疫、妇幼保健和卫生行政管理等工作;在区一级,全县7个区和一个镇都成立卫生所,是区公所的组成部分;在区之下,1952年开始,各区普遍建立公私合营的治疗组,负责本地的疾病预防和治疗工作。1951年国家号召成立公私合营的联合诊所后,通县乡村卫生实验区建立了19所联合诊所,到1954年达到40多所。农业合作化运动兴起后,一些农业合作社开始兴办村卫生室。此外,为了加强

---

① 杨兆麟:《为了我们的下一代——介绍北京市妇婴卫生实验区》,《新中国妇女》1950年第10期。

② 《北京市卫生局关于三年来卫生工作总结》,参见北京市档案馆:《国民经济恢复时期的北京》,北京出版社1995年版,第769页。

对农村基层卫生组织和个体开业医生的管理,1951年通县卫生实验区还成立了县卫生工作者协会,在各区(镇)设分会,成为政府对农村卫生工作者实施管理的纽带和桥梁。"村卫生室—联合诊所(治疗组)—卫生所—卫生实验院"是当时通县卫生实验区的基本组织架构。

涿县卫生实验区由中央卫生部保健处和华北人民政府卫生部于1949年8月底开始筹办,指定大区防疫医疗大队负责筹划,与河北省卫生厅、保定专署和涿县人民政府协同配合,到1950年2月8日初步完成。主要组织工作是在全县成立卫生委员会,县卫生委员会之下,设区卫生委员会。全县11个区中第四、七、八区最先成立,区卫生委员会下设村卫生委员会,村卫生委员会通常设宣传教育、防疫医疗、清洁卫生、妇婴保健4个组,每组1至2人。村民每10户编为1个卫生小组,接受村卫生委员会指导。全县共建立了378个村卫生委员会,没有成立卫生委员会的村子和城关区的14个街,则普遍选出专任卫生员负责卫生防疫工作①。由此,涿县卫生实验区形成了承担卫生防疫职责的两套系统:一套是县卫生科—区(乡)卫生助理—村专任卫生员的卫生防疫行政组织系统;另一套是县卫生委员会—区(乡)卫生委员会—村卫生委员会—村民卫生小组的群众性卫生防疫组织系统。其中,各村卫生委员会的组建,大体经历了酝酿组织、成立训练和结束与工作布置三个阶段②,为全国农村基层卫生防疫网络建设探索经验。

上述试办卫生实验区的"先行先试"举措,是在中央人民政府卫生部领导下,由相关地区人民政府和卫生行政机构协同配合,中央和大区卫生行政机构派人指导,在实验区发动群众,进行试点,取得经验后形成报告和总结,再向中央人民政府卫生部报告。这是一个在中央领导下自下而上的政府协同过程,也符合公共决策科学化的规律和要求。

2. 自上而下的指示命令式政府协同

针对国家卫生防疫基层网络建设,中央卫生行政部门在掌握大量调研、统

---

① 中央卫生部保健处:《介绍涿县卫生实验区的工作经验》,《人民日报》1950年4月18日。

② 《涿县卫生实验区卫生委员会组织过程》,参见中央人民政府卫生部:《医务行政工作》,中央人民政府卫生部资料室编印,内部资料,1950年,第8页。

计数据和实际情况,并广泛开展实验的基础上,便通过卫生方针政策的制定和卫生行政命令、指示、办法和通知等的发布,要求各级卫生行政机构贯彻执行,这又是一个自上而下的政府协同过程。

为了给第一届全国卫生会议提出一个较全面且切合实际的农村卫生工作方案,1950年6月28日至30日,中央人民政府卫生部召开了农村卫生工作座谈会,探讨农村卫生建设问题。会议总结了中央卫生部在东北讷河、双城、榆树、承德、凤城、北镇等6个县和华北通县、涿县开展乡村卫生实验区工作的经验,深入了解到"农村是卫生建设的重点",强调要设立县及县以下各级卫生机构。卫生防疫行政组织,县级应设卫生科,领导县卫生院及全县卫生行政工作;区设卫生所,由卫生助理兼任;村设卫生员;居民卫生小组设卫生小组长。同时,由县到村设立群众性各级卫生委员会,以配合卫生机关,推动卫生工作。此外,为了团结地方中西医务人员,还需成立各级卫生工作者协会、各专业公会和组织,并组织民办公助的联合诊疗所和医院等,结成由卫生机关指导的广大卫生统一战线①。这次会议对此后全国农村基层疫病防控网络建设影响重大。

为了进一步规范和指导全国基层疫病防控网络建设,1951年4月4日,政务院批准并公布《卫生部关于健全和发展全国卫生基层组织的决定》,强调卫生工作为贯彻面向广大劳动人民的方针,"人民政府首先应该有步骤地发展和健全全国的卫生基层组织,特别是工矿区和农村的卫生基层组织",并认为"这是当前人民卫生建设上的关键问题"②。加强基层卫生组织建设,必然会涉及到对资金、人才等卫生资源的配置,《决定》在第六条也专门规定了中央与地方和基层政府在这方面的协调原则,如对县卫生院(所)的建设,人员已列入国家行政人员编制内者,薪金由国家行政费支付;经常费、建设费、初级卫生人员训练费,则由地方附加粮中酌量解决;县卫生院(所)与区街卫生所之防疫保健业务及免费医疗辅助等费用,由省卫生厅事业费中辅助之。同时

---

① 《关于农村卫生建设问题——记中央卫生部农村卫生座谈会》,参见中央人民政府卫生部:《农村防疫工作》,中央人民政府卫生部资料室编印,内部资料,1950年,第3页。
② 中央人民政府法制委员会:《中央人民政府法令汇编(1951)》,人民出版社1953年版,第494页。

规定,县卫生院(所)需酌收较低之医药费,对确系贫寒病患应免费治疗①。这些规定为政府自上而下的指令式协同提供了依据。

在基层卫生组织建设过程中,政府对不同性质医疗机构和人员之间开展协同问题,也进行了规定和指导。1951年7月18日,政务院公布的《关于充实国防建设中的卫生人员的决定》第三条,强调公私立卫生机构应协调合作。中央人民政府卫生部据此专门制定了《关于组织联合医疗机构实施办法》。该《办法》一共9条,将联合医疗机构形式分为"私人联合"和"公私联合"两种,强调"联合之目的为发挥集体力量,做到分工专业、充实设备条件,以发挥更大的医疗预防效能",并规定"当代卫生机构须与各参加人协议,作有计划地分配地区,调配人才和设备"②。对各地公、私医疗机构的职责分工、经费来源、人员待遇等,中央人民政府卫生部也进行了详细规定。这为调动不同性质医疗机构和人员共同防疫指明了方向。

综上,通过发布指令、规章等来实现自上而下的政府协同,是当时国家基层疫病防控网络初建过程中的重要形式。到有计划的经济建设开展之后,这种指令又被写入到国家计划之中,如"二五"计划明确规定:"全国城乡的基层医疗组织,在预防和治疗疾病方面,已经起了重大的作用,今后卫生部门应该加强对它们的领导。"③这些指令和计划,也将直接影响到此后国家基层疫病防控网络建设方面的政府协同。

三、疫病防控法律规章制度初建中的政府协同

疫病防控法律规章制度是国家疫病防控体系的"软件"。新中国成立初期,对于这些"软件"方面的建设,中央人民政府卫生部专门指示:"要废除过去不合理的各种制度,建立新的为人民服务的制度法规。"④这些制度法规主

---

① 中央人民政府法制委员会:《中央人民政府法令汇编(1951)》,人民出版社1953年版,第495页。

② 《中央人民政府卫生部关于组织联合医疗机构实施办法》,《中医杂志》1951年第2期。

③ 中共中央文献研究室:《建国以来重要文献选编》(第9册),中央文献出版社1994年版,第214页。

④ 中央人民政府法制委员会:《中央人民政府法令汇编(1949—1950)》,法律出版社1982年版,第834页。

要包括卫生资源调查统计制度、疫情监测报告制度、卫生人员和医疗机构管理制度、交通和国境检疫制度等。这些"软件"方面的建设,也离不开政府多方面的协同配合。

卫生资源调查统计制度。对卫生机构、从业人员、设备、床位、器材等卫生资源数据和具体情况的掌握,是实施卫生行政的前提。1950 年 4 月 14 日,中央人民政府卫生部专门发出《关于一九五零年医政工作的指示》,强调要把调查工作作为 1950 年的中心任务,并指出:"今后卫生工作的开展,必须靠了今年的努力,了解并掌握各种具体情况,特别是统计数字,才有根据地决定问题,制定方案等","各级卫生机关应重视这一工作,必要时应派人亲到各地调查,一定要争取在今年六月中旬即全国卫生会议以前,整理一个比较全面性的调查统计材料,送来本部"[1]。对于调查统计的内容,卫生部强调重点放在:(1)各级卫生机关数及其工作人员数,科级以上干部名册;(2)地方开业医药单位数及卫生人员数;(3)各类卫生人员职业团体数及具体组织情况;(4)有关中医方面的相关材料;(5)主要医院 1949 年的疾病统计及卫生机构恢复与建立计划等。对于调查统计的操作方式,卫生部连同指示一起,下发了科级以上干部名册、各种卫生人员学校的调查表及同学录、主要医院病类调查统计和卫生机构恢复与建立计划统计样表等,以方便各级卫生行政部门填报。另外,《指示》还要求以大行政区卫生部及所属各单位或省、市为单位,对调查统计的数据按级转送。

各大行政区和各级卫生行政机构接到《指示》后,纷纷依此建立本地的卫生资源调查统计制度。如西南区的云南省人民政府,在接到指示后,也相应下发了《云南省人民政府关于"一九五○年医政工作"的指示》,要求各级干部要切实负担起卫生资源的调查统计工作,"深入切实地调查研究全县有关卫生设施事项,如医事药事之管理,医药卫生人员之训练,防疫设施,卫生教育,工矿卫生,学校卫生,妇婴卫生,环境卫生之设施等,以求工作之改进"[2]。到第

---

[1] 中央人民政府法制委员会:《中央人民政府法令汇编(1949—1950)》,法律出版社 1982 年版,第 834 页。

[2] 《云南省人民政府关于"一九五○年医政工作"的指示》(卫医字第 8767 号),《云南政报》1950 年第 3 期。

一届全国卫生会议召开之前,各地上报到卫生部的调查统计资料,由第一届全国卫生会议筹委会秘书处归类,选择性地汇编成 7 册,为第一届全国卫生会议的胜利召开和新中国卫生方针政策的制定,提供了重要的参考资料。

疫情监测报告制度。对疫情及早监测和及时报告,是防止疫病蔓延的关键性举措。解放战争时期,一些解放区在疫病防控实践中就探索了一些疫情监测报告的具体举措。如东北解放区在防控鼠疫过程中,逐步形成了一套疫情监测报告制度。该制度后来被东北人民政府卫生部总结为 13 条,对疫情发生后谁来报告、向谁报告、多长时间内必须报告、报告方式等问题,进行了详细规定。在时限上,该制度规定:发现鼠疫在村内的报告时限为 3 小时,街、村到区的报告时限为 4 小时,区到市、县、旗的报告时限为 24 小时,市、县、旗到省的报告时限为 48 小时。省、直辖市接到疫情后,应即刻以电报或电话向大行政区卫生部直至中央报告①。新中国成立后,中央人民政府卫生部在相关通知和指示中,反复强调对疫情监测报告的重要性。1950 年 2 月,卫生部和人民革命军事委员会卫生部联合发布的《关于开展军民春季防疫工作的指示》明确规定:"凡遇传染病人,应及早发现并诊断,即行就地隔离,进行随时消毒,调查其传染来源,并立即向上级报告"②。同年 4 月,卫生部和人民革命军事委员会卫生部再次联合发布《关于预防霍乱的联合指示》,强调"凡遇泻肚病人,均应及时报告","各地卫生机关一旦发现并确证是霍乱患者或者带菌人时,均应以电报、电话等最快办法上报直到中央"③。根据这些指示和要求,一些大行政区也制定了疫情监测报告规定。如 1950 年 7 月,华东区和中南区制定了《闽浙赣三省鼠疫区各县市疫情报告暂行办法》,规定闽浙赣三省在发现疫情后,必须以电报、电话向上级主管机构及时报告,时限为 12 个小时;平时各县市或检疫站,应该编制旬报或月报,将辖区疫情监测情况上报卫生防疫

---

①　东北人民政府卫生部鼠疫防治院:《防治鼠疫工作常规》,东北医学图书出版社 1952 年版,第 6—7 页。

②　中央人民政府法制委员会:《中央人民政府法令汇编(1949—1950)》,法律出版社 1982 年版,第 830 页。

③　中央人民政府法制委员会:《中央人民政府法令汇编(1949—1950)》,法律出版社 1982 年版,第 840 页。

行政主管机构①。同年 11 月 25 日,北京市在颁布的《传染病预防及处理暂行办法》中,规定甲类传染病如鼠疫、霍乱和天花的报告时限不得超过 12 个小时,其他传染病如白喉、猩红热、流行性脑炎、斑疹伤寒等的报告时限为 24 小时,痢疾、黑热病、麻疹、伤寒、回归热等的报告时限为 48 小时②。1950 年,上海市人民政府卫生局也公布了《传染病报告暂行办法》,共 15 条,对需要报告的传染病种类、报告机构与人员、报告期限、报告方式和途径等事项,都进行了具体规定③。到 1953 年全国普遍设立卫生防疫站后,对各类传染病的监测和报告职责,便主要由各级卫生防疫站来承担。

卫生人员和医疗机构管理制度。卫生部《关于一九五零年医政工作的指示》第四、五、七条专门提出了对卫生人员和医疗机构进行管理的问题。《指示》要求:"对于公私卫生人员,各地区在目前除调查人数或换发开业执照外,不应再进行发给资格证书,但已公布办理者可继续办。"④1949—1950 年,卫生部还在一些条件成熟的地方开展了医务人员考核管理试点工作。如在沈阳市,根据东北行政委员会颁布的对医务人员之管理暂行条例,组成医务人员证件审查委员会,聘请辽医高校校长、各医务公会会长担任审查委员,对市内医务人员执业证件进行分期审查,结果全市有 2958 名合格者,需要参加考试者 1008 名,伪造证件者 122 名⑤。哈尔滨市也对开业医务人员进行了检查和领导,共查处了存在医疗过失的医师 12 人,中医师 4 人,齿医 1 人,齿技 1 人,助产士 6 人,并处分江湖医 16 人,老娘婆 1 人,假医生 6 人⑥,行使了政府对医务人员进行管理的职权。到 1951 年 5 月 1 日,经政务院批准,卫生部又公布了《医师暂行条例》和《中医师暂行条例》,对医师和中医师的职责与义务、医师

---

① 《华东区中南区联合防治鼠疫实施办法草案》,《华东卫生》1950 年第 1 期。
② 《北京市传染病预防及处理暂行办法》,《北京市政报》1951 年第 8 期。
③ 《上海市人民政府卫生局传染病报告暂行办法》,《新华医药》1950 年第 1 卷第 3 期。
④ 中央人民政府法制委员会:《中央人民政府法令汇编(1949—1950)》,法律出版社 1982 年版,第 835 页。
⑤ 中央人民政府卫生部:《医务行政工作》,中央人民政府卫生部资料室编印,内部资料,1950 年,第 11 页。
⑥ 中央人民政府卫生部:《医务行政工作》,中央人民政府卫生部资料室编印,内部资料,1950 年,第 13 页。

和中医师执业资格证书的获取、医师和中医师执业奖惩等情况进行了具体规定。如规定医师获取执业资格证书要符合 8 个方面的条件,中医师获取执业资格证书要符合 6 个方面条件①。虽然这些规定有些在后来被证明是不科学的,有些违背了医学自身发展的规律,但却反映出当时中央人民政府试图建章立制的努力。

对医疗机构管理制度的建立,也遵循着先行先试原则。1949—1950 年的一年间,在中央卫生部的指导下,分别对北京市立第三医院、天津市立第三医院和上海市立第二医院进行了医院工作检查。如北京市,在检查前,市政府与中央人民政府卫生部协同配合,成立市检查委员会,召开干部动员大会,分管文教卫生工作的副市长吴晗、市政府秘书长薛子正、中央卫生部部长李德全和副部长贺诚亲临参加;天津市在检查前,也是先成立了由 19 人组成的检查组,其中市政府 2 人,天津市立第三医院 2 人,市卫生局医政科 3 人,检查科 4 人,管理科 2 人,人事室 3 人,秘书室 1 人,会计室 1 人,由市卫生局副局长带队;上海市则是由市卫生局组成了一个 12 人的调查工作组,参与协同的单位包括医管、人事、总务、会计、技术等 5 个处室②。检查的内容大体包括医院业务概况、员工思想作风及业务状况、医院存在的优缺点及改进办法等,是对医疗机构进行管理的早期尝试。

1950 年,卫生部发布《关于一九五零年医政工作的指示》明确指出:"对于公立医院诊所的管理,要正规,要制定科学的管理制度","关于私人医院诊所的管理,要加强,要由政府根据当地情况统一制定收费标准,要逐步建立会诊制度,要提高他们的责任心,改变他们的旧医疗作风",同时对区卫生所和相关医院,强调"不应单纯做治疗工作,而应更多地作防疫保健工作"③。到1951 年 3 月 15 日,中央卫生部公布了经政务院批准的《医院诊所管理暂行条例》,从开业资格获取、开业执照办理、业务规范、违章处罚和条例贯彻执行等

---

①　中央人民政府法制委员会:《中央人民政府法令汇编(1951)》,人民出版社 1953 年版,第 500—507 页。

②　中央人民政府卫生部:《医务行政工作》,中央人民政府卫生部资料室编印,内部资料,1950 年,第 35、52、57 页。

③　中央人民政府法制委员会:《中央人民政府法令汇编(1949—1950)》,法律出版社 1982 年版,第 836 页。

方面,使国家对医疗卫生机构的管理逐步走向制度化轨道。

交通和国境检疫制度。如前文所述,在察北鼠疫防控过程中,便实行了严格的交通封锁和病患隔离措施。实践证明,交通和国境检疫,有利于传染病的防控,是现代预防医学精神在卫生行政上的贯彻和落实。1950 年 12 月 30日,中央人民政府卫生部发布《关于交通检疫暂行办法的通令》,正式公布了《交通检疫暂行办法》,共 25 条,详细规定了需要进行检疫的如鼠疫、霍乱、天花、斑疹伤寒等 10 种传染病,明确了执行交通检疫的机关为各地交通检疫站。《办法》还对各种传染病需要检疫隔离、预防接种的日期、国境进出口需要检疫的车、船以及交通许可证的颁发等事项,进行了逐一规定。1951 年 2 月 3日,中央卫生部又发布了《关于民用航空检疫暂行办法的通令》,公布了《民用航空检疫暂行办法》,共 11 条,对民用航空需要检疫的甲、乙类传染病病名,检疫机关、应受检疫的情形,以及预防接种和应隔离的期限等,进行了具体规定①。1953 年 12 月 17 日,铁道部、卫生部发布《关于全国各地发生烈性传染病封锁车站时程序的规定的联合通知》,规定在发生烈性传染病时,"需要封锁车站时其封锁程序规定由各大行政区卫生局报请各该区行政委员会决定,电令有关铁路管理局执行并抄报中央铁道部、中央卫生部备查。解除封锁时亦同"②。1954 年各大行政区撤销后,是否封锁车站改由各省、直辖市及自治区人民政府决定。1954 年 11 月 10 日,卫生部、铁道部联合发布《关于铁路交通检疫实施办法》,共 12 条,对需要进行铁路交通检疫的传染病名、铁路交通检疫机关、铁路交通检疫内容及需要检疫的具体情形等,进行了详细规定。到1957 年 12 月 23 日,第一届全国人民代表大会常务委员会第88 次会议通过了《中华人民共和国国境卫生检疫条例》,共 8 条,阐述了国境卫生检疫的必要性、具体需要检疫场所、检疫机关、违反条例的处罚等内容。1958 年 3 月 25日,卫生部发布《中华人民共和国国境卫生检疫条例实施规则》,共 10 章 125条,是对铁路、交通、民航等国境检疫内容的升级和完善版。

---

① 湖北省卫生防疫站:《卫生防疫法令选编·第 1 辑》,湖北省卫生防疫站编,内部资料,1963 年,第 17—22 页。

② 山东省卫生防疫站:《卫生防疫法规汇编·第一辑》(1951—1963),山东省卫生防疫站编,内部资料,1963 年,第 23 页。

上述法令和规章的颁布与实施,进一步推进了对传染病防控的立法工作。到 1955 年 7 月 5 日,中华人民共和国卫生部正式发布了经国务院批准的《传染病管理办法》,共 4 章 20 条,将需要管理的传染病分为甲、乙两类共 18 种。对各类传染病的报告时限以及城市、乡村应报告的期限和报告方式,对传染病爆发时的疫区封锁、消毒隔离和交通检疫等,都进行了一一规定,进一步完善了传染病的监测报告和应急处置制度。《办法》还专门规定了传染病爆发时,相关机构、单位、部门和群团组织需要承担协同配合防控疫病的义务,以及本办法贯彻落实的主要责任机构(各级人民委员会所属卫生行政机构)和协同配合部门(文教、公安、交通、部队和群团等),是新中国疫病防控的一部"母法",也标志着新中国疫病防控的制度法规建设走向成熟。

从对上述疫病防控法律规章制度建设过程的叙述可知,新中国成立初期,这方面政府协同大体包括如下几个方面:一是通过政府发布命令、指示,制定样表和干部名册等形式,来实现各地、各级政府的协同;二是以多个部门联合发文的形式,来加强疫病防控相关机构和部门的协同配合,而且像一些与疫病防控紧密相关的如卫生部、公安部、铁道部、人民革命军事委员会等,是经常联合发文的部门,表明这些部门的政府协同更加频繁;三是以任务为导向的多部门协同配合,如从规则的制定、试点到发布、贯彻和执行,前后衔接如一。

第五节　新中国成立初期重大疫病防控中政府协同实践评析

本节通过梳理新中国成立初期鼠疫、霍乱、天花等甲类烈性传染病防控中的政府协同实践,以及国家疫病防控体系初建中的政府协同举措,系统回顾了新生人民政府为保障人民生命健康、确保大规模建设所需劳动力所作的努力,对这一披荆斩棘的壮举,可从背景与条件、历史经验和教训等方面进行评析。

新中国成立初期,人民政府通过纵向、横向和内外等多方协调合作来提高疫病防控效率,是当时时代背景和历史条件下的必然选择。这些背景和条件包括如下方面:

首先,新中国成立初期的中国社会,是一个经历了长期战乱、人民生灵涂炭和疫病丛生的社会。如果从1840年鸦片战争算起,仅到1919年,中国社会经历大大小小的战争几十场。再从1919年至1949年,又先后经历了北洋军阀战争、北伐战争、土地革命战争、抗日战争、解放战争等等。中国社会长期弥漫的硝烟和战火,造成老百姓流离失所,人民肌体羸弱,社会疫病丛生。对于新生政权,人民充满了期待。而在老百姓的所有期待中,对身体健康的期待又显得最为急迫。正如当时中央卫生部派到农村的防疫医疗队员和卫生实验工作队员所亲身体验到的那样,"在土地改革后的农村,政治上有了保障,已分得了土地的农民,生活在上升,并迫切要求把他们从疾病死亡威胁中解放出来",政府号召农民恢复发展生产,而农民则进一步希望"人财两旺",当政府所派卫生人员"救活了他们垂危的小孩,治愈了他们的疾病"时,他们对卫生人员倍加感激,热情挽留①。这是当时百姓对健康需求急切的真实写照。其实无论哪个政权,在履行职责、提供公共服务满足百姓需求时,如果能把老百姓从疾病的泥淖中解放出来,其在老百姓心目中的威望,是任何其他宣传和意识形态工作也替代不了的。实际上,中国共产党领导的民主革命、社会主义革命、建设和改革,自始至终都肩负着两大解放使命:一方面是政治上的解放,将老百姓从旧的政权、旧制度或旧的体制束缚中解放出来;另一方面是健康上的解放,将老百姓从疾病、死亡的威胁和看病难、看病贵的痛苦中解放出来。这两大解放使命,你可以把它看成一码事,但在新中国成立初期,两者却前后相成,密不可分。在完成政治解放的基础上来实现健康解放,并以健康解放来促成进一步深入的政治解放,无疑会考验着执政党和人民政府的智慧。

其次,新中国成立初期的中国社会,是一个卫生条件落后、卫生资源奇缺且城乡卫生资源分布不均的社会。新中国成立初期,国家整体卫生水平低下,卫生资源匮乏。据1949年统计,全国中西医药卫生技术人员共505040人,其中高级技术人员仅38875人,平均每个高级技术人员要负担13934人,且这些人员绝大部分在城市工作。全国仅有医院2600所,病床8万张,占全国人口

---

① 《关于农村卫生建设问题——记中央卫生部农村卫生座谈会》,参见中央人民政府卫生部:《农村防疫工作》,中央人民政府卫生部资料室编印,内部资料,1950年,第2页。

85%以上的农村仅有病床 20133 张①。具体情况参见表 4。

表 4:1949—1956 年中国卫生资源情况统计表

年份	卫生机构数（个）									床位数（万张）				卫生技术人员数（万人）		
	医院	疗养院、所	门诊部、所	专科防治所站	卫生防疫站	妇幼保健所、站	药品检验所、室	医学科学研究机构	其他卫生机构	医院	疗养院	其他卫生机构	每千人口医院床位数（张）	医生	护士（师）	每千人口医生数（人）
1949	2600	30	769	11		9	1	3	247	8	0.4	0.1	0.15	36.3	3.3	0.67
1950	2880	60	3356	30	61	349	2	3	2174	10	0.6	1.3	0.18	38	3.8	0.69
1951	3150	120	8934	89	68	1185	2	3	2630	12.4	0.9	2.6	0.22	39.7	4.6	0.7
1952	3540	270	29050	188	147	2379	12	3	3398	16	2	5.1	0.28	42.5	6.1	0.74
1953	3580	520	38987	255	313	4046	21	5	4311	18.1	3.4	5.8	0.31	44.9	7.9	0.76
1954	3658	678	42840	265	328	3939	23	4	4870	20.5	4.5	7.9	0.34	47.6	9.4	0.79
1955	3740	822	51600	287	315	3852	24	13	7072	22.1	5.8	8.4	0.36	50	10.7	0.81
1956	3903	799	86866	637	1464	4564	27	26	9019	26.2	6.6	8.6	0.42	52.5	11.8	0.84

注:此表数据不包括军队系统数据。

资料来源:国家统计局:《中国统计年鉴(1983)》,中国统计出版社 1983 年版,第 540—543 页。

　　表 4 数据表明,新中国成立初期,中国卫生资源极度匮乏,1949 年全国所有医疗、卫生、防疫和保健机构加在一起,才 3670 个,每千人口医院床位仅 0.15 张,每千人口医生(师)仅 0.67 人。城市的卫生条件也好不了多少。就首都北京而言,城区下水道长 314 公里,全城大部分街道没有下水道,已有下水道的也多年无人过问,淤泥填塞;从玉泉山经金河、长河入什刹海、积水潭、北、中、南三海,最后流入通惠河的水系,同样填满了垃圾和淤泥,闸门失修,蚊虫繁殖,危害市民健康。环境卫生方面,北京全市日产垃圾 1250 吨,粪便 350

----

　　① 黄树则、林士笑:《当代中国的卫生事业》(上),中国社会科学出版社 1986 年版,第 2—3 页。

吨,这些垃圾和粪便都没有得到很好处理。据相关史料记载,当时北京"公共厕所也很少,很多街道有粪便,环境卫生很恶劣"①。此外,当时北京城市内外和城区还有很多粪业人员,专门挖坑、设厂、置箱或以其他方式存晒粪便,导致全城粪便横流、虫蝇满天飞②,严重妨害市民的生活和健康。新生人民政府在这样的卫生条件和卫生水平下来开展疫病防控工作,无疑也需要充分发挥协同智慧。

再次,新中国成立初期的中国社会,是一个民众卫生素养低下、迷信蔓延、巫医横行的社会。如前文所述,在开展普种牛痘预防天花运动中,许多地方的老百姓对秋季种痘内心抵触,即便在春季种痘,也要事先烧香跪拜"痘娘娘",流行什么"桃花不开不种,麦子出穗不种,甚至有些要择日算卦才种"的封建迷信思想。在妇婴卫生方面,老百姓这种迷信思想更为严重。例如,1950年2月,由中央卫生部协同军区卫生部和西北军政委员会抽调30名卫生技术人员,分赴陕西省大荔、渭南、三原三个区。这些卫生技术人员在地方上帮助孕妇接生时了解到,"一般妇女临产,都用旧法接生,普遍盛行着'坐生'、'跪生'、'坐草'等原始方法……临产和产后,都不让产妇躺下休息,也不让产妇闭眼片刻,也不准产妇吃一点营养品",还要求所有男性卫生人员不准靠近产房等,由此导致产妇死亡率很高,而新生婴儿死亡率三个区平均约为30%,尤其以破伤风为第一位,约占56%左右。③ 老百姓低下的卫生素养,又导致了巫医和旧产婆的横行。要在经济文化水平低下、百废待兴的情况下来提高人民群众卫生素养,显然也不是一朝一夕便能解决的问题。

最后,新中国成立初期的中国社会,是一个娼妓充斥、毒品横流、高失业率和流浪人口游荡的社会。新中国成立初期,一些大城市的黄、赌、毒等社会病严重。如北京,1949年解放时全市妓院有237家,妓女达1316名,老鸨和领家400余名;上海是当时妓女最多的城市,妓院800多家,妓女4000多人,另

---

① 中央人民政府卫生部:《城市卫生建设》,中央人民政府卫生部资料室编印,内部资料,1950年,第53页。
② 《北京市区存晒粪便工作总结》,参见中央人民政府卫生部:《城市卫生建设》,中央人民政府卫生部资料室编印,内部资料,1950年,第88页。
③ 中央人民政府卫生部:《农村防疫工作》,中央人民政府卫生部资料室编印,内部资料,1950年,第16页。

有私娼几万人。毒品在当时主要为鸦片,全国吸食者有 2000 万人左右,仅云南、贵州两省,吸毒者占总人口的 1/4。而在甘肃省,据 1950 年 6 月的不完全统计,仅皋兰、永靖等 13 县种烟达 12.3135 万亩,吸食鸦片者,到 1952 年全省有 12 万余人。此外,1949 年中国城镇失业人员达 474.2 万人,失业率为 23.6%。当年因灾害导致生活困难的群体约 4000 万。到 1953 年,各类被收容的游民达 44.8 万人,再加上 400 万被戒烟的无业者,社会失业人口总体规模庞大①。无论是黄、赌、毒,还是高失业群体的存在,都是一种严重的社会病。这种社会病与身体疾病,存在着一种相互加重的机理,有的社会病还会直接导致疫病的蔓延。如卖淫嫖娼、妓院和妓女职业的存在,会直接加速性病的传播。解放前夕,上海登记的娼妓有性病的约占 65%,娼妓成为性病传播的最大传染源。在社会病严重的时期开展身体疫病的防治,显然也会考验着政府的协同智慧。

中国共产党领导的人民政府,正是在上述所列时代背景和历史条件下来开展政府协同防控疫病的。从疫病防控效果看,当时政府协同实践非常有效,取得了巨大成绩,获得了许多宝贵经验,主要包括如下几个方面:

一是确立了明确的政府协同目标。政府的纵向、横向和内外协同,需要有明确的协同目标。新中国成立初期,人民政府开展协同防控疫病的总目标,就是为人民健康服务。早在 1949 年,新政协通过的《共同纲领》第四十八条明确规定:"提倡国民体育。推广卫生医药事业,并注意保护母亲、婴儿和儿童的健康。"②在为人民健康服务的总目标下,1949 年 11 月 1 日,中央人民政府卫生部正式成立,成为贯彻落实这一总目标的中央卫生行政机构。1950 年 8 月,第一届全国卫生会议召开,中央人民政府副主席朱德在会议讲话中强调:"人民政府和军队的卫生医药工作,应确定为群众服务的方针,并依靠群众去推动和发展人民的卫生事业。"③与为人民健康服务的总目标形成鲜明对照

① 王冠中:《社会资源与中国共产党执政》,首都师范大学出版社 2011 年版,第 72—74、55 页。
② 新华社:《中国人民政治协商会议共同纲领》,《人民日报》1949 年 9 月 30 日。
③ 朱德:《为群众服务并依靠群众是卫生事业发展的正确道路》,《新华医药》1950 年第 1 卷第 7 期。

的,是过去反动政府置人民健康于不顾的事实。反动政府不顾人民健康,也就很难有将各方面力量协调团结起来的动力。正如中央人民政府卫生部副部长苏井观所说,"团结是我们大会的首要任务。……在历史上存在过不团结的现象,它将随着旧的反动统治灭亡一同灭亡。……我们团结有一条明确的原则——以人民需要并为人民服务为基础。假使不能团结,我们一切新的工作、方针、任务、计划都不能实现,我们的国家将因我们不善于团结而受到损失",他强调要在团结的旗帜下"协力来建设我国卫生工作"①。在中国人民政治协商会议第一届全国委员会第三次会议上发言时,中央卫生部长李德全也号召:"全国一切公私卫生人员,在政府领导之下,更紧密地团结和组织起来为祖国服务。我们还要求各机关、团体和各界人民,协助卫生部门共同推进人民卫生事业,重视这一关系人民生命健康的工作。我们要在中央人民政府和毛主席的领导之下,进一步为改善人民卫生状况提高人民健康水平而奋斗。"②在新中国成立初期的各类疫病防控中,在各地、各级政府为防控疫病开展的多方协同中,这一总目标也非常明确,这是当时疫病防控中政府协同取得成效的前提。

二是注重政府协同的全面性和连续性。所谓协同的全面性,就是指政府在疫病防控过程中,不仅注重不同层级政府、不同区域政府以及政府不同机构、部门之间的协调合作,而且还强调政府不同人员之间、疫病防控不同目标之间、疫病防控与生产建设等其他任务之间的协调配合。协同的连续性,则是指在疫病防控从疫情监测报告、宣教动员、组织决策到检疫封锁、事后督察等方面,形成了一个从事前、事中到事后的完整协同链。在新中国成立初期的疫病防控中,以及当时国家疫病防控体系初建时,尤其是在中央政府层面,做得比较到位,而地方政府,尤其是一些基层政府,却出现了一些协同脱节问题。如前文提到四川省天花防控时,因医生私自接种人浆痘苗导致天花疫情爆发,且当事医生还得不到查处的情况,就是例证。

三是注重政府协同形式的多样化。新中国成立初期疫病防控中的政府协

① 苏井观:《全国卫生会议的开幕词》,《新华医药》1950年第1卷第7期。
② 李德全:《为进一步提高人民健康水平而奋斗》,《人民日报》1951年10月31日。

同,其形式主要包括多部门联合发布指示、通知、指令,自下而上开办卫生实验区,召开协调会议,成立专门协调机构,制定格式统一的样表、样册等。这些多样化的协同形式,是根据疫病防控任务的实施和防疫目标的实现来量体裁衣进行选择的,为最终协同成效的取得做出了贡献。

需要指出的是,新中国成立初期疫病防控中的政府协同,有从整体上对其水平进行评价的必要。依靠中央政府权威通过发布命令、指示等规范性文件,来要求各地、各级政府遵从实施,这是当时政府协同的主要形式。这种政府协同形式,严格来说,属于传统政府卫生行政范畴,是一种典型的命令式协同。如果用协同学理论来对照,这种命令式协同只能算作一种低水平的行政协调,与当时社会生产力发展的较低水平相对应。这种较低水平政府协同的实施,是在当时政府自上而下的严格科层体制下,依靠政府的强力和权威来推动的,没有形成政府与社会成熟的伙伴关系网络,也没有政府与其他机构(尤其是社会性医疗卫生组织)之间充分的信息沟通和共享。因此,这种命令式协同也必然存在着运行成本高、资源浪费和过度动员等弊端和不足。

第 三 章

20世纪50年代血吸虫病防控中的政府协同

20世纪50年代,正值国家大规模经济建设全面展开,生产建设、国防建设等各条战线急需健壮劳动力,而长期存在的血吸虫病,严重威胁着劳动力的生产和再生产。为了解决劳动力的供需矛盾,提高对广大民众的健康服务水平,中国共产党领导的人民政府大力协同配合,谱写了一部抗击血吸虫病的赞歌。

第一节 血吸虫病的流行及危害

血吸虫病是一种由裂体吸虫属血吸虫引起的急(慢)性寄生虫类传染病,主要流行于亚洲、非洲和拉美等70多个国家。寄生于人体的血吸虫主要包括日本血吸虫、埃及血吸虫、曼氏血吸虫、间插血吸虫和湄公血吸虫等几种类别。在中国境内流行的主要是日本血吸虫病。血吸虫病在中国流传久远,据20世纪70年代对湖南长沙马王堆汉墓的考古发现,至少在2100多年前,中国长江中下游一带便存在血吸虫病患者。当今世界,血吸虫病仍然是威胁人类健康的重要传染病。据世界卫生组织估计,到2014年,全球至少有2.58亿人需要得到血吸虫病预防性治疗,而当年实际进行血吸虫病治疗的人数超过6160万,建议得到治疗的人分布在52个国家①。

---

① 世界卫生组织:《血吸虫病实况报道(第115号)》,http://www.who.int/mediacentre/factsheets/fs115/zh/,2016年8月4日访问。

　　20 世纪 50 年代，中国开始陆续开展血吸虫病基本情况调查统计工作。到 80 年代，累计查出全国共有江西、江苏、浙江、安徽、湖南、湖北等 12 个省、自治区和直辖市的 370 多个县、市流行血吸虫病，具体流行区域可参见表 5：

　　将表 5 数据进行对比可知，血吸虫病在中国流行区域广泛，12 个省、自治区、直辖市的 5459 个乡（镇）都爆发了血吸虫病，占这 12 个省（自治区、直辖市）全部乡镇的 56.36%。自 1956 年至 20 世纪 80 年代中期，全国累计查出血吸虫病患者 1161.2 万人，受血吸虫病威胁的人口有 1 亿多。在 12 个省、自治区、直辖市中，江苏省病患 247.7 万人，占全国总病人数的 21.33%，居首位；湖北省病患 227.5 万人，占全国总病人数的 19.59%；浙江省病患 203.7 万人，占全国总病人数的 17.54%。此外，全国还累计查出携带有病虫的钉螺面积 143.21 亿平方米[1]，涵盖了水网、湖沼和山丘等三类流行区域。

　　血吸虫病危害巨大，感染者通常分为急性发病或慢性发病等情况，晚期发病者会出现腹水、侏儒或巨脾等症状，轻者丧失劳动力，重者则会死亡。毛泽东 1958 年创作的《送瘟神》中"千村薜荔人遗矢，万户萧疏鬼唱歌"的诗句，描述的是旧中国血吸虫病对人民生命摧残的真实写照。据江西省不完全统计，全省 30 多个县（市）在新中国成立之前的四十年间，因血吸虫病流行而毁灭的村庄达 1300 多个，绝户数为 54695 户，死亡 326656 人，具体参见表 6：

表 5：20 世纪血吸虫病在中国流行区域分布情况表　　（单位：个）

各省、自治区和直辖市	地、市自治州		县、市、区		乡、镇	
	总数	流行数	总数	流行数	总数	流行数
上　海			22	9	232	159
江　苏	11	9	64	52	2190	1361
浙　江	10	8	89	51	3242	909
安　徽	17	10	107	42	3742	632
福　建	9	6	64	13	954	67
江　西	11	8	103	35	1766	368
湖　北	15	12	71	46	4345	360

---

　　[1]　编委会：《新中国预防医学历史经验》（第三卷），人民卫生出版社 1988 年版，第 242—243 页。

续表

各省、自治区和直辖市	地、市自治州		县、市、区		乡、镇	
	总数	流行数	总数	流行数	总数	流行数
湖　南	15	5	104	21	3350	450
广　东	14	4	100	11	缺	42
广　西	13	6	95	18	1068	59
四　川	18	9	213	55	8863	967
云　南	17	4	128	17	1494	85
合　计	150	81	1160	370	9686	5459

资料来源:中共中央血吸虫病防治领导小组办公室:《防治血吸虫病三十年》,上海科学技术出版社1986年版,第27页。

表6:新中国成立前的40年间江西省血吸虫病流行疫区及危害情况

县(市)名	毁灭村庄数（个）	绝户数（户）	死亡人数（人）	县(市)名	毁灭村庄数（个）	绝户数（户）	死亡人数（人）
玉山县	93	2966	8200	瑞昌县	10		5000
上饶县	32	890	8227	星子县	56	490	3870
广丰县	12	269	2430	都昌县	124	3530	15000
鄱阳县	14	910	7134	德安县	43		6199
余干县	34	1871	7386	南昌县	56	4600	16300
德兴县	6	435	19000	新建县	31	3131	21871
婺源县	6	240	900	进贤县	11		15000
万年县		82	461	安义县	13	460	3000
浮梁县	3	500	1950	丰城县	129	13949	60940
余江县	42		29267	高安县	63	1920	13000
贵溪县	1		100	上高县	12	1132	4465
九江县	28	1796	8168	奉新县	6	300	850
浔阳县	47		900	泰和县	36	1908	8457
庐山区	31	998	5960	万安县	21	3372	12200
彭泽县	256	4200	15000	上犹县		8	67
湖口县	70	1988	9354				
永修县	29	2750	16000	总　计	1315	54695	326656

资料来源:江西省地方志编纂委员会:《江西省卫生志》,黄山书社1997年版,第116页。

　　新中国刚成立时,血吸虫病肆虐的情况并没有多少改变。据当时的调查,江西省丰城县的白富乡梗头村,百年前有 1000 多户人家,到 1954 年仅剩 2 人,其中 90%都死于血吸虫病;另据安徽省宁国、歙县 1953 年调查,严重的疫区村庄绝户,土地荒芜共 1980 余亩,倒塌房屋 1948 间①。此外,广东省血吸虫病防治研究所 1951 年 6 月 14 日至 7 月 30 日对四会、三水、清远 3 个县的 10 个乡进行了调查,合计查出血吸虫病感染者在 10 万左右,一些乡的血吸虫病感染率在 90%以上。其中调查队对一个小学一次性检查 38 人,感染者 32 人,感染率高达 84%②。还有许多疫区,如上海市郊青浦县任屯村,在 1930 年全村有 960 人,20 年中有 499 人被血吸虫病夺去了生命。到 1949 年,375 户中因此死绝的有 121 户,家庭成员死剩 1 人的有 28 户,连续 7 年听不到婴儿的哭声,侥幸活下来的 461 人也全部患有血吸虫病③。一些晚期患者骨瘦如柴,腹大如鼓,儿童患者发育不良成侏儒,青年患者劳动能力丧失,妇女患者生育能力全无,整个疫区萧条惨淡。

血吸虫病的严重危害,引起了人民政府的高度重视。早在 1949 年中国人民解放军第三野战军第九兵团在作战和水上练兵时,许多士兵便感染了血吸虫病。为防控疫情,华东军区、三野成立了以第九兵团司令员宋时轮为主任委员的防治委员会,并从沪、宁、杭等地和军区卫生机构抽调 2180 人,组成防治队,开展大规模调查和防治工作。同时,中央军委卫生部也派出专家组,到疫区协同防控,最后使疫情得到控制。针对血吸虫病的流行,1950 年 4 月 20 日,中央卫生部发布《关于组织人员深入农村开展血吸虫病调查的指示》,要求各地组织卫生和科研人员,深入农村开展血吸虫病疫情的调查和统计工作,并强调疫区要将此项工作作为一项重要任务来对待。

1952 年,中央人民政府卫生部在接到江西省卫生厅防疫科关于该省血吸虫病疫情严重的信函报告后,指示地方血吸虫病防治"应先从宣传教育着手,密切结合群众,做好粪便管理工作,……保护水源"等,并强调"在流行地区可

---

① 中共中央血吸虫病防治领导小组办公室:《防治血吸虫病三十年》,上海科学技术出版社 1986 年版,第 25 页。

② 广东省血吸虫病防治研究所乙组:《广东省四会三水清远三县血吸虫病预防研究报告》,《中南医学杂志》1952 年第 2 卷第 2 期。

③ 郭源华等:《我国人民防治血吸虫病的伟大斗争》,参见编委会:《中国地方病防治四十年》,中国环境科学出版社 1990 年版,第 26 页。

结合民政、文教、农业、生产建设等机构和医联、农会、妇联、教联、青联、抗美援朝委员会等群众团体及医学院专家教授组织防治委员会,以省主席及卫生厅长亲自负责担任正副主任委员,动员全面力量,加强领导各县卫生业务机构,推动防治工作。并应计划训练和培养基层干部,以利工作之展开。"①中央卫生部的这个指示,旗帜鲜明地强调了在当时条件下防控血吸虫病的协调合作意识,并明确指出了需要协调配合的机构和范围,是 20 世纪 50 年代强调血吸虫病防控中必须实行多方政府协同的第一个正规文件。1953 年 3 月 23 日至 28 日,中央卫生部在上海召开了血吸虫病防治专业会议,参加会议的除卫生部门外,还包括农委、文委、水利、农林及制药公司等。会议提出了 5 个方面的要求:一是强调血吸虫病防治的长期性和复杂性,要求卫生、农林、水利等各部门协同配合,克服急躁冒进和不重质量的思想;二是要求各级党委、政府领导要高度重视此项工作;三是强调加强血防科研工作,建立专业研究机构;四是强调血防工作要循序渐进,由点及面,稳步推进;五是指出要有计划地摸清该病的流行情况,注重调查统计工作②。此次会议为推动国家层面对血吸虫病的全面防治打下了基础。同年 9 月 27 日,毛泽东就时任最高人民法院院长沈钧儒 9 月 16 日来信建议加强并改进血吸虫病防治工作一事,写复信:"血吸虫病危害甚大,必须着重防治。大涵及附件已交习仲勋同志负责处理。"③毛泽东的批示,不仅将血吸虫病防治工作提到了中共中央最高领导层面前,而且也加强了全国各地和各级政府对血防工作的重视。下文将从血防机构组建运行、血防科研、宣教和群众动员等方面,系统阐述当时政府协同抗疫的实践。

第二节 血防机构组建运行中的政府协同

血防机构(亦称组织)是血吸虫病防控的领导力量和组织依托,可以为血

---

① 《为江西省血吸虫病蔓延甚广希于一九五二年建立防治机构以便开展工作由》,江西省档案馆藏档案,档案号:X107—1—039。

② 编写组:《当代中国卫生事业大事记(1949—1990)》,人民卫生出版社 1993 年版,第 35—36 页。

③ 中共中央文献研究室:《毛泽东年谱(一九四九——一九七六)》(第 2 卷),中央文献出版社 2013 年版,第 171 页。

吸虫病防控决策凝聚集体意志,解决血防工作中个体力量难以解决的问题,通常可以分为领导机构、专业防治机构、科研机构和群众性防治机构等,为了避免与后文重复,下面主要介绍领导机构和专业防治机构组建中的政府协同实践。

一、血防领导机构组建运行中的政府协同

新中国成立后,成立较早的血吸虫病防治领导机构,就是上文提及的上海市郊区血吸虫病防治委员会。此机构是在华东军区、华东军政委员会卫生部的领导下,由上海市卫生局负责协同组织医疗队而成立起来的,主要为上海地区血吸虫病感染者和指战员服务,同时对上海市郊区血吸虫病流行情况进行了初步调查,1950年底停止活动①。这个机构有两个明显特点:一是机构的成立具有临时应急性,是在疫病爆发严重情况下临时成立的应急组织;二是机构的成立是多方协同的结果,既包括军队和地方政府的协同(即军地协同),也包括不同政府层级之间的纵向协同,即中央人民政府卫生部、华东军政委员会和上海市人民政府、上海市卫生局之间的协同配合。在1951年10月召开的中国人民政治协商会议一届三次会议上,华东军政委员会委员、上海市长陈毅指出:"各地防治时疫和地方病的工作普遍展开,上海并动员大批医务工作者,协助郊区驻军,防治吸血虫病,获得了很大的成绩。"②从陈毅的这段话也可以看出当时军地协同防治血吸虫病的情况。

从新中国成立到1953年,由于新政权刚刚成立,血吸虫病防治工作还没有被摆到突出位置,所以这一时期国家层面没有成立专门的血防领导机构,全国血防工作基本上都由各级卫生防疫行政机构领导,中央层面的横向协同大多体现为中央人民政府卫生部、中央军委卫生部和农业部等机构之间的合作;基层如在县级,主要是县卫生科或卫生院与县委宣传部、县人民政府文教等机构之间协调配合。1953年3月中央卫生部在上海召开完血吸虫病防治会议后,疫区有关省份开始陆续成立领导血防工作的政府机构——防治血吸虫病

① 上海通志馆:《上海防疫史鉴》,上海科学普及出版社2003年版,第34页。
② 《华东军政委员会委员陈毅发言 掌握思想领导运用自我批评武器做好工作》,《人民日报》1951年10月31日。

工作委员会,简称血防委员会。以安徽省为例,省血防委员会成立于1953年,傅大章为首任主任委员。安徽流行区县以上人民政府相继成立血防委员会,各级血防委员会的主任委员通常由当地政府分管农村工作的负责人担任,委员由卫生、教育、文化、农业、水利和民政等部门负责人以及有影响的中西医人员担任①,体现了各级血防委员会成立过程中政府的横向跨部门协同实践。

中央层面的全国血吸虫病防治专门领导机构,是成立于1955年11月的中共中央防治血吸虫病九人领导小组(又称中央血防九人领导小组,后改称中共中央血吸虫病防治领导小组)。1955年下半年,随着全国农业合作化高潮的到来,农业生产对劳动力的需求越发急切。同年11月,毛泽东乘专列离开北京南下调研。11月17日至18日,在杭州刘庄召集中共山东、江苏、浙江、安徽、上海等省(市)书记开会,主要研究农业合作化和资本主义工商业改造问题。经过调研,毛泽东了解到血吸虫病在疫区的爆发,严重影响到农业生产和农业合作化高潮的到来,而且会上中央卫生部副部长徐运北有关血吸虫病的报告,也阐述了血吸虫病危害严重、没有理想治疗药物和粪管、水管、灭螺任务繁重等情况。所以毛泽东在会上提出:"血吸虫病,威胁很大,比其他病都严重,必须消灭。可以消灭,七年完成。防治血吸虫病九人小组直属中央。九人小组一年至少开会三次。政府要成立防治委员会。"②根据毛泽东的这一指示,中共中央防治血吸虫病领导小组在当年11月份同时成立,组长由时任上海市委书记柯庆施兼任,副组长为卫生部副部长徐运北、上海市委副书记魏文伯,剩下的6名成员由农业部和重点疫区的省委书记担任。这一领导机构的成立,既体现了执政党和政府的跨部门协同,又体现了疫区地方政府之间的跨区域协同。

中共中央血吸虫病防治九人领导小组的组建,之所以说体现了党政跨部门协同,是因为这一领导机构是由来自执政党组织系统上自中央,下至疫区各省、自治区、直辖市的书记组成。横跨卫生、农业、水利、宣传、教育等机构和部门,以及共青团、妇联等群众团体。这种组织架构,既是为了方便动员,顺利高效完成血吸虫病防治任务和实现血吸虫病防治目标的需要,也是血吸虫病防

① 安徽省卫生志编纂委员会:《安徽血吸虫病防治志》,黄山书社1990年版,第167页。
② 中共中央文献研究室:《毛泽东年谱(一九四九——一九七六)》(第2卷),中央文献出版社2013年版,第468页。

控资源短缺情况下开展协调整合的必然结果。在区域上,这一领导机构涉及疫区12个省、自治区和直辖市的区域政府协同,疫区地方政府与中央政府协同,政府行政系统与防治专业组织、科研机构、群团组织等多方面内外协同。1956年3月7日,毛泽东在阅读徐运北关于召开血吸虫病会议问题的来信时,还专门批示:"除长江中下游六省外,其他已发现血吸虫病的省份如四川、广东、福建等地也应当请他们派代表参加。"①毛泽东的这一指示,也是为了加强疫区之间在防控上的协调和配合。

根据毛泽东在杭州会议上的指示,除成立中央血防九人小组外,疫区的省、地(市)、县也对口成立七人小组或五人小组,来领导血防工作,要求各级党委领导亲自抓,要使血防工作在党委的统一领导下来开展。由此形成了一个新的血防组织机构系统,参见图3:

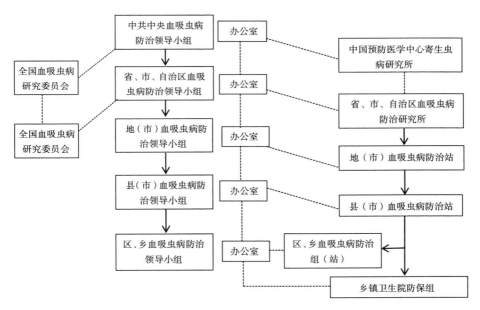

图3:全国血防组织机构示意图

资料来源:中共中央血吸虫病防治领导小组办公室:《防治血吸虫病三十年》,上海科学技术出版社1986年版,第42页。

---

① 中共中央文献研究室:《毛泽东年谱(一九四九——一九七六)》(第2卷),中央文献出版社2013年版,第544页。

　　同时，杭州会议还未结束，毛泽东便派徐运北先行调研并筹备第一次全国防治血吸虫病工作会议。1955 年 11 月 23 日至 25 日，中共中央防治血吸虫病九人领导小组在上海召开第一次全国防治血吸虫病工作会议，来自疫区江苏、浙江、安徽、江西、湖南、湖北和上海 7 个省（直辖市）的省、市、县党政主要负责人、卫生厅局长和相关医学专家共 100 余人与会。这次会议除传达毛泽东有关消灭血吸虫病的指示外，还提出 7 年内消灭血吸虫病的部署，以及加强领导、全面规划、互助合作和组织中西医力量协同抗疫等措施。

　　中共中央防治血吸虫病领导小组的运行如上图所示，疫区各级党委对口设立的血防领导小组都配有办公室，负责具体防治领导事宜。到 1959 年底，由中共中央防治血吸虫病领导小组组织召开的全国防治血吸虫病工作会议有六次，分别是：1955 年 11 月 23—25 日第一次，内容如上文所述；1956 年 3 月 20—28 日第二次，与会省（市、区）根据毛泽东的指示，增加了四川、福建、广东、广西、贵州、云南、河南等发现血吸虫病的省份，以及轻工、铁道、水利等部门，会议在汇报工作、总结交流经验和部署任务的基础上，重点讨论了加强领导、发动群众和科学技术保障三个问题；1956 年 12 月 24—27 日第三次，参加会议主要是 12 个流行区负责人，以及中共中央农村工作部、国务院二办、农业部、水利部、铁道部、共青团中央的代表，共 50 余人，会议主要总结了此前血防工作的经验，重点讨论了 1957 年血防工作要点[①]；1958 年 2 月 9—14 日第四次，会议发出了"鼓足干劲，全面跃进，苦战三年，加速消灭血吸虫病"的号召，各省、市代表在会上介绍了本省、市 1958 年的防治计划和保障措施；1958 年 10 月 9—12 日第五次，会议提出从 1958 年 10 月至 1959 年 9 月的战斗口号为"全党动员，全民动手，在一切可能的地方，基本上除'五害'，消灭'四病'（血吸虫病、疟疾、钩虫病、丝虫病），向国庆十周年献礼"；1959 年 11 月 26 日至 12 月 1 日第六次，会议拟定了《南方十三省市自治区一年来除害灭病的情况和

―――――――――――

　　① 对于第三次全国防治血吸虫病工作会议的内容，中央防治血吸虫病九人领导小组向中共中央作了报告，1957 年 2 月 6 日，中共中央批转了《关于第三次防治血吸虫病工作会议的报告》和《1957 年防治血吸虫病工作要点》。批示特别强调了统一领导、统一部署、统一检查，并把农业、卫生、水利等相关部门组织起来协同作战的重要性，参见编写组：《当代中国卫生事业大事记（1949 年—1990 年）》，人民卫生出版社 1993 年版，第 70 页。

今后一年的任务》《南方十三省市自治区一年来除害灭病三个步骤的具体要求》两个文件。从所列举的这六次会议可知,中共中央防治血吸虫病领导小组的主要运作方式,就是通过会议制订计划、要求等来协调各疫区,以及中央与地方之间的血吸虫病防治举措,这也是当时条件下执政党推进政府协同完成防疫任务的实践。

在血防运动进入高潮之际,尤其是1956年2月毛泽东在最高国务会议上发出号召,全党动员,全民动员,消灭血吸虫病之后,政府行政系统也更加重视对血吸虫病的防治。1957年4月20日,国务院发布《关于消灭血吸虫病的指示》,强调各省、自治区、直辖市人民委员会,国家经济委员会,财政部,商业部,水产部,化工部,轻工部,农业部,农垦部,林业部,水利部,文化部,卫生部,新华通讯社,广播事业局,中科院,全国供销合作社,国务院第二、五、七办公室,以及疫区12个省(市)要将充分发动群众与科学技术相结合,防治工作与发展农业生产、兴修水利相结合,"流行地区乡以上各级人民委员会,凡是尚未建立防治委员会的,均应当迅速建立起来,从省(市)到县的各级防治委员会都应当吸收农业、卫生、水利、文教和其他有关部门的负责干部参加,以便把这些部门组织起来,密切结合各部门的业务工作,环绕每个时期的防治任务,协同作战"①。这一指示,打响了行政系统的血防协同战。同年9月,中华人民共和国卫生部血吸虫病防治局在上海成立,与中央血防九人领导小组办公室合署办公,进一步加强了执政党和政府在血防工作中的协同配合。

二、专业防治机构组建运行中的政府协同

与血防领导机构不同,血吸虫病专业防治机构是依靠科学技术进行防病治病的组织。在新中国成立初期,有一部分专业机构本身是政府机构的一部分,但在1954年及之后的多次行政管理体制改革中,大多数专业防治机构被划为今天所谓的事业编制。不管是哪种情况,20世纪50年代血吸虫病防治中的专业机构,大都是政府通过整合各方面资源、协调各方面力量组建而成。

① 中共中央文献研究室:《建国以来重要文献选编》(第10册),中央文献出版社1994年版,第219页。

新中国早期的血吸虫病专业防治机构,主要指在南方疫病流行区成立的各种血防站、所。早在1950年,流行区安徽、湖北、江苏、浙江等省就开始筹划建立省级血防专业防治机构。1950年6月,皖南人民行政公署卫生局开始派人调查歙县、绩溪一带血吸虫病流行情况,并将调查结果向华东区军政委员会报告,引起相关领导重视。华东军政委员会决定拨发专款,于当年8月第一届全国卫生会议之后,由皖南行署卫生局负责筹建的皖南血防所正式成立。所长由皖南行署卫生局副局长方星兼任,参与协同的单位有皖南行署卫生局、芜湖市人民医院、金陵大学农学院、华东区防疫大队、上海医学院等单位。皖南血防所是安徽省第一个血吸虫病防治专业机构,也是中华人民共和国成立之后最早建立的血防专业机构之一,在行政上隶属华东军政委员会卫生部领导,委托皖南行署代管,供给和业务经费由华东军政委员会卫生部拨发。1951年底,全所有工作人员36人,其中专业技术人员28人,有病床18张①。1952年皖南、皖北行政公署合并为安徽省后,华东区皖南血防所也相应更名为安徽省皖南血防所,同年7月又更名为安徽省第一血防所,与同年在安庆市成立的安徽省第二血防所相对应。

同样是自1950年6月始,湖北省卫生局医政科率省防疫队和孝感专署人民医院医务人员在黄陂县滠口区一带调查血吸虫病,疫情证实后,湖北省卫生局很快在黄陂县成立孝感卫生实验区滠口卫生所,专门防治血吸虫病。建所初期,工作人员为11人。1951年1月,湖北省卫生处又将孝感卫生实验区滠口卫生所改称"滠口住血吸虫病防治所",直属省卫生处领导,主要任务是"重点进行防治,取得经验逐步推广"②。1954年5月,该所又改名为"湖北省人民政府卫生厅血吸虫病防治所"。在湖北省血防专业机构组建和运行过程中,参与协同的单位有湖北省人民政府卫生局(处)、华东军政委员会卫生部、孝感专署、孝感专署人民医院、湖北医学院、江苏医学院等。如在1951年7月暑假期间,为了调查摸清黄陂县滠口区血吸虫病情况,湖北省卫生处通过华东

---

① 安徽省卫生志编纂委员会:《安徽血吸虫病防治志》,黄山书社1990年版,第180—182页。

② 《湖北省血吸虫病防治工作大事记要(1881—1985)》,湖北省档案馆藏档案,档案号:SZF—841。

军政委员会卫生部商调江苏医学院教授赵慰先作技术指导,带领湖北医学院师生 40 多人赴黄陂县滠口区多个乡镇进行为期 50 天的调查,最后由赵慰先根据调查结果撰写出《湖北省黄陂县滠口地区日本血吸虫病调查报告》,递交中共湖北省委,引起省委领导人高度重视,为在全省范围内开展血吸虫病防治提供了依据①。从这一事实看,当时血防中的政府协同,既有湖北省内各单位之间的协作配合,也有华东区范围内江苏省和湖北省之间的互助合作,还有华东军政委员会卫生部、湖北省卫生局(处)、孝感专署等政府机构与省医学院、医院等非政府机构之间的内外协同,充分体现了卫生资源紧缺条件下多方政府协同的必要性。

浙江省血吸虫病专业防治机构的组建,最早依托于 1949 年 7 月嘉兴市军事管制委员会接管的原浙江省地方病防治所。1950 年 8 月,根据华东军政委员会卫生部文件,浙江省在嘉兴设立浙西血吸虫病防治所,在衢州设立浙东血吸虫病防治所。1952 年 5 月,浙江省又成立了绍兴地区血吸虫病防治所,同时把浙西血防所改为嘉兴地区血防所,把浙东血防所改为衢州地区血防所。

江苏省作为血吸虫病流行最严重的地区之一,也于 1950 年 7 月,由华东军政委员会卫生部领导,在无锡梅园成立了苏南血吸虫病防治所,有工作人员 9 名②。同年 12 月,又在苏州吴县木渎镇建立苏南木渎血吸虫病防治站。1950 年夏秋时分,高邮发生重大急性血吸虫感染事件引起震动,江苏省又在高邮县成立苏北血吸虫病防治所。同年 11 月,又成立了苏北泰州专区血吸虫病防治指挥部,并于当年 12 月成立了苏北血吸虫病专科医院③。到 1953 年江苏省恢复建制后,苏南血吸虫病防治所改称"江苏省血吸虫病防治所",苏北血吸虫病防治所改称"扬州专区血吸虫病防治所"。此外,1951 年 1 月,南京市两浦血防站成立,工作人员 15 人④。同年 7 月,遵照苏南人民行政公署字 14 号命令,昆山县血吸虫病防治站成立,行政上属县人民政府领导,业务上

①　周陵生:《湖北血防》,湖北科学技术出版社 1989 年版,第 11 页。

②　江苏省地方志编纂委员会:《江苏省志·卫生志(下)》,江苏古籍出版社 1999 年版,第 770 页。

③　汤林华等:《中国寄生虫病防治与研究》(下册),北京科学技术出版社 2012 年版,第 1068 页。

④　王学德:《南京血防志》,江苏科学技术出版社 1995 年版,第 34 页。

属县卫生科及行署卫生处领导,县长兼任站长,工作人员 12 人,其中县政府调配行政人员 3 人,苏南行署卫生处从苏南地方病防治人员训练班及苏南卫生干校学员中调配 9 名,同时还发动全县中医报名进修班,补充血防站人员不足问题①。江苏省血吸虫病专业防治机构在组建和运行过程中,参与协同的有华东军政委员会卫生部、苏南行署、苏北行署、苏南卫生处、上海医学院、吴县人民政府、高邮县人民政府、南京市政府、昆山县人民政府等机构②,为新中国成立初期江苏省血吸虫病防治工作做出了重大贡献。

其他流行区,如广东省在 1951 年 4 月 1 日成立了广东省血吸虫病防治研究所,由岭南大学医学院陈心陶教授兼任代所长,所址设在岭南大学医学院内,全所职工 10 人③;江西省于 1952 年 6 月在浮梁县成立了省血吸虫病防治所,编制 30 人④;湖南省于 1952 年 9 月成立了湖南省沅江血吸虫病防治站,配编 50 人,病床 20 张,1953 年 5 月改名为"湖南省沅江血吸虫病防治所"。截至 1954 年,湖南省共建立了 2 个防治所,3 个血防站,30 个防治组,血防人员共 400 余人⑤。根据卫生部长李德全在政务院第 107 次政务会议上的报告,到 1951 年 10 月,为了防治血吸虫病,国家层面在长江流域已成立了 18 个防治站、所⑥,为扑灭钉螺、杀灭粪便中的虫卵和开展病患治疗积累了经验。

综上所述,20 世纪 50 年代中国血防专业机构的组建和运行,政府协同是其基本特征。这一方面是因为在当时条件下,卫生资源极其紧缺,而人民群众对健康需求又特别急切的情况下,政府为了履行其提高人民健康水平的职责,扮演着"巧妇"的角色来整合各方面资源的结果;另一方面,政府通过多方协同来提高自身服务能力,也是"革命后"社会的必然选择。在社会组织发展缓慢、社会自救能力弱的情况下,通过革命建立起来的政府,是当时社会最强有

---

① 吴圣薇:《昆山市血防志》,上海科学技术文献出版社 1995 年版,第 229 页。
② 盛立等:《江苏省预防医学历史经验》,江苏科学技术出版社 1989 年版,第 269—270 页。
③ 黄飞:《广东省血吸虫病流行与控制》,广东科技出版社 2005 年版,第 21 页。
④ 《江西省防治血吸虫病资料汇编(1952—1958)》,中共江西省委除七害灭六病总指挥部办公室编印,内部资料单行本,1959 年,第 11 页。
⑤ 《五年内基本消灭全省血吸虫病和对 1956 年防治血吸虫病工作的具体要求的报告》,湖南省档案馆藏档案,档案号:254—1—3。
⑥ 李德全:《中央人民政府卫生部全国防疫工作的报告》,《人民日报》1952 年 1 月 4 日。

力的组织形式,也只有这种强有力的政府组织形式出面协调,才能实现防控疫病和保障人民健康的奋斗目标。

第三节　血防科研中的政府协同

要成功防治血吸虫病,科学研究是关键。早在 1950 年 4 月 24 日至 29 日,中央人民政府卫生部便召开了全国卫生科学研究工作会议。此次会议不仅将血吸虫病作为首先需要研究的危害最大的传染病之一,而且还通过了全国卫生科学研究工作的总方针,即"在为人民保健事业服务的目的下,团结全国卫生科学工作者根据预防为主的方针,有组织、有计划地配合中国人民实际需要,进行卫生科学研究工作,首先应集中人力物力,解决危害人民最大的传染病、职业病和地方病问题,以保证生产及国防建设"①。在这一总方针的指导下,新中国血防科研工作正式起步。下文从血防科研体系组建、血防科研规划制定、研究新药品和发明新疗法等方面进行具体阐述。

一、血防科研系统组建运行中的政府协同

血防科研系统,是开展血防科研工作的组织依托。如前文图 3 所示,血防科研系统,主要包括担负科研指导、协调科研任务的各级防治血吸虫病研究委员会,以及各级寄生虫病、血吸虫病研究所等。新中国成立后,一些血吸虫病爆发严重地区便成立了血防科研机构。如华东区在上海成立了华东血吸虫病研究委员会,负责华东地区血吸虫病研究的技术指导。该会于 1955 年 11 月 11 日至 14 日在南京召开扩大会议,与会的有中央卫生研究院、江苏省中医院、南京市中医学会、江苏省中医进修学校等研究单位的专家,以及浙江、江苏、安徽、湖南、湖北、江西等省卫生厅和相关单位的代表共 50 多人。卫生部部长助理齐仲桓和苏联专家鲍尔德列夫也出席了会议。此次会议总结了一年来的血防科研工作成就,并对今后血防科研工作的方向和方法作出指导,提出

---

① 新华社:《中央卫生部和军委卫生部定七月召开卫生会议　卫生科学研究工作会议已举行》,《人民日报》1950 年 5 月 10 日。

血防科研工作需要全面规划,要学习苏联实行综合性防治措施,密切同农林、水利等相关科研机构合作,研制新药和发挥中药作用等建议①,发挥了协调血防科研工作的作用。

随着血防运动高潮的到来,1955 年 12 月,中央防治血吸虫病研究委员会在上海成立,主任委员由中国医学科学院寄生虫病研究所所长毛守白兼任,下设西医临床、中医临床、粪便管理、消灭钉螺、家畜防治和化学药物等 6 个小组,参与协同的单位包括卫生部、中国医学科学院寄生虫病研究所、上海医学院、上海仁济医院、上海中医学院、上海市家畜血吸虫病防治所、上海市人民政府卫生局等。该委员会于 12 月 26 日至 29 日召开了第一次会议,与会的有上海、浙江、江苏、安徽、江西、湖南、武汉等地的医学院、血吸虫病防治所和相关单位的研究人员,以及对血吸虫病有治疗经验的中西医师等 60 余人。会议总结了过去几年来血防科研在各方面的成就,并确定了今后开展血防科研工作的方针。这次会议还有另一重大贡献,即讨论了科研工作者与血防干部必须紧密配合的问题②,为科学与政治、技术与管理之间,以及科研系统与行政、管理系统之间的协同配合指明了方向。

中央防治血吸虫病研究委员会成立后,根据血防工作与群众运动相结合、血防科研与党政领导相结合的指示,各方力量紧密协同配合起来。到 1957 年 4 月,国务院在发布《关于消灭血吸虫病的指示》中还专门指出:"各有关方面的科学技术力量,都积极地参加了防治斗争,建立了全国血吸虫病研究委员会(包括卫生、农业、水利、兽医等各个方面专家 120 余人)。许多科学工作者深入病区,了解病害流行情况,加强了防治工作的技术指导,总结和提高了群众的防治经验,在充分发动群众和科学技术相结合、在科学技术和实践相结合的原则下,科学研究工作已经取得了不少的成就。一年中治疗病人在 40 万以上,相当于解放七年来治疗 15 万病人的 266%。"③《指示》中对政府血防科研

---

① 包凌云:《华东血吸虫病研究委员会开扩大座谈会 总结过去研究成果 确定了今后研究方向》,《人民日报》1955 年 11 月 29 日。

② 本报讯:《中央防治血吸虫病研究委员会成立》,《人民日报》1956 年 1 月 3 日。

③ 中共中央文献研究室:《建国以来重要文献选编》(第 10 册),中央文献出版社 1994 年版,第 211—212 页。

协同取得如此大的成效,评价是实事求是的。也说明了在血吸虫病防控中,单纯的血防科研和单纯的党政领导都应该予以否定,单打独斗没有出路。

根据中央的指示要求,流行区地方党政机构很快也对口成立了各级血吸虫病研究委员会。安徽省血吸虫病研究委员会成立于1956年2月,设有预防、临床和中医中药3个小组,负责规划、指导和协调全省血防科研工作。20世纪50年代,安徽省血研会组织协调了很多血研课题,其中代表性的如粪便管理无害化研究国家级项目,参与协同的单位有中国医学科学院寄生虫病研究所、安徽医学院、安徽省地方病防治所、芜湖和安庆两区血吸虫病防治所、全椒县卫生防疫站、肥西县、界首县等①。其研究成果主要包括粪便储存后血吸虫卵死亡时间、灭卵机制(石灰氮、高温堆肥、茶籽饼)、"五格三池"防病厕所灭卵等,在全国影响较大,许多疫区加以推广。

浙江省血吸虫病防治科学研究委员会成立于1956年5月,成立时参与协同的单位包括浙江省卫生厅、中共浙江省委血防领导小组、浙江卫生实验院,浙江医学院及附属第一、第二医院,浙江省农业科学院,浙江省中医研究所,杭州、嘉兴、金华市第一医院等单位,血研会的委员大多来自这些单位。该会接受中共浙江省委血防领导小组和省卫生厅领导,主要负责血防科研的任务提出、规划制定、组织协调、总结交流和技术指导等方面工作。

湖北省作为血吸虫病流行的重点疫区,其血防科研系统包括省血研会和省寄生虫病防治研究所两大子系统。湖北省血吸虫病研究委员会正式成立于1957年1月,前身是1954年10月由省卫生厅组建的省血吸虫病防治委员会。1955年12月全国血吸虫病研究委员会成立之际,还从湖北省血防委员会聘请了12位专家教授任委员。湖北省血研会成立时,参与协同的单位有省卫生厅、水利厅、省寄生虫病防治研究所、湖北医学院、武汉医学院、武汉大学、华中师范学院、华中农学院、省中医进修学校、水生生物研究所、武汉生物制品研究所、汉口中心气象台、长江流域规划办公室、武汉市药品检验所、武汉市中医院等,共40余人,主任由省卫生厅厅长、中国医学科学院湖北分院副院长、省血

---

① 安徽省血吸虫病研究委员会:《安徽省粪便无害化研究工作简介》,参见卫生部医学科学研究委员会血吸虫病研究委员会编辑小组:《寄生虫病研究资料汇编(1959)》,上海科学技术出版社1961年版,第612—615页。

吸虫病防治委员会副主席姚克方兼任。该会下设预防、水利和临床 3 个小组[①],参与协同的领域包括卫生、农业、水利、气象、文教等方面的研究机构和科研人员。省寄生虫病研究所成立于 1956 年 8 月,以原中南卫生干部进修学校为基础,下设流行病学、肠道寄生虫病、化学药物、环境卫生、虫媒寄生虫病、临床病理等 6 个小组,姚克方兼任所长。

上海市的血防科研系统包括上海市防治血吸虫病研究委员会(简称市血研会)和上海市血吸虫病防治(研究)所(简称市血防所)两个子系统。市血研会成立于 1956 年 2 月,参与协同的单位包括中央在沪科研单位、上海相关医院、上海卫生行政部门、上海生物制药及寄生虫病科研单位和人员,成立之初设有临床、预防、中医中药、兽医和药物等 5 个小组,负责全市血吸虫病的预防、诊断、新药合成等方面的科研协调工作。市血防所成立于 1956 年 1 月,下设预防、治疗、研究和宣传 4 个小组,后经历多次合并、重组和改名的演变。

其他流行区如江苏、江西、湖南等省,都相应建立了血防科研系统,各省的血防科研委员会作为技术指导机构,与各省、市、自治区的血防领导小组相配合,是遵循和贯彻中央行政与技术相配合的指示精神在组织机构上的体现。

二、血防科研课题组织实施中的政府协同

20 世纪 50 年代的血防科研中,以课题形式开展研究的做法十分普遍。这些课题从规划、立项到组织实施的各个环节,都离不开各级政府的协同配合。

作为全国血防科研的领导机构,全国防治血吸虫病科学研究委员会负责每年血防科研课题的选择、立项、科研规划制定等工作。如在 1956 年 12 月 4 日至 12 日召开的全国防治血吸虫病科学研究委员会第二次会议上,与会的近百位科学家和研究人员拟订了 1957 年的血防科研课题共 167 项[②]。这些课题分配到疫区各省、自治区和直辖市开展研究,或由全国血研会协调多省、市、

---

① 周陵生:《湖北血防》,湖北科学技术出版社 1989 年版,第 130 页。
② 新华社:《全国防治血吸虫病科学研究委员会举行第二次会议》,《新华社新闻稿》1956 年第 2382 期。

区进行跨区域研究。各省、自治区和直辖市又结合本区域情况制定自己的课题研究任务。如江苏省，在全国血研会第二次会议之后，江苏省血研会于1957年9月3日至6日召开了省血研会第二次会议。会议统计了本年度已完成血防科研项目54项，占1957年预订血防科研课题的57%。这次会议总结了这些研究项目的成就，表扬了江苏医学院芦摊钉螺分散调查、南通医学院对沿海地区钉螺形态和生态的研究、南京对新药治疗血吸虫病的研究等项目成果，同时提及了省农林厅对耕牛感染血吸虫病的调查、省水利厅对水利工程结合灭螺的跨部门协同研究。本次会议还对1957年尚未完成的课题进行讨论，并对其中17个项目给予修正，初步拟定江苏省1958年血防科研课题63项，其中中医研究课题8项①。在血防科研项目组织实施中，从全国血研会到各省血研会的贯彻落实，可以看作是纵向的政府协同和配合。

在血防科研课题组织实施中，更普遍的是横向的政府协同，即政府通过行政协调，整合调动不同单位的科研力量，围绕某个具体项目展开研究。如安徽省，据不完全统计，在整个20世纪50年代的血防科研活动中，前后共开展了28项科研项目研究。这些项目研究任务的落实，大都涉及到跨单位、跨地区和跨部门的横向协同配合问题。具体参见表7：

表7：20世纪50年代安徽省血防科研项目组织实施一览表

时间(年)	课题名称	实验地点	执行、协同单位	课题结果	项目类别
1950—1956	血吸虫病流行情况调查	淮河及大别山以南各县、市	皖南血吸虫病防治所、安庆血防所等	确定34个县、市和1个特别区、531个乡、镇为血吸虫病流行区	华东军政委员会卫生部指定项目
1951—1953	改田为地消灭钉螺的现场实验	歙县连瑞里	皖南血吸虫病防治所	改后两年田内钉螺死亡率为98.8%，居民感染率由45.5%降为16.5%	华东军政委员会卫生部指定项目
1951—1956	治疗血吸虫病的中医中药、单方验方的搜集整理	省内各血吸虫病流行县、市	省血防委员会、各县、市卫生科	收集整理各种单方验方千余则，为临床研究和药物筛选提供依据	省订项目

① 《江苏省血吸虫病科学研究委员会第二届委员会会议》，《江苏中医杂志》1957年第5期。

续表

时间(年)	课题名称	实验地点	执行、协同单位	课题结果	项目类别
1952	人群血吸虫病患病情况调查和查病方法的研究	徽州各县	陈超常、赵韵闻率安徽医学院学生百余人	获得徽州歙县等地居民血吸虫患病率和感染方式等资料,初步探索了粪检普查方法	省订项目
1952—1957	粪便管理方法的研究	各血吸虫病流行县、市	安徽医学院、安庆、屯溪、芜湖血吸虫病防治所	得出粪便储存后血吸虫卵死亡时间和灭卵机制,石灰氮、高温堆肥、茶籽饼、"五格三池"防病厕所等灭卵效果	全国项目
1953	血吸虫成虫抗原皮内实验现场研究	屯溪、安庆	毛守白,安庆、屯溪血吸虫病防治所	证明皮内实验有较高的敏感性,可用于粪检过筛	协作项目
1953	简便孵化箱的研制	歙县	陈基诚	研制成功,为无电地区粪检提供条件	自选项目
1953—1956	山区和湖沼地区钉螺生态	屯溪隆阜、宿松华阳河、巢县半汤	陈超常、唐后俊、杨兆莘、李立等	获得较完整的山区、湖沼地区钉螺生态资料,填补了安徽钉螺生态资料空白	省订项目
1953—1959	血吸虫动物宿主调查	歙县、贵池、枞阳、宿松县	中国医学科学院寄生虫病研究所,安徽省地方病防治所、屯溪、安庆血吸虫病防治所,歙县、贵池县血防站	野生动物28种4963只,271只阳性有12种动物的粪便和肝脏中的虫卵能孵出尾蚴	协作项目
1954—1956	酸性砒酸钙灭螺的现场试验	歙县方村、芭村乡	苏德隆、屯溪血防所、歙县血防站	有一定的杀螺作用,但不稳定	协作项目
1955—1956	茶籽饼灭螺试验	屯溪、安庆、半汤	屯溪、安庆血防所,半汤试点组	证明茶籽饼不仅可灭螺,而且有杀灭螺卵和血吸虫尾蚴的作用	省订项目
1955	中药半边莲治疗晚期血吸虫病腹水和丹参治疗晚期血吸虫病肝硬化的临床研究	安庆专署医院	吴宜生、江健甫、支国柱、杨慧麟、刘伯常等	对消除腹水、改善肝功能和临床症状有一定作用	省订项目
1955	半边莲的药理和利尿作用的研究	安徽医学院药理教研室	邢文鏻等	有持久的利尿作用,毒性低,安全	省订项目

续表

时间(年)	课题名称	实验地点	执行、协同单位	课题结果	项目类别
1955	酒石酸锑钾小剂量治疗急性血吸虫病	安庆、贵池、华阳河农场医院、东至张溪	当地血吸虫病防治所、站、组	有较好的疗效	省订项目
1956	酒石酸锑钾三日、七日疗法治疗血吸虫病及酒石酸锑钾治疗血吸虫病	省血吸虫病医院	省血吸虫病研究委员会、弋矶山医院	取得312例临床资料,证实三日疗法的疗效仅次于二十日疗法,酒石酸锑钾的疗效与剃钠相仿	省订项目
1956	中药黎芦治疗血吸虫病	省血吸虫病医院	省血吸虫病防治所,省血吸虫病医院,解放军86医院,安徽医学院	黎芦有杀血吸虫作用,剧毒,不能用于临床	协作项目
1956	皮质酮治疗急性血吸虫病的临床观察	安徽医学院附院	江顺林等	有迅速退热作用,利于及早作病原治疗	省订项目
1956	外科治疗晚期血吸虫病的研究	安庆专署医院	安庆专署医院外科	用脾切除加大网膜包肾术可有效地改善门脉循环,降低门脉压	省订项目
1956	五氯酚钠灭螺试验	华阳河、石门湖等	陈超常等	5—10P.PM浓度浸杀喷洒后,钉螺死亡率达90%以上	全国项目
1956—1959	湖区及丘陵区血吸虫病感染情况调查	石门湖、污池、南漪湖、半汤、绩溪等	芜湖血吸虫病防治所、半汤试点组	丘陵区居民血吸虫病的主要感染方式等	省订项目
1956—1962	晚期血吸虫病的中医分型及治疗	各流行县、市	省血防所、各有关医疗单位,各血吸虫病防治所、站	根据辨证论治原理,分为热郁、湿郁、阴虚、阳虚等型,分别用消聚疏木丸、猪耳草根等中药治疗,有减轻症状改善体征的效果	全国项目
1956	机耕灭螺试验	华阳河农场	省血吸虫病防治所,安庆血吸虫病防治所,华阳河农场卫生科	机耕一年后湖滩滩面钉螺90%以上死亡	省订项目
1958	野生植物灭螺	歙县、贵池等8县、市	省血吸虫病防治所及8县、市血防站,半汤试点组	在130余种野生植物中筛选出草乌根、闹羊花等21种有灭螺作用的野生植物	省订项目

续表

时间(年)	课题名称	实验地点	执行、协同单位	课题结果	项目类别
1958	垦殖灭螺效果观察	枞阳连城湖	安庆血吸虫病防治所、枞阳血吸虫病防治站	垦殖5年后滩面钉螺98.7%死亡	全国项目
1959	江滩不围垦殖的灭螺效果观察	无为五洲	芜湖血吸虫病防治所、无为县血吸虫病防治站	垦殖后一年土表钉螺由垦前的2.14只/平方市尺下降为0	全国项目
1959	防护药的研究	省血吸虫病防治所	省血吸虫病防治所	研制出松香、松节油防护剂	省订项目
1959—1960	连城湖钉螺自然死亡率12个月的观察	枞阳县连城湖	省地方病防治所	钉螺自然死亡率与气温有密切关系,气温高死亡率也高	省订项目
1959	土层内钉螺分布调查	休宁县	省地方病防治所、休宁县血吸虫病防治站	土层钉螺分布在7cm,有裂隙处深达14cm;深土钉螺的死亡率是土表的13倍	省订项目

资料来源:安徽省卫生志编纂委员会:《安徽血吸虫病防治志》,黄山书社1990年版,第137—146页。

上表中的近30个血防科研项目的组织和实施,绝大多数都是在2个以上单位之间通过协调配合来完成的,这些研究任务仅从表上看,似乎看不出政府协同的影子,但项目从立项到试验地的确定,以及参与配合的地区和部门,都与政府的协调密不可分。如表中一些流行病学的调查研究项目,就是在中共安徽省委《关于加强血吸虫病防治工作的指示》[总号(55)46号]发布后开展的,还有一些项目研究上取得成效后,又由省委、省政府转批各地推广。如在锑剂短程疗法试验有效后,安徽省委专门下发了《中共安徽省委批转省卫生厅党组关于试行锑剂短程疗法的报告》,要求芜湖地委、安庆地委、省卫生厅协同配合,做好新疗法的推广工作①。由此可见,血防科研项目从规划、立项到项目成果的推广和应用,都离不开政府和执政党的身影。

三、血防科研整合中西医力量中的政府协同

中西医是两种在理念、治疗方法等方面存在着质别的医学力量,新中国刚

---

① 安徽省卫生志编纂委员会:《安徽血吸虫病防治志》,黄山书社1990年版,第257页。

成立时，西医因其疗效显著、应对突发传染病得力而占据优势地位，中医被排挤甚至有可能被废止，当时"废医存药"论甚是喧嚣。以毛泽东为代表的中国共产党人运用马克思主义辩证思维，不仅制止了此种趋势，避免了中医被淘汰的命运，而且还号召西医学习中医，从而使执政党可以较好地利用两种不同性质医学力量为人民健康服务。在血防运动进入高潮之后，如何整合不同性质医学力量，为彻底消灭血吸虫病研制新药和发明新疗法，便成为摆在政府和血防科研工作面前的头等大事。

早在 1952 年，华东军政委员会卫生部副部长宫乃泉便对当时血防科研工作实况进行了描述："目前许多问题急等研究工作来解决。本来研究人员就缺少，而机构又分散，如果不很好组织，是难以作出成绩的。目前有的研究工作根本没接触实际，也有的还没抓住问题的重点。"所以他提出"研究工作应根据统一计划，分工进行"①。在当时条件下，除了政府，谁有能力来协调不同力量"统一计划，分工进行"呢？到 1956 年 4 月 18 日，卫生部副部长徐运北在经过对疫区的广泛调研后，给中共中央提交了《关于消灭血吸虫病问题的报告》，其中在阐述消灭血吸虫病的科学技术保证问题时，首先点出了血防科研力量分散和对中医中药力量不重视的弊病。他指出："目前的问题是急需加强对科学研究的组织和领导。在血吸虫病的研究工作的干部还不算少，……但处于分散和缺乏领导的状况，不少的科学研究人员中存在着较为严重的保守思想，学究派头，……对于中医中药有些大科学家更不愿研究，机械地认为中医中药不能杀虫，采取消极态度。"②为此，徐运北在报告中提出要政府出面，加大这方面科研工作，整合中西医疗力量，适当集中一些专家、集中精力实行这方面科研攻关。特别值得一提的是，徐运北随报告附录了一份中医中药治疗血吸虫病的交流验方，为中央整合中医中药力量消灭血吸虫病提供论据。

在 20 世纪 50 年代的血防科研工作中，协调中西医疗力量主要由两个组织机构来实施：一个是前文所述的中央防治血吸虫病研究委员会，从其下设的中医中药组就可以看出，发挥中西医疗力量协同作战是这个组织的重要职责；

---

①　宫乃泉：《必须做好血吸虫病防治工作》，《医务生活》1952 年第 2 期。

②　徐运北：《关于消灭血吸虫病问题的报告》，《卫生工作通讯》1956 年第 5 期。

另一个是国务院科学规划委员会下设的医学协调小组。1956 年 3 月,国务院科学规划委员会成立后,针对选定的需要重点协调的 26 个方面的科研领域,对应设立了 26 个协调小组,其中负责中西医协调的正是这个医学协调小组,针对当时医学科研工作摊子大、力量分散、互不协作、人力物力遭浪费等弊病,医学协调小组计划将全国 4 个主要医学科研单位,即中国医学科学院、军事医学科学院、中国协和医学院和中医研究院与卫生部所属的 96 个科研机构进行整合。在协调中西医疗力量消灭血吸虫病方面,这个医学协调小组也积极发挥作用,如在审查全国各医疗机构的年度研究项目时,该小组将血防科研方面的项目放置首位①。1957 年 4 月,国务院副总理聂荣臻在接见该小组参加协调的中西医学专家时,还专门建议"以血吸虫病的防治为首要的重点"②。

1957 年 4 月,国务院在《关于消灭血吸虫病的指示》中进一步指出:"鉴于目前西医西药和中医中药治疗早期病人和晚期病人,各有所长,在治疗上中西医更应该密切合作。"③国务院的这一指示,实际上是对中西医协同治疗血吸虫病实践的一种经验总结。1955 年第一次全国防治血吸虫病工作会议强调组织中西医疗力量协同防治血吸虫病后,各地探索中医中药力量介入血吸虫病治疗的工作便已开始。如在锑剂的运用上,当时锑剂治疗血吸虫病虽然疗效显著,但这种西药的毒副作用也比较明显,一些体质羸弱的病人注射或口服锑剂后,容易出现呕吐、心肌中毒、视力下降等不良反应,严重者甚至会猝死。1956 年,南京市因锑剂毒性反应导致 5 人死亡,广东、昆山等地也发生过同样的事故④。中医中药介入后,先对体质羸弱患者用中医调理补养,待体质改善后,再用锑剂治疗,通过"中—西—中"的医疗程式,实现对血吸虫病治疗上中西医的完美协同。1956—1957 年,云南省在血吸虫病治疗中,便运用云南白

① 王冠中:《新中国公共卫生事件应对中的中西医协调——以 20 世纪 50 年代的血吸虫病防治为例》,《安徽史学》2012 年第 3 期。

② 新华社:《集中力量研究防治血吸虫病 聂荣臻向医学界提出建议》,《人民日报》1957年 4 月 18 日。

③ 中共中央文献研究室:《建国以来重要文献选编》(第 10 册),中央文献出版社 1994 年版,第 214 页。

④ 王学德:《南京血防志》,江苏科学技术出版社 1995 年版,第 85 页;黄飞:《广东省血吸虫病流行与控制》,广东科技出版社 2005 年版,第 74 页;吴圣薇:《昆山市血防志》,上海科学技术文献出版社 1995 年版,第 130 页。

药合复丹、复方槟榔丸等中药,配合注射锑剂来展开治疗,效果显著,且副作用小①。再如对晚期病人的治疗上,为了减轻腹腔积水、体质羸弱晚期病人的不良反应,江西省中医中药力量从1955年7月开始,便与西医协同配合,介入到对晚期血吸虫病人的救治中。江西省中医界研究的辨证治疗法,被概括为"六经"分类辨证论治规律,在全国较有影响。1959年,全国血研会在总结经验时,还对江西的"六经"分类治疗法给予肯定②。

疫区其他省、自治区、直辖市也都对中西医协同防治血吸虫病进行了积极探索。如上海市,探索用中医中药配合安体舒通、双氢克尿塞、氨苯喋啶等西药进行治疗。1958—1962年,共治疗了2000余例晚期血吸虫病人。在中药调理下,再用西药双氢克尿塞治疗患者,疗效为90%③。此外,江苏的"龙虎草"、安徽的乌桕树根皮和半边莲、湖南的加减胃苓汤、浙江的"腹水草"等,都是当时各地配合西药锑剂治疗体质羸弱血吸虫病患者的代表性中药,具有消除腹水、调理肝脾之疗效。湖南、浙江等省还研究用传统针灸方法来解除锑剂毒性反应、消除腹水和治疗肝脾肿大。据卫生部血研委统计,湖南参与试验的700名患者中,87.6%的人能获得即时疗效,0.7%的人无效;浙江参与试验的128名患者,针灸有效率为96.9%,针灸后症状立即消失的为61%,减轻者为35.9%。根据中医研究院针灸研究所掌握的不完全资料,当时各地以针灸共治疗锑剂毒性反应2394人,有效率平均为97.8%④。在血吸虫病治疗方法的探索中,中医中药介入还与锑剂新疗法密切配合。最初锑剂治疗血吸虫病是通过注射产生疗效,随着血防运动进入高潮,注射演变为口服,原有的20日疗程也缩短为7日、5日,最后到3日,这一新疗法的推广,虽然疗效大大提高了,但不可避免地又加剧了锑剂的毒性反应,而这又为中医中药和针灸的介入提供了展现身手的舞台。

———————

① 张显清:《云南省血吸虫病防治史志》,云南科技出版社1992年版,第101页。

② 江西省中医药研究所:《"六经"分类治疗晚期血吸虫病经验选辑》,江西人民出版社1960年版,第3、6、9页。

③ 王希孟:《上海消灭血吸虫病的回顾》,上海科学技术出版社1988年版,第53页。

④ 卫生部医学科学研究委员会血吸虫病研究委员会:《血吸虫病防治研究文集》,上海科学技术出版社1960年版,第342—346页。

中西医协同配合还体现在灭螺研究上。1956 年 1 月,中共中央防治血吸虫病领导小组办公室主任齐仲桓在阐述灭螺药物时,既强调了砒酸钙、五氯酚、六六六等西药的作用,同时也指出了茶子饼、巴豆等中药的功效,体现了中西药结合的意义①。各流行区在灭螺试验中,也纷纷采用了中西药协同配合的思路。例如,安徽灭螺试验中使用过草乌、闹羊花、芫花、茶子饼等中草药,其中草乌根或闹羊花萃取液浸泡 72 小时,灭螺率达 100%,0.1%茶子饼萃取液或 10%茶子饼溶液喷洒,灭螺率达 90%,同时也使用五氯酚、亚吡酸钙等西药②,使灭螺的科研工作贯穿着中西医协同的思路。

在整合中西医疗力量过程中,政府发挥了关键的协同配合作用。首先是在舆论上,政府对中西医疗力量的协同配合给予了大量宣传报道。如 1959 年,卫生部医学科学研究委员会血吸虫病研究委员会对 1956—1958 年疫区 12 省、自治区、直辖市的 52 篇典型报道进行了统计分析,得出结论是中医中药治疗晚期血吸虫病最高有效率达 100%,最低为 42.9%,平均有效率为 80.35%③,给医药卫生界造成了一种中西医"不协同便不科学"的舆论力量。其次是在血防运动方针政策制定上,中共中央和卫生行政部门对中西医药卫生力量的协同配合,总结了"中西结合,土洋并举"的治疗方针和"两条腿走路"的血防工作方针④,在血吸虫病流行区大力贯彻落实。最后是在中西医学教育发展上,自 1954 年中共中央发出西医学习中医的号召后,中西医结合的协调医学教育受到重视,毛泽东对卫生部党组相关报告的批语中,认为"这是一件大事,不可等闲视之。"⑤到 1959 年 10 月,全国离职学习中医的西医班已达 30 个,参加学习的西医达 2100 余人,而且其中大多数是高级或较高级的西医专家⑥。协调医学教育发展给血防科研带来的最大影响,就是大批身兼两

① 齐仲桓:《防治血吸虫病工作中的几个问题》,《人民日报》1956 年 1 月 10 日。
② 安徽省卫生志编纂委员会:《安徽血吸虫病防治志》,黄山书社 1990 年版,第 86 页。
③ 卫生部医学科学研究委员会血吸虫病研究委员会:《血吸虫病防治研究文集》,上海科学技术出版社 1960 年版,第 324 页。
④ 本报讯:《防治和生产相结合 群众和科学相结合 江西又有四县一市送走了瘟神》,《人民日报》1959 年 2 月 20 日。
⑤ 中共中央文献研究室:《建国以来毛泽东文稿》(第 7 册),中央文献出版社 1992 年版,第 451 页。
⑥ 李德全:《十年来的卫生工作》,《人民日报》1959 年 10 月 9 日。

种不同性质医学知识和技术人员的投入,使血防科研工作从知识体系、思维方式到研究成果,都透露出中西医的协同。

血防科研中的政府协同,还体现在横向上政府各部门之间的科研配合上。在全国第二次防治血吸虫病会议上,中央血防领导小组组长柯庆施总结发言时专门强调:"消灭血吸虫病这个斗争,与农业、水利部门的关系很大,过去在这方面存在一些问题,责任不在他们,是由于我们未曾很好把他们组织进来,道理没讲清。这次大会上,农业、水利部门的同志都表示要共同行动,……各地应很好研究,如何通过农业、水利部门的工作,达到消灭病害的目的。"[1]在这一号召下,一些水利部门的科研工作者便开始研究水利工程规划与消灭血吸虫病之间的协同配合问题,并提出了"水利卫生"的概念,强调利用建闸修坝等"水利工程的各种技术措施"来消灭血吸虫病[2],促进了水利科研与血防科研的协同配合。

第四节　血防宣教和群众动员中的政府协同

以群众运动的方式开展血吸虫病防控,是20世纪50年代国家公共卫生工作的重大战略和重要举措。开展群众运动,自然就离不开对群众的宣传、教育和动员,而这些举措的实施,也必然涉及到政府的协同配合。

一、血防宣传教育中的政府协同

在卫生防疫中重视宣传教育,是中国共产党长期革命实践经验在国家卫生建设上的延续。1951年10月,中央卫生部部长李德全在政务院第107次政务会议上作全国防疫工作报告时就指出:"必须加强对群众宣传教育工作,使群众自觉自愿地参加防疫运动。只有这样,才能使防疫工作普遍和深入到家喻户晓的程度。"[3]重视宣教的卫生防疫工作理念,在血吸虫病防控中也得

---

①　《柯庆施同志在全国第二次防治血吸虫病会议上的总结发言(摘要)》,《卫生工作通讯》1956年第4期。

②　方元龙:《开发长江水利与消灭血吸虫病》,《人民长江》1957年第3期。

③　李德全:《中央人民政府卫生部全国防疫工作的报告》,《人民日报》1952年1月4日。

到全面贯彻落实。到 1955 年 8 月,在血防运动即将进入高潮之际,《人民日报》发表署名文章,专门强调了血防中宣教工作的重要性,认为应"把开展卫生宣传教育工作作为防治血吸虫病的基础","卫生宣传教育工作必须在当地党委和人民委员会的领导下,动员一切可能动员的力量,充分利用各种方式,结合不同时期的中心工作进行",宣教的内容包括血吸虫的生活史、生活条件、传染过程和危害性,以及血吸虫病的预防方法等。同时,文章还要求"在宣传教育工作中,应当注意宣传内容的思想性和科学性,不要夸大血吸虫病的严重性,以免在群众中引起恐惧和悲观情绪"[1]。对血防宣教工作的这些要求,没有政府多方协同是难以实现的。

血防宣教工作中的政府协同,在纵向维度上体现为不同层级政府间的密切配合,做好上情下达工作,将党和政府对人民健康的关怀和血吸虫病的危害及防治知识及时传递给群众。这方面协同的一个重要表现,就是在宣教内容上,由中央党政部门确定宣教题材后,然后进行统一制作、统一播放,从而达到统一宣教口径、节省宣教成本的目的。如当时以《送瘟神》为题材的宣传教育,各级政府和宣传部门配合默契。《送瘟神》是毛泽东在 1958 年 7 月 1 日看到 6 月 30 日《人民日报》报道江西余江县消灭血吸虫病的报道后,"浮想联翩,夜不能寐"而即兴创作的二首七律诗。在两首诗的后记中,毛泽东专门指出:"六月三十日《人民日报》发表文章说:余江县基本消灭了血吸虫,十二省、市灭疫大有希望。我写了两首宣传诗,略等于近来的招贴画,聊为一臂之助。就血吸虫所毁灭我们的生命而言,远强于过去打过我们的任何一个或几个帝国主义。八国联军,抗日战争,就毁人一点来说,都不及血吸虫。除开历史上死掉的人以外,现在尚有一千万人患疫,一万万人受疫的威胁。是可忍,孰不可忍?然而今之华佗们在早几年大多数信心不足,近一二年干劲渐高,因而有了希望。主要是党抓起来了,群众大规模发动起来了。党组织,科学家,人民群众,三者结合起来,瘟神就只好走路了。"[2]毛泽东的这段话,明确表达了其赋诗的宣教和鼓劲目的。1958 年 10 月 3 日,《人民日报》最先刊发了这两首

---

① 尹毅:《扑灭危害人民健康的血吸虫病》,《人民日报》1955 年 8 月 23 日。
② 中共中央文献研究室:《毛泽东诗词集》,中央文献出版社 1996 年版,第 234—235 页。

诗。很快，这一绝佳的血防宣教题材，被全国各大报刊转载、刊发，还有很多报刊发表了读这两首诗的体会。发展到后来，绝大部分贴画、宣传册、血研著作等出版物，都在扉页或显著位置印上了毛泽东的诗，达到和超过了毛泽东创作诗的最初目的。

通过内容、题材实现政府宣教协同的还有话剧《枯木逢春》的传播。1959年国庆 10 周年之际，上海人民艺术剧院将王炼的话剧《枯木逢春》搬上舞台，通过塑造苦妹子与血吸虫病斗争的悲欢离合故事，反映出新旧社会中不同性质政府对人民健康的关注程度，在讴歌社会主义以及执政党和政府的同时，批判了那种单纯依靠西医、放弃对晚期血吸虫病人治疗的错误做法。此剧在六十年代初又被改编为电影剧本、拍成电影在全国巡回播映。从话剧到电影，《枯木逢春》创造了中国文艺史上的奇迹，同时也创造了血防宣教史上的奇迹。

血防宣教工作中的政府协同，在横向维度上体现为宣教部门与政府其他部门和其他任务间的协同配合。在血防运动进入高潮之际，《人民日报》发表署名文章指出："在全面开展防治血吸虫病的工作中，还必须要有宣传、出版机关的配合。例如，编写和出版有关防治血吸虫病的宣传画、连环画、歌谣、幻灯片和通俗小册子等，供给血吸虫病流行地区向群众进行宣传教育。教育部门还应当编印补充教材，发给血吸虫病流行地区的学校、夜校，增加防治血吸虫病的课目。"[1]除了宣教部门外，文章还列举了需要协同配合的卫生、农林、水利、公安等部门。文章强调："防治血吸虫病是一项艰巨的任务，各部门应当在各级党政机关的统一领导下，积极和主动地协同卫生部门做好这一工作。卫生部门必须在工作中主动地和其他部门联系，取得配合，并且供给其他部门以防治血吸虫病的资料，对重要问题的解决，应当和其他部门共同商量。只有这样，才能把防治血吸虫病的工作做好，使血吸虫病最后完全消灭。"[2]这段叙述阐明了一个实现政府协同的重要观点，即在强调其他部门积极主动协同卫生部门的同时，也要求卫生部门积极主动联系其他部门，这是当时政府协同的

---

[1]　王清源：《防治血吸虫病是病区各部门的共同任务》，《人民日报》1956 年 1 月 25 日。
[2]　王清源：《防治血吸虫病是病区各部门的共同任务》，《人民日报》1956 年 1 月 25 日。

现实要求。

在《人民日报》和中央主管部门的号召下,一些地方政府在血防宣教中真正做到了多部门协同。如南京市,在 1956 年全市掀起血防宣教热潮之际,共编印血防宣传讲话材料 3.5 万份,挂图 3500 份,分别采取了座谈会、报告会、血防展览会、播放电影和幻灯片等多种形式,受教育群众达 7.9 万人次,参与协同的单位包括市血防委、市卫生局、市委宣传部、市科普协会、市红十字会、市血防办、相关区县政府等。有的单位或部门直接派员参与宣传活动,有的则是召开街道卫生站长会议,还有的如市血防办,是派员讲课。经过多方政府协同,南京市在当年的血防宣教中取得了许多成果。据不完全统计,仅下关区在当年的宣教活动中,便组织了 38 名宣传员在全区召开报告会 55 次,听众达 1.2 万人;而浦江县则张贴宣传画 3000 多张,标语 500 多条,印发宣传手册 2000 册,在各疫区乡镇设黑板报专栏及幻灯巡回放映①,提高了群众的血防知识水平和防治疫病的能力。

上海血防宣教中的政府协同,既体现在多部门协同作战上,更体现在将宣教与治疗病患相结合,让群众在事实面前受教育,从而大大提高了宣教的实效性。血防运动初期,上海疫区人民在长期封建迷信思想的影响下,认为患上血吸虫病是祖坟风水不好、运道不好所致,要治好血吸虫病,必须求神拜佛吃香灰,不相信科学医疗技术。1956 年,市、县组织医疗队和专业防治人员、青年学生 2 万余人,深入疫区,利用图片、墙头画、黑板报、实物标本、教科幻灯等工具,以说唱、活报剧、地方戏曲等通俗形象的文娱方式进行宣传教育,使群众对血吸虫病的相关知识、传播途径和防治方法有所了解。同时,卫生部门派医疗队对血吸虫病人进行积极救治,用显微镜让病患看自己粪便中的虫卵和尾蚴,并用科学方法使病患痊愈。随着一批批病患的治愈,他们含泪奔走相告,用自己做素材现身说法,大大提高了宣教效果②。这种宣教配合治疗、治疗促进宣教的协同举措,在血防实践中发挥了巨大作用。

总体上看,20 世纪 50 年代的血防宣教工作,可以分为前后两个阶段:

---

① 王学德:《南京血防志》,江苏科学技术出版社 1995 年版,第 151—152 页。
② 王希孟:《上海消灭血吸虫病的回顾》,上海科学技术出版社 1988 年版,第 9—10 页。

1956 年血防运动进入高潮之前,政府协同开展宣教的重点放在血吸虫病流行病学介绍、疫病危害、预防方式方法、破除迷信,以及执政党和政府对人民健康的关怀上,宣教方式和途径包括会议、报刊、电影、广播、卡片、图画、文艺、实物展览和现身说法等;1956 年血防运动进入高潮之后至 1959 年,血防宣教的重点在于贯彻落实各级党委和政府消灭血吸虫病的方针、政策和指示,而且在1958 年"浮夸风"刮起之后,许多宣教内容偏离了如前文所述的思想性和科学性的轨道,出现了"苦战二十天,幸福万万年"、"下雨当晴天,夜晚当白天,苦战五昼夜,实现无螺县"等脱离实际的宣教口号,甚至一些地方还以"打擂台"方式来开展消灭血吸虫病竞赛,完全背离了科学规律。这些宣教工作只会挫伤人民群众的积极性,对消灭血吸虫病起反作用。

二、血防群众动员中的政府协同

卫生工作与群众运动相结合,是新中国四大卫生工作方针之一。发动群众、动员群众开展血吸虫病防治,是这一既定卫生工作方针对防疫实践的必然要求。1952 年,中央卫生部部长李德全在总结建国三年来卫生防疫事业的经验时指出:"在三年来的具体工作中,也完全证实了:只有为了群众、依靠群众,在正确的方针指导下进行卫生工作,才能把人民卫生事业做好。"①在血防运动即将进入高潮之际,卫生部部长助理兼中央防治血吸虫病领导小组办公室主任齐仲桓,专门在《人民日报》撰文强调:"开展血吸虫病的防治工作,必须注意发动群众,不能使预防工作停留在防治所、防治站所在地的局部地点。为此,卫生部门必须加强同有关各部门的联系,依靠互助合作组织开展群众性的防治运动。各级卫生防疫、行政、医疗预防、研究等方面的工作人员,都必须深入现场,接触实际。这一方面可以使防治政策以及技术研究成果等能够在实际中得到验证,另一方面可以学会组织群众参加防治工作的办法。这是十分必要的。"②这段话实际上提出了通过政府全方位协同,来动员群众参加血防斗争的重要性。1956 年 4 月,卫生部副部长徐运北在给中共中央的报告

① 李德全:《中华人民共和国三年来的伟大成就　三年来中国人民的卫生事业》,《人民日报》1952 年 9 月 27 日。
② 齐仲桓:《防治血吸虫病工作中的几个问题》,《人民日报》1956 年 1 月 10 日。

中,在谈及血防中发动群众问题时,也专门指出:"在防治血吸虫病中,扑灭钉螺必须依靠群众的力量,管理粪便也必须依靠群众的力量,在治疗病人也必须依靠群众的力量。……总之,关于在防治血吸虫病中发动群众问题,要贯彻到各个环节和各项工作中,在不同的时期,不同的地点,有不同的内容,不同的组织形式和不同的领导方式。"①这些观点和论述,为在血防中以多样化方式组织和动员群众指明了方向。

中央和卫生部的方针、政策和指示,很快就贯彻落实到地方和基层的血防群众动员实践中。浙江省是血吸虫病的重灾区之一,1954 年之前,靠少数专业人员开展血防工作,收效甚微。1955 年以后,全省群众被充分动员组织起来,共投入 1 亿多个劳动日扑灭钉螺,使遍及 50 多个县、市的 6.4 亿平方米钉螺面积压缩到 100 万平方米以下,发动群众的效果非常明显②。就群众动员中的协同内容而言,一方面是政府与合作社、群团组织等机构之间的多方协同。如浙江省党政血防领导机构与青年团浙江省委开展协同,利用团省委在动员青年团员方面的优势,开展血防灭螺行动。1956 年 2 月 28 日至 3 月 2 日,团省委在疫病重灾区嘉兴县召开了全省青年防治血吸虫病积极分子大会,会议号召全省血吸虫病流行区广大青年要利用 3 月份钉螺尚未产卵,草枯水少的时机,大力开展"两管一灭"(粪管、水管、灭螺)工作。据不完全统计,截止 1956 年 3 月,浙江全省共动员了 25 万多青少年参加了灭螺活动,其中有 4 万多青少年组织了 1100 多个青少年灭螺队③,是党政部门与青年团组织协同防疫的典型。

另一方面是政府在群众动员时,对不同任务目标进行协同。如浙江省海宁县,在 20 世纪 50 年代的血防斗争中,将灭螺与电力、灌溉、水利和发展农业生产等多重目标进行协同配合。由县委第一书记挂帅,从县到乡成立灭螺指挥部,发动全县群众,组织 5335 人参加 308 个青年灭螺突击队,经过冬春两季奋战,全县完成开挖新渠填有螺旧渠 995 条,灭螺面积达 500 万平方米,实现

---

① 徐运北:《关于消灭血吸虫病问题的报告》,《卫生工作通讯》1956 年第 5 期。
② 编委会:《浙江省血吸虫病防治史》,上海科学技术出版社 1992 年版,第 86 页。
③ 新华社:《青年团浙江省委召开青年防治血吸虫病积极分子大会》,《新华社新闻稿》1956 年第 2098 期。

了血防任务与灌溉、水利任务的协同。在查病治病和发展农业生产上,该县根据农业闲忙间隙特点,在春耕生产前抓紧治疗血吸虫病人,组织300多名医务人员与省派出的150名医务人员一起,组成96个治疗组,在5个月中共治疗病人68000多例。同时在治疗上,还确立"农闲多治劳动力,农忙多治非劳动力"的原则,使消灭血吸虫病和发展农业生产两不误。到1958年夏,该县成为浙江省第一个上报基本消灭血吸虫病的县①。再如浙江省开化县,为了发动群众在兴修水利中灭螺,1955年初,县政府还专门召开党政部门联席会议,由县委办公室、宣传部、县政府卫生、农林、文教以及卫生院、血防站等单位参加,教育全体公私医疗预防卫生单位工作人员,要树立群防群治意识,防止单打独斗,并以"政府计划"的形式将其制度化②。

将血防宣教与群众动员的任务协调配合,做到在群众运动中动员群众,是安徽省开展血防斗争的一个特点。在1956年2月下旬至4月底的血防运动中,安徽省首先进行血防宣传和教育。截止1956年3月,全省共发出宣传教育材料35万多册,幻灯片和电动模型400套,向广大农民群众传播血防知识。与此同时,一些地方政府如安庆专区和芜湖专区,组织4600多名医务人员和近万名经过短期训练的区、乡干部,农业生产合作社社员参加血防斗争,仅安庆专区在当月便已新建粪坑2000多个,水井1200多口③,确保传染源的阻断。同是在1956年,安徽徽州专区开展了9期血吸虫病防治人员训练班,共训练了医生、护理员、检验员和环境卫生员共380人,同时在农民群众中培养了3100多个乡村卫生干部④,使血防队伍不断壮大。这些成就的取得,是不同专区地方政府和某一专区内"专区—县—乡(镇)"各级政府紧密协同配合的结果。

湖北省血防群众动员中的政府协同,是从不同党政部门职责分工出发,围绕着各部门职责特点来开展工作。1957年,中共湖北省委下发第394号文

---

① 编委会:《浙江省血吸虫病防治史》,上海科学技术出版社1992年版,第29页。
② 《开化县人民政府关于今冬明春在兴修水利中结合土埋钉螺蛳运动的计划》(1955年1月6日),参见编委会:《开化县血吸虫病防治史》,浙江人民出版社2004年版,第144—146页。
③ 新华社:《安徽省展开血吸虫病防治运动》,《新华社新闻稿》1956年第2119期。
④ 新华社:《安徽省徽州专区血吸虫病防治力量增多》,《新华社新闻稿》1956年第2057期。

件,要求农村工作部负责动员疫区农村党员、干部和广大群众,积极投入血防运动;农业部门则主要发动群众做好粪管、积肥、灭螺灭卵、垦荒与田间灭螺工作,动员和组织群众做好个人防护工作,并搞好家畜血吸虫病防治;水产、船运部门负责教育渔民、船民做好粪管和饮水卫生;宣传文教部门则负责动员群众做好血防宣传工作,向农村干部和群众进行血防知识宣教;青年团则负责动员疫区广大青年团员和青年群众,积极参加灭螺和血防斗争,并发挥带头作用①。

云南省血防群众动员中的政府协同,体现在一系列"结合"上。如群众动员中的突击与经常相结合、血防与生产相结合、治病与治穷相结合、查病治病与灭螺相结合等。如在 1958 年的血防高潮中,被发动起来的群众,人背马驮,积极配合医务人员交粪查病,当年查病达 53 万多人,治疗 12 余万人,查牛 15 万多头,治疗病畜 3000 多头,并出动 52 万人次参与灭螺,当年累计灭螺面积达 3000 多万平方米。在此后的血防实践中,云南省弥渡县还总结出了"六结合"灭螺防病法:结合造田造地消灭钉螺;结合治理"三跑田"(跑水、跑土、跑肥)消灭残余钉螺;结合水田改旱地消灭钉螺;结合改造水患灭螺;结合修筑公路和田间机耕路灭螺;结合水利建设兴修排灌沟灭螺②。这一系列"结合",实际上都涉及到政府在群众动员中的多方协同。

在 1958 年全国血防进入高潮之际,中央防治血吸虫病领导小组办公室主任齐仲桓,专门撰文总结了血防实践中动员群众的基本经验,他将其概括为如下六条:一是领导与群众相结合;二是群众运动与生产相结合;三是群众运动与科学技术相结合;四是发动群众贯彻综合性的防治措施;五是发动群众进行反复的斗争;六是建立和壮大卫生工作中的群众队伍③。并认为这些经验是党的群众观点和群众路线在血防实践中的体现。在血防实践中贯彻和推广这些经验的过程,同时也是血防群众动员中推进党政协同和政民协同的过程,这些协同是政府协同的拓展版。

---

① 周陵生:《湖北血防》,湖北科学技术出版社 1989 年版,第 77 页。
② 张显清:《云南省血吸虫病防治史志》,云南科技出版社 1992 年版,第 184—185 页。
③ 齐仲桓:《防治血吸虫病与群众观点群众路线》,《医学史与保健组织》1958 年第 2 号。

第五节　五十年代血吸虫病防控中
政府协同实践评析

　　20 世纪 50 年代血吸虫病防控中的政府协同,这一国家行动实施的大背景,一方面与前文所述对新中国成立初期鼠疫、霍乱、天花防控所面临的背景一样,都是新生人民政权刚成立不久,卫生资源紧缺与人民群众对健康需求急切的矛盾并没有缓解,巩固政权、发展生产与防控疫病仍旧是新政权必须统筹兼顾、多面应对的问题;另一方面,这一时期的血吸虫病防控,从对一般疫病的紧急应对发展到全党动员、全民参与的政治事件,还有其独特的历史背景。

　　历史时针运行到 1953 年时,在中国发生的如下事件可圈可点:一是抗美援朝可望结束;二是除西藏等少数民族地区及台湾外,土地改革任务已在全国范围内基本完成;三是随着财政收支平衡、物价稳定、交通运输和农业生产的好转,国民经济得以恢复。所有这些利好消息,又为执政党实施新的战略奠定了基础。也是在这一时期,以"一化三改造"为主要内容的党在过渡时期的总路线被正式提出。1953 年 6 月 15 日,毛泽东主持召开中共中央政治局会议,听取并讨论中央统战部长李维汉《关于利用、限制和改造资本主义工商业的若干问题》的报告,对党在过渡时期总路线作出了比较完整的表述,指出"党在过渡时期的总路线和总任务,是要在十年到十五年或者更多一些时间内,基本上完成国家工业化和对农业、手工业、资本主义工商业的社会主义改造。"[1]党在过渡时期总路线的正式提出,是中国社会主义革命全面展开的重要标志。

　　也是在 1953 年,中国迎来了有计划的大规模经济建设第一年,是新中国第一个五年计划的起始年。这一年的《人民日报》元旦社论开篇就列出了1953 全国人民需要完成的三项伟大任务,"开始执行国家建设的第一个五年计划,完成和超额完成一九五三年度建设计划"便是这三项伟大任务之一[2]。开展大规模有计划的经济建设,是新政权借鉴苏联经验,从中国经济建设实际

---

　　① 中共中央文献研究室:《毛泽东年谱(一九四九——一九七六)》(第 2 卷),中央文献出版社 2013 年版,第 116 页。

　　② 社论:《迎接一九五三年的伟大任务》,《人民日报》1953 年 1 月 1 日。

出发作出的战略选择,同时也是执行中国共产党在过渡时期总路线和完成总任务的重大部署。早在1951年便着手制定的"一五"计划,在1953年6至8月的全国财经工作会议上进行了讨论。也是在这一年,"一五"计划草案由中财委主持,会同国家计委和中央各部门及各大行政区进行了第三、四次修改,其中第四次还征求了苏联国家计委和专家的意见,使计划草案更为成熟。"一五"计划最终在1955年召开的一届人大二次会议获得正式批准,成为国家经济建设的中长期规划方案。该计划的指导方针和基本任务,就是"集中力量发展重工业,建立国家工业化和国防现代化的初步基础;相应地发展交通运输业、轻工业、农业和商业;相应地培养建设人才;有步骤地促进农业、手工业的合作化;……逐步提高人民物质生活和文化生活的水平"①。重工业优先的经济发展战略,在"一五"计划中体现得非常明显。

上述无论是社会主义革命的全面展开,还是"一五"计划的实施,都将作为生产力重要构件的人的地位和作用凸显出来了。国家建设对劳动力的需求,与疫病对劳动力的损伤形成尖锐对立的矛盾。在这一大背景下,防治血吸虫病成为摆在党和国家领导人面前急需破解的难题,也就顺理成章了。据统计,1953年全国(大陆)总人口为5.8796亿,劳动力供给(包括男、女及半劳动力折合)为2.1364亿,劳动力与总人口的比为1:2.75②。此种规模的劳动力供给,仍然不能满足国家大规模经济建设对劳动力的强劲需求。各地大规模建设中劳动力不足问题,最终只能靠人口的大规模迁移来解决。据不完全统计,1953年至1954年的两年间,仅吉林长春第一汽车制造厂,便从外省市接收劳动力1万多人,加上随迁家属,人口迁移规模更大。"一五"时期全国156个重点项目,因在陕西省部署20余项,致使陕西省仅1955年就净迁入人口达32.34万人。其他西、北部省、区,如甘肃、内蒙古,在"一五"时期都是人口迁入大户。如内蒙古,在1953—1957年的5年间,净迁入人口为109.94万人,年平均净迁入21.99万人,其中1956年一年净迁入34.81万人③。工业方面如此,农业方面劳动力更为短缺。据中共中央农村工作部对17个省(市、区)

---

① 何沁:《中华人民共和国史》,高等教育出版社1997年版,第101页。
② 国家统计局:《中国统计年鉴(1983)》,中国统计出版社1983年版,第103、120页。
③ 路遇:《新中国人口五十年》(上),中国人口出版社2004年版,第521页。

519 个农业社的调查,按男女全、半劳动力总数平均,每个劳动力平均的耕地为 6.8 亩,按折合劳动力计算,每个劳动力的平均耕地为 8 亩。而在东北、西北、华北的 6 个省,平均每个折合劳动力的耕地竟达到了 18.2 亩。所以调查报告得出结论认为:"从调查中证明我国农村劳动力是雄厚的,而在农业合作化之后发挥劳动力的场所又是广阔的。就进一步发展生产和进行农业基本建设来说,农业社的劳动力不是剩余的问题,而是不足的问题。"① 由此可见,当时劳动力短缺问题,无论在工业还是农业,都严重制约着国家各条战线的大规模建设,成为关系社会主义革命能否胜利、"一五"计划能否顺利实现的头等大事。

在此种背景下来评价 20 世纪 50 年代血吸虫病防控中的政府协同实践,一方面可见其协同成败所具有的重大历史意义,血吸虫病防控好了,对"一化三改造"的顺利推进,对"一五"计划的成功实现,都具有举足轻重的意义;另一方面,在如此急促的情况下来开展协同,使血吸虫病防控超出了疫病防控本身所应遵循的科学规律,出现后期的"大跃进"式宣教和急功近利地过度发动群众,也就不难理解了。实际上,政府协同开展疫病防控,如果见其"本真",不要赋予疫病防控以外的其他意义和使命,防控举措和操作流程就能按照疫病防控本来的逻辑,在其本来的轨道上运行;如果给政府协同防控疫病赋予过多的额外意义,反而很容易走向事物发展规律的反面。而且从某种程度上看,"党治国"体制下的政府行政行为,其被赋予本来使命之外的意义越多,急切程度越高,其最终走向反面的可能性也就越大,这已经成为被历史证实了的一条规律。只是在中共党史或中华人民共和国史的研究中,这一规律通常被冠以"左"或右之类的路线错误来进行表述。

整个 20 世纪 50 年代血吸虫病防控中的政府协同,除上述社会主义革命和国家大规模经济建设的大背景外,还有一个背景,就是"一五"时期国家层面协调的开展。体现在史料中最明显的就是,国家对科研活动的协调和对各类科研资源的整合。据聂荣臻介绍,当时国家对科研活动开展协调"是依靠

---

① 中共中央农村工作部办公室资料组:《农业合作化第一年 25 个省(区、市)农业生产合作社典型调查》,农业出版社 1959 年版,第 41—43 页。

两种组织来进行工作的。一是专业小组。一是中国科学院、国家技术委员会、高等教育部和有关各部门"①。当时国家确定了57项重大科技任务和基础学科,分行业成立了26个协调小组,包括综合考察、海洋和气象、测量制图、地质矿产等。担任科研协调任务的专业小组成立后,根据内容确定了主要负责单位,科研规划和协调工作由主要负责单位承担。1957年,郭沫若在介绍"关于科学研究的协调工作"时,详细介绍了机械、医学、冶金、水利和农业这五个方面的科研协调情况。与血吸虫病防治直接相关的,就是医学研究方面的政府协调。当时医学科研协调的重点是中医和西医、军队和地方的医学科研工作。为了提高医学科研工作协同作战能力,国家对军事医学科学院、中国医学科学院、协和医学院和中医研究院4个单位的人力、物力进行科学整合,按学科或任务组成40多个研究机构②,以项目的形式来推进科研协调的展开。科研系统的政府协调,无疑给血吸虫病防治中的政府协同以启示和借鉴,医学科研方面的协调甚至直接介入,会影响到血吸虫病防治的协同进度。

　　此外还值得一提的是,整个20世纪50年代血吸虫病防控中的政府协同,如果从历史的长距离来看,显然还是处于起步阶段,许多协同举措没有完全开展起来。正是由于其协同质量不是很高,所以这一时期的政府协同,基本上都是一种较低水平的行政协调。但恰恰是因为有了这些早期行政协调的奠基和努力,才为随后血防实践中大规模、高质量的政府协同实践的出现打牢了基础。从相关史料看,到20世纪70年代,血吸虫病疫区如安徽、江苏等省的政府协同行为,已经发展到跨部门协同和跨地区协作的阶段了。如1970年,遵照中央"加强毗邻地区血防工作"的指示,江苏省的太仓、昆山、吴江与上海市的青浦、嘉定5县,共同总结了"丁字河"灭螺经验,正式成立苏沪5县水网地区血防联防组织③。到1974年,江苏、浙江、安徽三省的宜兴、溧阳、长兴、广德、郎溪5县召开首次血防联防会议,并成立了五县联防领导小组,制定了《联防协作制度》和协作方案。联防区域由17个公社、36个大队、4个单位组

---

　　① 聂荣臻:《聂荣臻科技文选》,国防工业出版社1999年版,第27页。

　　② 郭沫若:《在政协第二届全国委员会第三次全体会议上的发言》,《人民日报》1957年3月20日。

　　③ 盛立:《江苏省预防医学历史经验》,江苏科学技术出版社1989年版,第273页。

成 7 个联防片,各县各片轮流主持工作①。1970 年,浙江和江西省毗邻的开化、常山、江山和玉山四县(市)也组成血防联防领导小组,所属各乡镇、村也成立相应的血防联防领导小组,实行四县(市)轮流值守,开展多轮次血防联防活动②。这种超出行政区划界限且被制度化了的血防协同实践,显然其协同水平要远远高出此前的行政协调阶段,这是在生产力发展和经验积累基础上政府协同水平跃升的必然。

---

①　安徽省卫生志编纂委员会:《安徽血吸虫病防治志》,黄山书社 1990 年版,第 218—219 页。

②　编委会:《开化县血吸虫病防治史》,浙江人民出版社 2004 年版,第 107 页。

第 四 章

新时期艾滋病防控中的政府协同

  1978 年 12 月中共十一届三中全会的召开,标志着中华人民共和国历史进入到以改革开放为主题的全新历史时期。这一历史时期,国家要发展,国力要增强,生产力要提高,就必须大量引进西方先进科技、发达文明和优良管理经验等,在穷追猛赶中实现跨越式发展。但与此同时,随着国门的开放,一些良莠不齐、鱼目混珠的东西如艾滋病等,也随之传入国内,给国家疫病防控体系和政府抗疫防病能力带来新挑战。

第一节 艾滋病的蔓延、传入及危害

  艾滋病是英文 AIDS 的音译语,AIDS 是英文 Acquired Immune Deficiency Syndrome 首字母的简写,全称为获得性免疫缺陷综合征。此种疾病是由人类免疫缺陷病毒(Human Immunodeficiency Virus,简写为 HIV)通过破坏人体 T 细胞导致人体免疫系统瘫痪,从而丧失对各种疾病的抵抗能力。人体从感染 HIV 病毒到死亡,大体会经历急性感染、无症状感染(潜伏)和发病三个阶段。由于人体差异的存在,有些人感染了 HIV 也不一定会马上表现出症状,所以感染了 HIV 并不等于患了 AIDS。已知的艾滋病传染途径包括性接触、血液传播和母婴传播三个方面。

  1981 年,美国疾控中心(CDC)首先命名并确诊了世界上首例 AIDS 病患。虽然在 1981 年之前,HIV 便已经存在,但由于人类对此的认知并没有系统化,

因此也无详实记载。1981 年当年,全球 101 个国家向美国疾控中心登记的
AIDS 病例达 3700 个。自此之后,艾滋病作为一种快速传播的严重传染病,很
快便席卷全球。艾滋病的世界流行情况,从来就没有一个权威确凿的统计数
据,现有数据大多采用世界卫生组织和联合国艾滋病联合规划署(UNAIDS)
对各国上报数据的统计和估算。据不完全统计,世界艾滋病早期流行的具体
情况可参见表 8。

表 8:1984—1987 年各国和地区艾滋病确诊病例统计表　　（单位:人）

年/月	1984/7	1985/3	1985/6	1985/9	1985/12	1986/3	1986/7	1987/1	1987/3
小计	3500	839	3867	1573	2158	25380	23183	30853	41442

说明:表中统计的国家和地区包括美国、法国、扎伊尔、加拿大、海地、前联邦德国、英国、澳大利亚、
比利时、荷兰、瑞士、意大利、丹麦、墨西哥、西班牙、阿根廷、瑞典、南非、委内瑞拉、以色列、奥地利、特立
尼达—多巴哥、挪威、爱尔兰、新西兰、法属圭亚那、葡萄牙、希腊、瓜德罗普、芬兰、乌拉圭、卢森堡、冰
岛、俄罗斯、罗马尼亚、南斯拉夫、捷克、日本、香港、肯尼亚、古巴。小计数据为不完全统计,仅供参考。
资料来源:李继唐等:《艾滋病的历程与防治新进展》,人民军医出版社 2005 年版,第 28—29 页。

　　表 8 的数据存在着明显的漏报和统计缺陷,它只能反映出全球艾滋病流
行总体上呈现出快速上升的趋势。实际上,根据国际艾滋病治疗会议上提供
的数据,截至 1987 年 2 月 12 日,全球 91 个国家中,已确诊的艾滋病患者有
40638 人,估计全球艾滋病患者约为 10 万人,感染 HIV 者为 500 万到 1000 万
人①。截至 1987 年 4 月 1 日,全球 131 个国家正式向世界卫生组织报告艾滋
病患者 45700 例,其中美洲 45 个国家报告 36782 例;欧洲 27 个国家报告 4814
例;非洲 36 个国家报告 3538 例;大洋洲 3 个国家报告 440 例;亚洲 20 个国家
报告 126 例②。这些数据和统计表明,早期的艾滋病流行,美洲、欧洲和非洲
是重点,而大洋洲和亚洲则处于初始流行状态。

　　进入到 20 世纪 90 年代之后,全球的艾滋病疫情进入到快速传播时期,世
界艾滋病确诊病例和 HIV 感染者疯狂增长,具体数据可参见表 9:

---

　　①　王兰英:《国际艾滋病治疗会议闭幕　全世界已确诊的艾滋病患者达四万人》,《人民日
报》1987 年 2 月 16 日。
　　②　新华社:《艾滋病波及 131 个国家》,《人民日报》1987 年 4 月 5 日。

表 9：20 世纪 90 年代以来全球艾滋病蔓延情况表

时间 （年、月）	（AIDS 患者数）上报数 /估计数（万人）	HIV 感染者估 计数（万人）	疫情蔓延国家数 （个）	患者死亡总数 （万人）	
1988. 5	8. 8/15	500 至 1000	138	—	
1989. 10	18. 6/60	600 至 800	152	—	
1990. 10	29. 8/超 60	至少 800	157	—	
1991. 10	41. 8/150	900 至 1100	163	—	
1992. 11	—/200	1000 至 1200	—	—	
1993. 12	—/200	1400	—	—	
1994. 12	102. 5/超 400	1700	—	—	
1995. 12	—/450	1950	208	—	
1996. 6	—/770	超 2200	—	640	
1997. 12	超 300/—	3006	210	1170	
时间 （年/月）	当年 HIV 新感 染数（万人）	全球 HIV/AIDS 总数（万人）	当年 15 岁以下 儿童 HIV 新感 染数（万人）	当年死 亡总数 （万人）	全球累计 死亡数 （万人）
1998. 12	580	3340	59	250	1390
1999. 12	560	3360	57	260	1630
2000. 12	530	3610	60	300	2180
2001. 12	500	4000	80	300	—
2002. 12	500	4200	80	310	—
2003. 12	500	4000	70	300	—
2004. 12	490	3940	64	310	—
2005. 12	490	4030	70	310	—
2006. 12	430	3950	53	290	—
2007. 12	250	3320	42	210	—
2008. 12	270	3340	43	200	—
2009. 11	260	3330	43	180	—
2010. 12	270	3400	39	180	—
2011. 12	250	3400	33	170	—
2012. 12	230	3530	26	160	—

续表

2013.12	210	3500	24	150	3900
2014.12	200	3690	22	120	—
2015.12	210	3670	15	110	—
2016.12	180	3670	16	100	—

　　资料来源和说明:本表数据分为两个部分,均为不完全统计,1988年至1997年的数据源自《人民日报》上相关报道所提供的数据;1998年至2016年的数据源自联合国艾滋病联合规划署(UNAIDS)和世界卫生组织(WHO)发布的相关报告。这些数据从来就未对全球艾滋病疫情作出全面准确的统计,可能凭借现有技术条件也根本无法进行这方面的精准统计,相关数据大多是一种区间值和估计,就连UNAIDS和WHO发布的相关报告,在一些数据上也存在着前后矛盾的问题,所以这些数据反映的只是一种趋势。"—"表示这方面数据缺失。

　　根据表9数据和相关报道可知,进入20世纪末期,全球艾滋病疫情出现了几次大的变化,也相应呈现出如下基本特征:首先,在20世纪80年代末90年代初,艾滋病向妇女、儿童和青少年蔓延的趋势比较明显。1989年《人民日报》的相关文章,便报道了美国艾滋病在青少年中以惊人速度蔓延的情况。美国CDC从40家大城市医院采集血液标本分析的结果表明,在纽约和迈阿密等城市,15至16岁的青少年中,感染HIV的占1%,21岁者感染了HIV的占3%[1]。其次,20世纪90年代初期,全球艾滋病疫情的蔓延,由此前在发达国家急剧增长转变为在非洲、亚洲等发展中国家快速增长。正如相关报道所言:"欧美发达国家的艾滋病发病率在1989年达到高峰之后开始下降,然而发展中国家的艾滋病蔓延势头却仍在严重升级。"[2]再次,20世纪90年代中期,全球出现了艾滋病疫情和人类对艾滋病防治投入双增长的态势。1995年前后,全球艾滋病毒感染者每天以6000人的速度在递增,而全球投入防治艾滋病的费用(防治、医疗和研究)在日均2.5亿美元之上。最后,在20世纪90年代中后期到21世纪前15年,一方面是全球艾滋病患者迎来了死亡高峰,另一方面是在新世纪初,随着逆转录等治疗方法的推广,以及人类防治艾滋病投入的增加和预防意识的增强,全球HIV病毒新近感染者和HIV/AIDS患者总数呈现出双双下降的趋势。在此种情况下,2016年7月,在南非召开的第21届

---

① 陈林海、吴新正:《在美国青少年中艾滋病蔓延》,《人民日报》1989年11月22日。
② 新华社:《世界面临艾滋病严峻挑战》,《人民日报》1991年12月1日。

世界艾滋病大会上,世界卫生组织和联合国提出了到 2030 年之前消灭艾滋病的计划,这是人类在抗击艾滋病历程中最雄心勃勃的计划。

艾滋病传入中国,肇始于一个美籍阿根廷艾滋病患者阿斯克墨西纳来华的绝命之旅。1985 年 6 月,备受艾滋病魔折磨之苦的同性恋者阿氏在攀登长城时突然晕厥,被送进北京协和医院,最终因艾滋病并发重症肺部感染和呼吸循环衰竭不治身亡。阿氏之后,国内很快又监测到 4 名浙江省血友病患者因使用进口血液制品而受到 HIV 感染。但由于这些患者的 HIV 都贴有"外来"标签,所以到 1986 年 10 月底,中国政府卫生部相关负责人还申明中国没有艾滋病发生①。半年后,中国福建省一家医院确诊了一例艾滋病患者,被当时媒体称之为艾滋病传入中国的首例。这名患者为 36 岁男性,原籍福建省,15 年前移居香港,1975 年又赴美工作,1986 年 11 月回福建原籍治病,1987 年 4 月 3 日被确诊为艾滋病后不治身亡,这是中国自行确诊的第一个艾滋病病例。自此之后,艾滋病毒在中国逐步蔓延开来,具体疫情参见表 10。

表 10:艾滋病在中国大陆境内蔓延情况统计表(报告数)

时间 (年/月)	累计报告 HIV 感染者数 (人)	报告 AIDS 患者数 (人)	报告艾滋病相关死亡病例 (人)
1987. 12	11	0	—
1988. 4	18	0	1
1989. 12	29	3	3
1990. 12	446	5	—
1991. 12	615	8	—
1992. 12	969	12	9
1993. 12	1159	19	14
1994. 10	1550	43	22
1995. 9	2594	80	50
1996. 10	5157	133	—
1997. 9	8277	168	—

---

① 新华社:《卫生部有关方面负责人申明我国没有艾滋病发生》,《人民日报》1986 年 10 月 31 日。

续表

1998.6	9970	290	173
1998.9	11170	338	184
1999.9	15088	477	240
1999.12	17316	647	356
2000.6	18143	670	366
2000.9	20711	741	397
2001.9	28133	1208	641

时间 （年/月）	当年报告 HIV/AIDS 发病数 （例）	当年报告艾滋病相关死亡数 （例）
2002	9824	363
2003	1145	379
2004	3054	741
2005	5621	1316
2006	6671	1331
2007	7803	1200
2008	10059	5389
2009	13281	6596
2010	15982	7743
2011	20450	9224
2012	41929	11575
2013	42286	11437
2014	45145	12030
2015	50330	12755
2016	54360	14091

资料来源和说明：本表数据分为两个部分，均为各地疾控和卫生行政主管部门报告给国家主管部门的统计数据。1987 年至 2001 年的数据源自《人民日报》上的相关报道；2002 年至 2016 年的数据源自《中国卫生统计年鉴》（相关年份）、卫生部和国家卫计委网站对法定传染病的公布数据。报告数据通常要小于疫情真实蔓延情况的数据，"—"表示这方面数据缺失。

　　表 10 的数据存在两个明显问题：一方面是数据的失实问题，报告数据通常要远远小于艾滋病疫情真实蔓延情况数据，如 1993 年报告的数据为 HIV 感染者 1159 例，AIDS 患者 19 例，死亡 14 例，而实际上，这些数据只是从 230

万人次中检查得出的结果,全国实际感染 HIV 者估计在 5000 至 10000 例①。再如 1998 年,表中数据为 HIV 感染者 1 万多例,而专家估计的感染者已超过 40 万②,两者相差几近 40 倍,其他历年数据情况也基本类似。据卫生部和联合国中国艾滋病专题组估计,到 2004 年底,中国有 HIV 感染者 84 万,而中国累计报告艾滋病感染者才 106990 例,病人 23955 例,卫生部门掌握的数字只占实际感染者估计人数的 12.7%。所以时任卫生部副部长的王陇德,在全球企业应对艾滋病联合峰会上也坦承,"底数不清是当前中国艾滋病防治面临的最大难题之一"③。底数不清的原因,既有技术层面统计上的难度,也有制度层面疫情监测报告制度不完善的因素,更有地方政府和一些领导干部欺瞒隐藏不报的缘故。这给中国政府协同防治艾滋病制造了严重障碍,因为协同在入口处便强调信息的通畅和共享,这也是官僚治理文化与网络治理文化的最大差别。另一方面是数据的有效性和与国际接轨问题。所谓"有效性",就是国家发布这些数据应该主要是为下一步防治艾滋病提供参考和制定有效对策服务,但由于中国政府发布的数据并没有像 UNAIDS 和 WHO 那样,对性别、地区、年龄、获得逆转录治疗机会的比例等数据进行系统统计,与国际社会不能接轨,告诉国人 HIV 感染了多少,因 AIDS 死亡多少,最多只是起了一个警示和引起各方重视的作用。甚至就连这类感染数和死亡病患数,在相当长一段时间内还是讳莫如深,数据并没有及时公布。直到 2014 年之后,国家卫计委和一些省、自治区、直辖市的疾控中心才开始提供"中国艾滋病地图"之类的较为详细的数据和分析,也标志着这方面工作的改进。

艾滋病蔓延的危害是全方位的,不能单从损害国民健康的医学视角去理解。从政治学视野来考察,艾滋病的首要危害,是它会直接消解政权的核心构件——健康人口。在国度这个概念中,人口与土地、主权等一起,成为政权进行统治的核心构件和基础条件。任何国家统治职能的实现,都将对人口的编

---

① 艾笑:《警惕艾滋病蔓延 我国举办"世界预防艾滋病日暨表彰颁奖活动"》,《人民日报》1993 年 12 月 2 日。

② 白剑峰:《预防与控制艾滋病性病表彰会指出 宣传教育是防治艾滋病最佳"疫苗"》,《人民日报》1999 年 12 月 2 日。

③ 白剑峰:《底数不清阻碍艾滋病防治》,《人民日报》2005 年 3 月 21 日。

制、分类和管理作为首当其冲的核心议题。世界上没有一个政权,可以在没有人口的土地上实施其统治。像艾滋病等传染病的蔓延,如果任由其发展,最终会使这个国家面临亡国灭种的危险。

此外,艾滋病会通过一定的隐喻转换机制来削弱政权的合法性。苏珊·桑塔格在《疾病的隐喻》中阐释了爱滋病等疾病,如何在社会中被隐喻为"一些其他的东西",从"仅仅是身体的一种病"转换为一种道德批判,抑或是一种政治态度的表达和政治压迫的实施过程。在揭示艾滋病的隐喻逻辑时,她认为"艾滋病有一种双重的隐喻谱系",艾滋病的隐喻不像癌症的隐喻那样,拿体内异常细胞突变这一"内部颠覆过程"大做文章,而是着眼于"身体外部传染物"的"入侵",这种"入侵"经过一系列临床的构建和推演后,会将患者置于污名、不检点和私生活腐化等道德批判境地①。顺着苏珊·桑塔格的思路,一个人患上艾滋病会被隐喻为上述种种负面角色,那如果一个国家不能很好地防控艾滋病,自然也就会给国际社会留下贫穷、落后、不负责任和治理能力低下的"失败国家"印象。这样一来,这类国家便很难在国际舞台上找到自己的立锥之地。同时,更可怕的是在国内,艾滋病对健康劳动人口的攻击,致使国家经济凋敝,防治艾滋病带来的巨额财政开支又使政府入不敷出,一种"病—贫—病"的恶性循环会压得政府难以喘息。谁会愿意生活在这样的国家?谁又会认同这样的政府统治呢?

对于时刻强调维护政治稳定和实现民族复兴的中国政府而言,艾滋病的存在和蔓延显然"不合时宜"。艾滋病对国民身体"入侵"的同时,也对国家政体实施了"入侵"。它会打破一个政治体系的正常运作程序,吞噬着国家经济发展的盈余,使国家政治体系结构支离,功能紊乱,严重到一定程度,便会激发民变和动荡。对于中国政府而言,要实现民族复兴,一个必不可少的前提,就是健康的劳动力和高水平的国民健康体质。只有从这个高度去理解习近平同志在 2014 年底视察镇江时提出的"没有全民健康,就没有全面小康"的指示,才能领悟到健康对民族复兴事业的重要性,也才能正确理解艾滋病防控的重要性和紧迫性。

---

① ［美］苏珊·桑塔格:《疾病的隐喻》,程巍译,上海译文出版社 2003 年版,第86—103 页。

第二节　艾滋病防控政策制定
执行中的政府协同

在中国的政治系统运作过程中,政治产品的呈现是通过政策的制定和执行来实现的。为了达到防控艾滋病的目的,中国政府在政策的制定和执行过程中,需要纵向不同政府层级之间,横向不同区域地方政府以及政府不同部门之间的协同配合,来实现疫病防控政策制定和执行的低耗高效。下文将以一些重大艾滋病防控政策的制定和执行为例,进行逐一阐述。

一、艾滋病检疫、检查、报告等相关政策制定和执行中的政府协同

中国政府对艾滋病这种输入性传染病的防控,在最初阶段的主要政策是"堵",御病于国门之外,所以从20世纪80年代中期到90年代中期,有关国境监测、检查和对艾滋病的检疫、报告政策是重点。在艾滋病传入大陆境内之前的1984年9月,政府的卫生部、对外经济贸易部和海关总署三部门就协同制定并发布了《关于限制进口血液制品防止AIDS传入我国的联合通知》(84卫药字第22号),要求全国各省、自治区、直辖市应严格限制进口国外的血液制品,如确实需要,应事先报批,由各省、自治区、直辖市卫生厅(局)、口岸药品检验所和相应海关通力协同,卫生部门批文、检验所检验,海关验证批文后才给予放行,对于未经批准的由海关着其限期退运,逾期不退的,由海关查收交由卫生部门处理①。1985年美籍阿根廷艾滋病患者在北京病逝后,使中国政府将艾滋病防控的政策重心放到了国门把守和国境检疫上。在接下来的几年间,中央政府相关部门先后制定、发布了多个试图御艾滋病于国门之外的法规和文件。1985年8月,卫生部、海关总署发布《关于禁止Ⅷ因子制剂等血液制品进口的通知》,同年11月,卫生部发出《关于对血站制备血液制品核发"许可证"的通知》,1986年1月3日,卫生部发布了《关于加强艾滋病疫情管理的

---

① 《卫生部、对外经济贸易部、海关总署关于限制进口血液制品防止AIDS病传入我国的联合通知》,http://www.people.com.cn/item/flfgk/gwyfg/1984/407106198404.html,2016年10月8日访问。

通知》，几天后，卫生部又发布了《关于"禁止进口Ⅷ因子制剂等血液制品的通告"的通知》。1986年12月2日，第六届全国人大常委会第18次会议审议通过了《中华人民共和国国境卫生检疫法》，于1987年5月1日开始实施。根据这一法律，国家教委和卫生部于1986年11月联合制定发布了《关于对外国留学生进行"艾滋病"检查的通知》。随后，卫生部、公安部于1987年5月又发布了《关于来华外国人提供健康证明问题的若干规定》。这些法规、通知和规定的制定与执行，参与协同的机构和政府部门有全国人大、卫生部、公安部、外交部、国家教委、海关总署、对外经贸部等，这些部门的通力协作，是一种横向的政府协同，但这些通知、规定作为正式法规文件下发到各省、自治区、直辖市，要求各级政府和地方主管机构贯彻执行后，纵向的政府协同也同时展开。在艾滋病防控政策的制定和执行上，横向和纵向政府协同往往会同时发力，形成了一张纵横交错的政府协同网络。

上述纵横交错的政府协同网络，在《艾滋病监测管理的若干规定》的制定和执行中表现得尤为明显。该《规定》在1987年由卫生部、外交部、公安部、国家教委、国家旅游局、中国民用航空局、国家外国专家局等7个部门以及相关专家参与，共同研讨起草。同年12月26日，该《规定》经国务院国函〔1987〕209号文批复，1988年1月14日由这7个部门联合发布通知，要求各省、自治区、直辖市贯彻执行。《规定》一共33条，是新中国发布的第一个专门预防某一种传染病的行政法规，其目的在第一条中进行了明确阐述，即是"为预防艾滋病从国外传入或者在我国发生和流行，保障人民身体健康"。《规定》除要求上述7个部门之间密切协同配合外，还特别规定"公安、外事、海关、旅游、教育、航空、铁路、交通等有关部门及企业、事业单位和群众团体，应协助卫生行政部门采取措施，防止艾滋病传播"[①]，这是一种最常见的横向政府协同。《规定》发布后，各省、自治区、直辖市纷纷根据本辖区疫情发展情况，又制定了适合本辖区的相关法规。如在1988年12月22日，经上海市人民政府批准，上海市颁布了《上海市艾滋病监测管理实施办法》。该《办法》一

[①]　国务院法制办公室：《中华人民共和国法规汇编 1987—1988》（第8卷），中国法制出版社2005年版，第304页。

共 34 条,除对上述 7 个部门发布《规定》的主要内容进行复述外,还加入了一些与上海市疫情监测和卫生检疫相关的体现本辖区特色的内容,如第十五、十六、十七条在阐述艾滋病检查、报告程序时,规定了上海市卫生检疫和接收艾滋病病人的具体单位,做到了"具体问题具体分析"①。北京市在贯彻执行 7 部门《艾滋病监测管理的若干规定》时,也结合本市艾滋病疫情发展情况,制定了《北京市实施艾滋病监测管理的规定》,该《规定》共 16 条,1990 年 9 月 14 日经北京市人民政府批准,于 9 月 20 日由北京市卫生局发布,其中第十二条对本市、区、县隐瞒和故意造成艾滋病疫情蔓延行为的处罚,作出了详细规定和说明②。

艾滋病的检测和确诊,也需要相关部门的协同配合,而政府的卫生行政主管机构,在这方面主要是负责相关法规的制定,确保实际操作规范化。1990 年 2 月,卫生部发布《全国 HIV 检测管理规范(试行)》,对实验室的设置、任务、必备条件、实验室检测方法、程序选择、结果判定等进行严格规定,同时发出《进一步加强全国艾滋病监测和血清学检查工作的通知》,强调在全国尚未完全掌握艾滋病疫情发展和蔓延规律的情况下,各级卫生行政主管机构、专业医疗机构和检测部门应通力协作,规范检测程序,为摸清艾滋病疫情底细、科学制定和改进艾滋病防控政策提供依据③。1991 年 1 月,卫生部又下发了《关于在医院、血站和性病防治机构开展 HIV 抗体检测工作的通知》,要求各省、自治区、直辖市必须在医院、血站和性病防治机构开展艾滋病病毒抗体检测工作,明确规定了需要接受检测的主要对象,确保经血液途径传播的艾滋病病毒能够及时被发现和阻断。为了进一步规范艾滋病检测确认工作,1992 年 5 月,卫生部又下发了《关于公布艾滋病检测确认实验室的通知》,公布了包括中国预防医学科学院艾滋病研究及检测中心、军事医学科学院流行病学微生物学研究所病毒研究室等在内的 12 家 HIV 抗体检测实验室。其中,中国预

---

① 上海市人民政府办公厅、上海市人民政府法制办公室:《上海市法规规章汇编(1988—1989)》,上海人民出版社 1990 年版,第 494 页。

② 北京市人民政府法制办公室:《北京市法规规章汇编(1949—1997)》,中国民主法制出版社 1998 年版,第 1553 页。

③ 齐小秋:《中国艾滋病防治政策与策略发展史要》,中国协和医科大学出版社 2014 年版,第 10 页。

防医学科学院艾滋病研究及检测中心为国家级实验室,负责各确认实验室和省级实验室的质量控制、技术指导和标本的最后确认工作。国家级实验室和上海市卫生防疫站艾滋病监测中心将参加世界卫生组织的实验质量控制活动①,为艾滋病病毒检测工作的规范化提供了组织保障。到 1997 年 8 月 21 日,卫生部正式颁发了《全国艾滋病检测工作规范》,对 HIV 检测的实验室设置、实验室审批、检测程序、检测结果判定、反馈与报告程序等作出具体规定,并同时下发通知,强调艾滋病检测工作具有严格的科学性和政策性,要求全国各地严格按照《工作规范》进行检测,以适应艾滋病病毒检测工作急速增长的需要②。该《规范》2004 年修订更名为《全国艾滋病检测技术规范》,2009 年再次修订,以适应国内艾滋病病毒检测工作发展的需要。

对艾滋病的监测和报告,更是一项需要多方协同配合的工作。1994 年开始,中国开展了艾滋病哨点监测工作。当年确定在 23 个省、自治区和直辖市设立哨点 42 个,重点覆盖了娼妓、吸毒者、性病患者和长途卡车司机等四类人群。十年之后,到 2004 年,全国艾滋病监测哨点大量增加,仅国家级哨点数便达 247 个,并在 19 个省建立了 42 个行为监测点,各省建立监测哨点达 400 余个③。2009 年,全国艾滋病监测哨点发展到 1888 个,覆盖人群增加至八类。这些哨点从设立到数据上报,再到数据分析、整理和公布,都离不开政府和相关专业机构的协同配合,为准确掌握艾滋病疫情提供了重要依据。此外,根据相关法规,对艾滋病的报告也有一套完备的制度和程序。卫生部在 1986 年下发的《关于加强艾滋病疫情管理的通知》,就将艾滋病列入需要报告的乙类传染病进行管理,明确要求各级医院、外宾门诊、卫生检疫所在发现疑似患者时,应及时采取措施并逐级报告。到 1989 年 2 月,《中华人民共和国传染病防治法》又将艾滋病列为乙类传染病,按甲类传染病管理,规定对艾滋病患者进行隔离治疗,对于拒绝隔离治疗或擅自脱离隔离治疗的,由公安机关协助医疗单

---

①　卫生部:《关于公布艾滋病检测确认实验室的通知》,http://www.chinalawedu.com/news/1200/22598/22621/22912/2006/3/ji561392726151360026090-0.htm,2016 年 10 月 9 日访问。

②　卫生部卫生监督中心:《医疗卫生监督管理法规文件汇编(1980—2004)》,中国医药科技出版社 2004 年版,第 203—207 页。

③　王淑军:《万余名艾滋病人接受免费治疗》,《人民日报》2004 年 12 月 1 日。

位采取强制隔离治疗措施①。到 2004 年,《中华人民共和国传染病防治法》经修订,将艾滋病列为乙类法定报告传染病进行管理,取消了原按甲类传染病管理的规定。在要求医疗机构、疾控部门报告的同时,2004 年,卫生部又下发了《关于印发艾滋病抗病毒治疗和自愿咨询检测办法的通知》、《艾滋病自愿咨询检测工作实施方案(试行)》和《关于印发〈艾滋病自愿咨询检测工作实施方案(试行)〉的通知》,倡导和鼓励艾滋病病毒携带者进行自愿咨询和检测,由专门机构提供帮助。2005 年,卫生部办公厅又发出《关于启动艾滋病网络直报信息系统的通知》,要求全国各地在卫生部建立的“中国疾病预防控制信息系统”中对艾滋病疫情进行网络直报,同时制定《艾滋病疫情信息报告管理规范(试行)》下发各地,要求各地疾控机构和卫生行政部门按《规范》要求遵照执行②,以提高艾滋病疫情监测报告的时效性。

上述艾滋病监测和报告政策的制定和执行,大多是通过多方面政府协同来实现的。如自愿监测工作,涉及到技术和资金支持,需要卫生部、财政部等部门的协同配合;网络直报,涉及到从中央到地方各级卫生行政部门、专业医疗机构的协同配合;《艾滋病疫情信息报告管理规范(试行)》的制定,是卫生部委托中国疾控中心性病艾滋病预防控制中心组织专家协同配合完成的。

二、《艾滋病防治条例》和各类防艾计划、规划制定与执行中的政府协同

在所有艾滋病防治法律、法规中,2006 年 1 月 18 日由国务院第 122 次常务会议通过,并于当年 3 月 1 日起施行的《艾滋病防治条例》,具有划时代的里程碑意义。该条例根据修订后的《中华人民共和国传染病防治法》第二十四条制定而来,由 7 章 64 条组成,对艾滋病的预防控制、宣传教育、治疗救助、保障措施、法律责任等进行了详细规定。尤其是第四、五、六条,对艾滋病防控中需要协同配合的机构、部门、群团等进行了明确规定。第四条要求“县级以

---

① 齐小秋:《中国艾滋病防治政策与策略发展史要》,中国协和医科大学出版社 2014 年版,第 9 页。
② 卫生部办公厅:《关于启动艾滋病网络直报信息系统的通知》,《中华人民共和国卫生部公报》2005 年第 6 期。

上人民政府统一领导艾滋病防治工作,建立健全艾滋病防治工作协调机制和工作责任制"。第五条明确了"国务院卫生主管部门会同国务院其他有关部门制定国家艾滋病防治规划;县级以上地方人民政府依照本条例规定和国家艾滋病防治规划,制定并组织实施本行政区域的艾滋病防治行动计划"。第六条强调"国家鼓励和支持工会、共产主义青年团、妇女联合会、红十字会等团体协助各级人民政府开展艾滋病防治工作。居民委员会和村民委员会应当协助地方各级人民政府和政府有关部门开展有关艾滋病防治的法律、法规、政策和知识的宣传教育,发展有关艾滋病防治的公益事业,做好艾滋病防治工作。"①这些条文的具体规定,为艾滋病防治中的政府协同乃至全社会协同提供了法律依据,改变了此前中国没有一部较为完整的预防控制艾滋病专门法律、法规的局面,为中国艾滋病防治工作全面展开和贯彻落实防治艾滋病的各项政策,提供了法律保障。

除在具体条文中对艾滋病防治中政府协同做出明确规定外,《条例》的制定和贯彻执行过程本身,也是政府多方协同的结果。2003年非典疫情爆发之后,中共中央和中国政府认识到加快国家疫病防控体系建设的重要性和紧迫性。2005年3月,时任国务院总理温家宝在《政府工作报告》中专门强调:"要全面建成疾病预防控制体系,基本完成突发公共卫生事件医疗救治体系建设","坚决遏制艾滋病蔓延"②,由此加快了制定艾滋病防治专门法规的步伐。在条例起草过程中,国务院法制办、国务院艾滋病防治领导小组、卫生部、财政部等多部委协同配合,组织相关专家进行充分论证后,向国务院提交了《艾滋病防治条例(草案)》。2006年1月18日,国务院总理温家宝主持召开国务院第122次常务会议,强调依法规范和指导艾滋病防治工作,建立起政府组织领导、部门各负其责、全社会共同参与的艾滋病防治机制的重要性,会议决定《艾滋病防治条例(草案)》经进一步修改后,由国务院公布施行③。1月29日,温家宝签署中华人民共和国国务院令第457号,正式公布了经修改的

---

① 《艾滋病防治条例》,《中华人民共和国国务院公报》2006年第10期。

② 温家宝:《2005年政府工作报告》,http://www.gov.cn/test/2006-02/16/content_201218.htm,2016年10月10日访问。

③ 新华社:《温家宝主持召开国务院常务会议》,《人民日报》2006年1月20日。

《艾滋病防治条例》，并决定自当年 3 月 1 日起正式施行。同时，在 2 月 12 日，新华社授权播发条例全文。

《艾滋病防治条例》公布施行后，先是新华社、《人民日报》、《健康报》等新闻媒介机构进行了广泛宣传，向社会普及艾滋病防治知识和宣传《艾滋病防治条例》的相关内容。同时，在 2006 年 2 月 28 日至 3 月 1 日，卫生部联合国务院法制办在厦门召开全国宣传贯彻《艾滋病防治条例》会议，国务院防治艾滋病工作委员会办公室主任、卫生部副部长王陇德，国务院法制办副主任汪永清出席此次会议并讲话，中宣部、司法部、民政部和国务院防治艾滋病工作委员会成员单位，以及全国各省、自治区、直辖市艾滋病防治办公室和对口的卫生厅（局）主管领导参加了会议。会议就《条例》贯彻执行过程中如何加强部门之间和各级政府之间的协同配合进行了研讨和部署[①]。

很快，各省、自治区、直辖市地方政府也积极协同配合，纷纷结合本辖区实际情况，认真贯彻落实《艾滋病防治条例》。如北京市，在 2007 年 3 月 9 日至 10 日，组织全市及所属区、县卫生局和卫生监督所 120 多名卫生监督骨干，举办了《艾滋病防治条例》培训班。培训班邀请国务院法制办、国务院防治艾滋病工作委员会办公室等单位的领导，介绍了《条例》出台的背景及相关法规的主要内容，同时也对国内外艾滋病防治现状进行了讲解。为了确保卫生监督执法的效率，北京市还对经培训的骨干进行了考试。上海市在《条例》颁布后，于 2006 年 2 月由上海社会科学院联合上海生命法学研究会召开"《艾滋病防治条例》座谈会"，对《条例》的颁布及其影响进行研讨。同时，在《条例》颁布前后，由上海社会科学院发起，上海政法学院、华东政法学院、清华大学、上海生命法学研究会等单位协同配合，起草了《上海市艾滋病防治条例》，经多次讨论修改后，形成"专家建议稿"，提交至上海市人民代表大会，加速了上海市艾滋病防治立法进程。作为艾滋病重灾区，云南省在国家《艾滋病防治条例》颁布当年，也加快了制定本辖区艾滋病防治条例的进程，并于 2006 年 11 月 30 日经云南省十届人大常委会第 26 次会议审议通过了《云南省艾滋病

---

① 孙新华等：《卫生部召开全国贯彻落实〈艾滋病防治条例〉会议》，参见尹力、胡国臣：《中国卫生年鉴·2007》，人民卫生出版社 2008 年版，第 173 页。

防治条例》,决定于 2007 年 1 月 1 日起正式施行。该《条例》一共 8 章 60 条,对国家《艾滋病防治条例》进行了具体化,既抓住了云南省艾滋病疫情蔓延的实际情况,又在人权保护、免费治疗等方面有所超前,同时还明确了各级政府的宣传、教育、卫生等有关部门、新闻媒体和各单位在艾滋病防治中开展协同配合的职责与任务,是在全国范围内率先针对单一病种而专门推出的一部省级地方性法规①。

　　在《艾滋病防治条例》贯彻落实过程中,地方政府积极协调配合的还有安徽省、浙江省、陕西省、江苏省、广西壮族自治区、新疆维吾尔自治区等。在国家《艾滋病防治条例》颁布实施 7 个月后的 2006 年 10 月 9 日,安徽省人民政府办公厅下发了《关于贯彻落实艾滋病防治条例的意见》(皖政办[2006]69号),要求各市、县人民政府及省政府各部门、各直属机构要认真学习,积极做好《条例》的宣传和培训工作;要明确目标,积极切实落实各项防控措施;县级以上人民政府要增加投入,不断提高城市社区和乡镇基层社会的艾滋病防治能力。《意见》还特别强调:"建立健全艾滋病防治协调机制和工作责任制。各市、县尚未建立艾滋病防治工作组织协调机构的要尽快建立,已经建立的要进一步明确各部门在防治工作中的职责和任务。各级人民政府艾滋病防治组织协调机构要切实履行工作职责,依法推动跨部门合作,加强防治工作的协调和管理,形成艾滋病防治的合力。"②浙江省也于 2006 年制定了《浙江省艾滋病防治条例》,并经省第十届人大常委会第 29 次会议通过,决定于 2007 年 3月 1 日起正式施行。该《条例》一共 7 章 60 条,为浙江省艾滋病防治提供了法律保障③。《陕西省艾滋病防治条例》于 2007 年 6 月 1 日经省大大常委会第31 次会议通过,2007 年 7 月 1 日起施行,一共 9 章 70 条,对"监测与检测"、"权利与义务"分章单列④,促进了全省艾滋病防治工作的规范化。此外,新疆维吾尔自治区和广西壮族自治区,也分别在 2010 年和 2013 年颁布施行了本

①　马益华:《〈云南省艾滋病防治条例〉既超前又符合实际》,《云南日报》2007 年 1 月10 日。

②　《安徽省人民政府办公厅关于贯彻落实艾滋病防治条例的意见》,《安徽省人民政府公报》2006 年第 22 号。

③　《浙江省艾滋病防治条例》,《浙江政报》2007 年第 5 期。

④　《陕西省艾滋病防治条例》,《陕西日报》2007 年 6 月 12 日。

区的艾滋病防治条例。这些都是地方政府在《艾滋病防治条例》贯彻执行中协同配合中央政府的体现。

除《艾滋病防治条例》外,在艾滋病防治过程中还制定了多个"规划"和"计划",这些政策性文件的制定和执行,也离不开多方面的政府协同。《全国预防艾滋病规划(1988—1991)》是新时期中国制定的首个艾滋病防控规划。该规划于1987年8月17日由卫生部发布施行,分为概况、规划目标、组织领导与专业机构、工作内容、经费几个部分。整体上看,这个规划的重点在于突出艾滋病防控的历程、举措及相关资源的配置,如强调"国家拨给预防艾滋病专款","地方各级政府负责本地区艾滋病监测控制需要的经费"①等,对于此后国家的艾滋病防控,在战略上并没有真正起到"规划"的作用。该规划1991年到期前,中国政府又与1990年制定并施行《中华人民共和国艾滋病预防和控制中期规划(1990—1992)》,该规划由一个全面的国家规划和13个疫情重点省、自治区和直辖市的规划构成,由世界卫生组织协同中华人民共和国卫生部制定而成,是中国政府为防控艾滋病与国际组织协同配合的第一个合作项目。为更好地贯彻落实这个规划,1991年4月,卫生部下发《关于执行我国预防和控制艾滋病中期规划(1990—1992)的通知》(卫防发〔91〕第10号),要求艾滋病重点疫区的13省(自治区、直辖市)执行规划,并配套了相应的考评举措。到1992年,卫生部又下发《关于进行预防和控制艾滋病中期规划(1990—1992)第一年评审工作的通知》(卫防急发〔92〕第03号),对重点疫区的规划制定和执行情况进行督导和评估。

在上述中期规划的基础上,卫生部、国家计委、科技部和财政部四部委又紧密协同配合,制定了《中国预防与控制艾滋病中长期规划(1998—2010)》,明确了国家艾滋病防治的近期和远期目标,从采供血、性病防治、宣传教育、卫生保健、法规体系建设等方面,将艾滋病防治目标具体化,总目标是到2010年,实现性病的年发病率稳中有降,把中国艾滋病病毒感染者控制在150万人以内②。

---

① 卫生部政策法规司:《中华人民共和国卫生法规汇编(1986—1988)》,法律出版社1990年版,第208页。

② 《中国预防与控制艾滋病中长期规划(1998—2010)》,《中华人民共和国国务院公报》1998年第29期。

该规划将 2002 年、2005 年设为中期考评时间节点,将 2010 年设为终期考评时间点,于 1998 年 11 月 12 日经国务院批准后正式下发,要求各省、自治区和直辖市人民政府,以及国务院各部委、各直属机构贯彻执行。该规划发布后,中国各级政府以及政府各部门紧密协同配合,打响了防控艾滋病的攻坚战。2000 年,卫生部经国务院同意,印发《国家有关部委(团体)关于预防控制艾滋病性病工作职责》(卫疾控发[2000]第 263 号),明确了组成国务院防治艾滋病性病协调会议制度的国家计委、卫生部、公安部、司法部、财政部等 32 个部门和单位在艾滋病防控中各自所应承担的职责,为在艾滋病防控中开展横向政府协同提供了法律依据。同年,卫生部公布实施《在婚前医学检查和孕妇体检中进行艾滋病检测》(卫基妇发[2000]第 401 号),公安部下发《关于公安机关做好预防控制艾滋病有关工作的通知》(公治[2000]159 号),卫生部、公安部、司法部联合下发《关于加强在吸毒人群中控制艾滋病流行的通知》(卫疾控传二发[2000]第 5 号)等文件,不仅加强了艾滋病防控中卫生、公安、司法等部门之间的横向政府协同,而且将艾滋病防控与婚检、治安、禁毒、打击卖淫嫖娼、严控注射吸毒、禁止非法采集血浆等任务协同,以图标本兼治①。此外,为了更好地贯彻落实《中长期规划》,2001 年 1 月 5 日,卫生部协同国家计委、教育部、科技部、公安部、司法部、财政部、广电总局等 8 个部委,在广泛征求国务院防治艾滋病性病协调会议成员单位及各省、自治区、直辖市相关部门意见的基础上,制定并颁布了《中国预防与控制艾滋病中长期规划(1998—2010)实施指导意见》。该《意见》首先强调"艾滋病的预防控制是一个社会系统工程,是全社会的共同责任","各级政府负有领导和组织协调的责任"②,同时《意见》还对实施原则、防治策略与主要措施、保障机制、考核评价等进行了详细说明,并对争取实现 2002 年近期防治目标提出了比较具体的要求,为政府各部门和不同层级政府开展协同配合、加强督察指导提供了依据和保障。

　　除上述"规划"外,中国政府还制定颁布了《中国遏制与防治艾滋病行动

---

　　① 王陇德:《中国艾滋病流行与控制》,北京出版社 2006 年版,第 611 页。

　　② 《中国预防与控制艾滋病中长期规划(1998—2010)实施指导意见》,参见中国法制出版社:《艾滋病等重点传染病防治知识卫生人员培训手册·法规部分》,中国法制出版社 2004 年版,第 151 页。

计划（2001—2005）》、《中国遏制与防治艾滋病行动计划（2006—2010）》、《中国遏制与防治艾滋病"十二五"行动计划》等文件。这些文件反映和体现政府协同的方面，主要如下：一方面是文件对艾滋病防治中政府协同的明确规定。如《行动计划（2001—2005）》首先强调，《中长期规划（1998—2010）》"贯彻落实情况不平衡，防治艾滋病性病综合治理的协调力度不够"，是制定该行动计划的重要原因，为改变此种协调不足问题，该计划在实施原则的第一条就强调，要"加强部门合作与社会参与，齐抓共管"；在疫情监测和评价体系建设方面，要求"鼓励和动员多部门、多学科的力量参与艾滋病性病评价指标体系的制定工作"；在中央政府部委之间的横向协同方面，要求"根据《国家有关部、委、局（团体）预防控制艾滋病性病工作职责》这一文件，各司其职，各负其责，相互协调，密切配合，共同做好预防与控制艾滋病性病的工作"①；《行动计划（2006—2010）》也强调"各省（区、市）和疫情严重的市（地）及县级人民政府要成立防治艾滋病工作委员会或相应的协调机"等②；《"十二五"行动计划》则进一步指出："各地尤其是高流行地区要加强艾滋病综合防治工作的领导和协调，充实办事机构和人员，明确相关部门和相应人员负责艾滋病防治工作的协调与管理，确保事有人管，责有人负。要充分发挥各级防治艾滋病工作委员会或协调机制的作用，加强统筹协调，明确成员单位职责，组织推动防治工作。"③这些规定突出强调了在艾滋病防治实践中，开展多方位政府协同的重要性。另一方面是文件制定和贯彻执行过程中所体现的政府协同举措。《行动计划（2001—2005）》就其制定而言，是由卫生部等 30 多个部门和单位协同配合而完成的，在贯彻执行过程中，先由国务院办公厅向各省、自治区、直辖市和国务院各部委、各直属机构印发通知，各地、各部门在接到通知后，又结合本辖区、本部门的实际，制定下发贯彻落实该行动计划的文件。如教育部，于2001 年 11 月 19 日印发了《教育部关于贯彻落实〈中国遏制与防治艾滋病行

---

① 《中国遏制与防治艾滋病行动计划（2001—2005）》，《中华人民共和国国务院公报》2001年第 22 期。

② 《中国遏制与防治艾滋病行动计划（2006—2010）》，《中华人民共和国国务院公报》2006年第 14 期。

③ 《中国遏制与防治艾滋病"十二五"行动计划的通知》，《中华人民共和国国务院公报》2012 年第 7 期。

动计划〉(2001—2005 年)的意见》(教体艺［2001］8 号),要求教育系统贯彻落实《行动计划》对教育行政部门和学校提出的各项措施,教育行政部门要"结合当地的实际情况制定具体的实施计划和工作目标",基层教育行政部门和学校要协同配合上级教育行政部门统一部署,"有计划、有组织地开展学校预防艾滋病健康教育工作",同时要求教育系统"要加强与卫生、计划生育、共青团、新闻宣传等有关部门和机构的协调配合","发挥多部门合作的优势,共同做好学校预防艾滋病健康教育工作"①。其他部门和地区在贯彻落实该《行动计划》过程中,也结合本职工作积极开展了多方面的协同配合。

综上所述,各类法规、规划和计划是防治艾滋病的决策体现和政策输出,它们的制定和执行过程,同样离不开不同政府部门和不同层级政府之间的协同配合,而且有些文件本身就非常重视政府间的协调合作问题,许多内容上的规定就是围绕着这个问题来阐述的。从行政过程理论来看,法规、政策的制定和执行过程,是整个行政过程的核心和关键环节,这方面的政府协同做好了,不仅会节省行政成本提高行政效率,而且会给其他方面的行政过程提供榜样。这也是艾滋病防治中重视这方面政府协同的意义。

三、国务院防治艾滋病性病协调会议制度的建立、发展与完善

研究艾滋病防控中的政府协同,协调会议制度是一个最具特色的闪光点,有必要给予单独阐述。早在 1988 年 3 月,在伦敦召开的艾滋病对全球影响的首次国际会议上,协调问题就被列为重点议题进行讨论,会议一致认为,防治艾滋病这一全球性问题,必须广泛开展国际协调②。到 1989 年,法国政府决定在卫生部设立一个专门协调机构,用于协调政府各部门有关预防艾滋病的宣传教育工作。法国政府的这一举措,将国际协调应用于国内政府行政实践,在世界各国政府中起到了率先示范的作用。很快,重视艾滋病防控中的政府协调,便不再仅仅停留在宣传和理论层面。到 1994 年 6 月,在巴黎召开的防

① 《教育部关于贯彻落实〈中国遏制与防治艾滋病性病计划〉(2001—2005)的意见》,《教育部政报》2002 年第 Z1 期。
② 王国瑞:《伦敦召开艾滋病对全球影响首次国际会议　防治艾滋病必须进行全球性协调》,《人民日报》1988 年 3 月 10 日。

治艾滋病部长级国际会议上,中国卫生部时任部长陈敏章代表中国政府提出了三条建议:一是定期召开由发达国家支持的针对重点地区和有关发展中国家控制艾滋病共同行动的政府和非政府组织的高级协调会议;二是推进艾滋病防控的跨区域国际合作;三是鼓励相邻国家之间建立为控制艾滋病协调行动、交流信息的网络和区域合作项目①。这三条建议的核心内容,都是在强调艾滋病防控中的政府协调与合作,为中国政府在国内艾滋病防控中加强协调工作做好了铺垫。

在艾滋病防控形势日趋严峻的情况下,1996 年 10 月 3 日,国务委员彭佩云主持召开了由 33 个部(委、办)领导参加的防治艾滋病性病协调会议。此次会议除强调在艾滋病防控中要加强各政府机构、各职能部门之间的协调配合外,还特别提出将每年召开一次的防治艾滋病性病协调会议,作为一种内部研究工作制度固定下来。同时,卫生部向国务院提交《关于国务院防治艾滋病性病协调会议人员组成的请示》(卫报疾控发〔1996〕第 72 号)。1996 年 12 月 9 日,国务院办公厅专门就此请示复函,一是同意建立国务院防治艾滋病性病协调会议制度,对外使用"国家预防艾滋病委员会"名称,参与协调的单位包括国务院、中宣部、中编办、卫生部、外交部、国家计委、国家教委、国家科委、国家民委、公安部、民政部、司法部、财政部、人事部、劳动部、铁道部、交通部、外经贸部、文化部、广播电影电视部、国家工商局、新闻出版署、海关总署、国家旅游局、民航总局、国务院法制局、总后卫生部、武警总部后勤部、全国总工会、共青团中央、全国妇联、中国红十字会 32 个成员单位。二是强调各成员单位必须按职责分工,密切配合,协调会议原则上每年召开一次,日常工作由卫生部负责②。到 1998 年国务院机构改革后,这一协调会议制度的成员单位增至 34 个,新增加了国家质量监督检验检疫总局和国家药品监督管理局,国务院法制局换为国家中医药管理局,广播电影电视部改为国家广播电影电视总局。

---

① 张有浩:《防治艾滋病国际会议开幕 陈敏章阐述中国政府三点建议》,《人民日报》1994 年 6 月 19 日。

② 国务院办公厅:《国务院办公厅关于国务院防治艾滋病性病协调会议制度有关问题的复函》,http://govinfo.nlc.gov.cn/gtfz/xxgk/xxgb/gwy/201111/t20111124_1124869.html? classid = 363,2016 年 11 月 9 日访问。

为了进一步明确各参与单位的职责,2000 年,卫生部印发了《国家有关部委局(团体)预防控制艾滋病性病工作职责》,按对口分工负责原则,逐一明确了各自在防治艾滋病性病中的责任和义务。

为进一步增强协调会议制度的协调能力,2001 年 6 月,国务院指示在卫生部成立国务院防治艾滋病性病协调会议办公室,简称"国协办",作为国务院防治艾滋病性病协调会议制度的非常设办事机构。该机构内设综合协调部和计划督导部两个部门,在协调会议决定指导下,负责协调会议的部际协调、日常管理等工作。主要职责是协调、督促各省(自治区、直辖市)、各部门贯彻落实《中国预防与控制艾滋病中长期规划(1998—2010 年)》和《中国遏制与防治艾滋病行动计划(2001—2005 年),组织有关的政策调研、收集联合国有关艾滋病防治活动的信息等,是艾滋病疫情发展对政府协调能力提出新要求在组织机构上的反映。

为了遏制艾滋病疫情快速发展的势头,2004 年 2 月,国务院办公厅下发通知,正式成立国务院防治艾滋病工作委员会,承担了原来由国务院防治艾滋病性病协调会议制度负责的协调任务,负责解决全国艾滋病防治工作中的重大协调问题,组织和动员社会各方面力量积极参与艾滋病防治工作,其中参与协同配合的单位和省区有国务院、中宣部、卫生部、发改委、教育部、公安部、民政部、司法部、财政部、劳动保障部、铁道部、交通部、农业部、商务部、人口计生委、质检总局、民航总局、广电总局、食品药品监管局、全国总工会、共青团中央、全国妇联、中国红十字会、河南省、湖北省、广东省、广西壮族自治区、四川省、云南省、新疆维吾尔自治区等。这一委员会也在卫生部设立了对应的国务院防治艾滋病工作委员会办公室,简称"国艾办",主要职责除研究提出艾滋病防治规划及有关政策、措施外,还特别强调要协调有关部门研究解决艾滋病防治工作中的具体问题,承担艾滋病防治工作信息沟通和联络工作等事项[1],协调职责明显。国务院防治艾滋病工作委员会办公室成立后,原国务院防治艾滋病性病协调会议办公室自动撤销。国务院防治艾滋病工作委员会及其办

---

[1]　《国务院办公厅关于成立国务院防治艾滋病工作委员会的通知》(国办发[2004]第 15 号),《中华人民共和国国务院公报》2004 年第 10 期。

公室的成立,既是艾滋病防治工作发展的需要,同时也是对艾滋病防治协调会议制度的完善。

四、"四免一关怀"政策制定实施中的政府协同

在所有艾滋病防控政策中,最能让患者感受到权益维护的,恐怕就是"四免一关怀"政策了。早在2002年前后,四川省资中县为防控艾滋病疫情蔓延,出台了一系列针对感染者的关怀和支持政策,这些政策成为了此后国家"四免一关怀"政策的雏形①。2003年9月,在纽约召开的联合国大会艾滋病高级别会议上,卫生部常务副部长高强代表中国政府向世界做出庄严承诺:国家对艾滋病实施自愿免费血液初筛检测;对农民和城镇经济困难人群中的艾滋病患者实行免费抗病毒治疗;对艾滋病患者遗孤实行免费就学;对孕妇实施免费艾滋病咨询、筛查、母婴阻断和抗病毒药物治疗;对生活困难的艾滋病患者及其家庭实施生活救助和政府关怀。这就是"四免一关怀"政策的主要内容。

"四免一关怀"政策的贯彻落实,也需要多方面的政府协同。首先,在横向政府部门之间的协同上,需要中央政府包括卫生部、财政部、国务院防治艾滋病工作委员会办公室等多部门,在资金、政策规划等方面的协同配合。其次,将"四免一关怀"的政策落实,与办好艾滋病综合防治示范区工作协同配合。为遏制艾滋病的疯狂蔓延势头,2003年1月,卫生部办公厅印发《艾滋病综合防治示范区工作指导方案(试行)》的通知,决定2004年在全国建立100个艾滋病综合防治示范区,控制艾滋病的快速蔓延。2003年3月,全国艾滋病综合防治示范区工作正式启动,首批建立的51个示范区分布在11个省(市、区)的51个县。到2004年,第二批76个示范区也启动建设。至此,示范区建设已达127个,覆盖全国28个省(市、区)。根据时任卫生部副部长兼国务院艾滋病防治工作委员会办公室主任王陇德介绍,示范区建设与"四免一关怀"政策的推行,存在着密切的协同配合关系,当时的目标是"把示范区建

---

① 白剑峰等:《艾滋阴霾中的灯塔——四川省资中县公民镇艾滋生态报告》,《人民日报》2007年11月29日。

设成为实践'四免一关怀'政策的模范"①。2004 年 5 月,时任国务院副总理兼卫生部部长的吴仪专门在《人民日报》撰文强调:"落实'四免一关怀'政策措施,要注意与建设综合防治示范区结合起来","艾滋病综合防治示范区是落实'四免一关怀'政策措施的很好的平台"②。这是在疫病防控目标一致情况下,政府整合多方资源,实行多任务、多举措之间协同配合的体现。最后,积极推进"四免一关怀"政策的制度化和法律化。疫病防控政策的贯彻落实,与政策的制度化和法制化也需紧密协同。到 2006 年初,在"四免一关怀"政策实行两年半之后,适逢《艾滋病防治条例》的制定和颁布实施。在《条例》的第41 条至 47 条,对向农村和城镇经济困难艾滋病患免费检测、免费抗病毒药物治疗、母婴阻断和向有困难的艾滋病患者和家人提供生活救助,都给予了详细规定,从而为"四免一关怀"政策的贯彻落实提供了法律保障。在疫病防控中,将政策的贯彻落实与法规的制定紧密结合、协同推进,是艾滋病防控中政府协同的重要内容。

到 2006 年初,"四免一关怀"政策的贯彻落实也发现了一些问题,如政策贯彻落实不平衡问题,艾滋病流行严重地区对这一政策落实较好,资金和相关卫生资源有保障,而一些非重点地区落实较差,一些艾滋病患者得不到及时治疗,这些地区的艾滋病致孤儿童生活救助和免费上学得不到保证,这种情况如果任其发展,这些地区又会成为新的艾滋病流行严重区。对这类问题的破解,也不得不通过政府协同来解决。2006 年 3 月,民政部协同中央综治办、最高人民法院、国家发展改革委、教育部、公安部、司法部、财政部、劳动保障部、建设部、农业部、卫生部、人口计生委、共青团中央、全国妇联 15 个部门,联合制定印发了《关于加强孤儿救助工作的意见》,特别强调要"对女童和艾滋病致孤儿童给予特殊的关爱"③,这类举措对纠正"四免一关怀"政策执行过程中

---

① 白剑峰:《艾滋病防治关系民族未来——访卫生部副部长、国务院艾滋病防治工作委员会办公室主任王陇德》,《人民日报》2004 年 4 月 9 日。

② 吴仪:《抓住时机　积极探索　全面推进艾滋病防治工作》,《人民日报》2004 年 5 月9 日。

③ 民政部等:《关于加强孤儿救助工作的意见》(民发[2006]52 号),《中华人民共和国教育部公报》2006 年第 9 期。

出现的不平衡问题,协调推进全国的艾滋病防控具有重要意义。

第三节　艾滋病防控机构组建运行和防艾科研中的政府协同

自艾滋病传入中国以来,中国政府就非常注重从机构设置和技术进步等方面,来科学防控疫病。

一、艾滋病防控机构组建运行中的政府协同

在艾滋病防治中,涉及到的各类机构和组织,主要包括各级政府卫生行政机构、各类专业防治机构和相关的民间组织。由于政府协同既包括政府内部各机构之间的上下、左右协同,也包括政府机构与专业防治机构和民间组织之间的内外协同,且前文在阐述艾滋病防治协调会议制度时,对国务院防治艾滋病工作委员会办公室(简称"国艾办")、国务院防治艾滋病性病协调会议制度办公室(简称"国协办")等机构进行了详细介绍,下文将对前文没有介绍过的机构和组织进行叙述。

预防艾滋病工作小组。在艾滋病疫情传入中国初期,中国政府就开始重视从机构组建上实现对艾滋病的防控。1986 年 9 月 8 日,卫生部发出通知,决定成立预防艾滋病工作小组。这一机构由卫生部协调,联合卫生部卫生防疫司和中国预防医学科学院组建,除一线防疫人员外,该小组还吸纳卫生医学管理、流行病学、临床、病原学等方面的专家共同组成。该小组下设秘书组,负责艾滋病预防方面的日常工作。这一机构的职责包括:对艾滋病预防政策、方针、技术、措施和组织等方面的部署提供建议;对艾滋病预防科研、培训规划、项目研究等方面提供决策咨询等。

卫生部预防艾滋病工作小组成立后,全国各省、自治区、直辖市也相继成立了预防与控制艾滋病工作领导小组。如云南省,1990 年在全国最早成立了省政府艾滋病防治领导小组,由多个部门参加,协同作战,领导全省的艾滋病防治工作,与卫生部的预防艾滋病工作小组形成上下协同。陕西省也于 1997年 10 月成立了省预防控制艾滋病领导小组,由副省长兼任组长,省政府秘书

处、省卫生厅、省委宣传部多部门协同配合,主要职责就是对全省艾滋病预防控制工作进行领导和协调①。

从上述各机构的组建和运行过程看,要提高艾滋病的防控效率,既离不开各级政府的上下协同,也需要政府内部多个机构和部门的横向协同,还包括政府与专业防治机构的内外协同,由此展现出艾滋病防控中政府协同的多样性。

卫生部艾滋病预防与控制中心。1998 年 7 月,经国务院批复,中央机构编制委员会办公室批准,卫生部艾滋病预防与控制中心正式成立。从性质上看,该中心是在卫生部领导下的防控艾滋病的综合性专业机构。在 20 世纪 90 年代末,在全国机构精简的大形势下,为了遏制艾滋病迅速蔓延的势头,经卫生部与国务院和中央机构编制委员会的紧密协同配合,该中心在成立之初便获得了 80 人的编制,实属不易。该中心的成立,除得到上述国务院、卫生部和中央机构编制委员会的大力协同外,还与中国医学科学院等单位的协同配合密不可分。中心成立之初,依据基础、流行病学、临床和社会 4 个层次,成立了流行病学、参比实验、临床病毒学、健康教育、信息、行为干预等 5 个科室,另外还设立了项目办公室和中心办公室。这"五室两办"的架构,是在中国医学科学院流研所、病毒所等单位的大力协同下,从这些研究所调集一批优秀的专业技术人员,才得以组建完成的。卫生部艾滋病预防与控制中心担负着全国艾滋病防治政策、法规和规划的制定,监测与检测的技术指导与质量控制,疫情和危险因素的调查报告,专业人员培训,干预、疫苗、药物等科研活动,国际交流合作,组织经验交流等 8 个方面的职责②,是全国性的艾滋病防治专业机构。

在卫生部艾滋病预防与控制中心成立后,各省、自治区和直辖市也纷纷响应,成立了省级艾滋病预防与控制的专业机构。如山东省,在 2002 年 1 月由省卫生防疫站向省政府相关职能部门提交了《关于成立山东省艾滋病预防与控制中心的请示》,提出中心的职能包括协助政府职能部门制定艾滋病预防与控制规划,负责全省艾滋病预防与控制工作的组织实施、技术培训、业务指

① 《陕西省人民政府办公厅关于成立省预防控制艾滋病领导小组的通知》,《陕西政报》1997 年第 23 期。

② 郑灵巧:《中国卫生部艾滋病预防与控制中心成立》,《日中医学交流》1998 年第 3 期。

导、健康教育、咨询服务、调查研究、对外交流合作及其他临时性工作①。

各地艾滋病预防与控制中心,基本上都置于当时的省卫生防疫站之内,它们的广泛建立,为与卫生部艾滋病预防与控制中心开展纵向政府协同提供了组织保障。到 2002 年 1 月中国疾病预防控制中心成立后,原卫生部艾滋病预防与控制中心正式更名为"中国疾病预防控制中心性病艾滋病预防控制中心",继续履行着全国艾滋病防治的职责。

艾滋病防治的其他机构,如中国性病艾滋病防治协会、中国红十字总会等艾滋病防治机构,虽然在性质上属于社会团体,但它们与政府仍然保持着紧密的内外协同,也是艾滋病防治的重要组织保障。

二、防艾科研中的政府协同

任何疫病的防控,始终得依靠科技进步。中国政府自接到第一例艾滋病输入病例报告以来,就一直注重对艾滋病的科研投入和科技攻关。

1988 年 5 月 24 日,当艾滋病还处于散发阶段时,卫生部便协同中国预防医学科学院流行病学微生物学研究所、病毒学研究所等单位,成立了中国预防医学科学院艾滋病研究及检测中心、中国预防医学科学院艾滋病监测中心。这些机构为早期中国艾滋病的防控和研究提供了技术支持。同月,中国防治艾滋病研究基金会正式成立。这一机构的主要职能,是通过各种渠道多方面筹措资金,资助利用传统医学和现代医学技术研究艾滋病的防治,举办艾滋病防控相关的学术研讨会,培训专业技术人员,促进国内外艾滋病防控相关的科技交流与合作,奖励在艾滋病研究领域做出突出贡献的研究人员②。从性质上看,该机构属于民间社会组织,但其成立和运行离不开政府的直接扶持和政策支持。如该机构的成立,是经卫生部批准,同时在成立大会上,卫生部派副部长到会讲话,体现出政府与社会组织在防艾科研中的内外协同。1994 年,该机构更名为中国预防性病艾滋病基金会,中国防治艾滋病研究基金会同时

---

① 编委会:《山东省卫生防疫站、山东省环境卫生监测站站志(1992—2002 年)》,山东人民出版社 2015 年版,第 29 页。

② 宗淑杰:《世界医药卫生 100 年》,航空工业出版社 2006 年版,第 21 页。

终止。

20 世纪 90 年代之后,随着艾滋病疫情的迅速蔓延,艾滋病防控科研工作力度进一步加大。1990 年 9 月,卫生部正式成立了"国家预防和控制艾滋病专家委员会",这是一个为政府艾滋病防控相关部门提供咨询和决策依据的专门机构,成立时参与协同配合的机构包括卫生部、国家中医药管理局、解放军总后勤部卫生部、全国爱国卫生运动委员会办公室、国家计划委员会、财政部等。该委员会下设生物医学研究所、健康教育和社会行为研究所、监测和实验室技术、临床医护管理 4 个分委员会,由来自临床、病毒学、免疫学、药理学、中医、流行病学、社会医学、性病防治等方面的 30 多名专家组成,是中央与地方、军队卫生部门和民用卫生机构、卫生院校科研力量和医学预防机构专业力量多方协同的结果。该委员会的设立,不仅为国家预防和控制艾滋病提供技术指导,而且为国家艾滋病防治重要方针政策的制定、重大研究项目规划、科研力量的培训等建言献策。

1995 年之后,中国艾滋病疫情进入快速增长期,对防艾科研工作的要求进一步增强。1995 年初,经国家科委批复,《中国性病艾滋病防治》杂志正式出版发行。该杂志是由中国性病艾滋病防治协会主办的刊发艾滋病性病科研成果、发布相关疫情和防治咨询的交流平台,对于实现艾滋病科研协同创新做出了重大贡献。1996 年,卫生部进一步认识到实现艾滋病科研协同的重要性,卫生部长陈敏章在当年全国艾滋病防治工作会议上,要求各地预防医学科研机构和卫生防疫机构紧密配合,加大组建艾滋病防治研究专业机构的力度①,发挥多方合力的作用,达到众志成城的效果。

21 世纪之后,艾滋病防控科研中的政府协同力度进一步加大。2001 年 5 月,由国务院办公厅印发的《中国遏制与防治艾滋病行动计划(2001—2005 年)》特别强调,要"开展艾滋病防治基础和应用研究","把艾滋病防治研究列为国家重点科技研究项目",对疫苗研制、新药开发、临床治疗、输血安全、中西医结合等领域,要重点攻关。"行动计划"还特别要求科技部、卫生部和国

---

① 艾笑:《加强预防控制 完善法规政策 全国艾滋病防治工作会议举行》,《人民日报》1996 年 10 月 17 日。

家药品监督管理局协同配合,"制定和落实我国抗 HIV 药物和疫苗的科研、生产及引进规划"①,为有效遏制艾滋病疫情做出贡献。

由于西医西药治疗艾滋病(包括鸡尾酒疗法)存在高成本、耐药性和不适应人群等不足,所以新世纪防艾科研中的政府协同,一项特别重大的工作,就是推进中西医协同配合防治艾滋病。2003 年,国家中医药管理局便在卫生部、财政部和安徽、河南、河北、湖北、广东 5 省地方政府的协同配合下,正式启动了"中医中药治疗艾滋病试点项目"。在中国医学科学院、各省中医学院和省政府中医药管理局等部门的协同配合下,中西医结合治疗艾滋病彰显出其独特优势②。2004 年 7 月,《人民日报》在世界艾滋病大会召开前夕,发表国务院总理温家宝的署名文章强调:"特别要加大对科研的支持力度,……研究探索中西医结合治疗艾滋病的方法,发挥中医药在艾滋病防治中的作用。"③到 2005 年 6 月,温家宝在主持召开国务院常务会议时,再次强调要"探索中西医结合治疗艾滋病的有效方法"④。国务院总理温家宝的反复强调,将政府主导的中西医结合防治艾滋病研究工作推向高潮,一批重要研究成果相继问世。到 2011 年,中国从事中医药防治艾滋病医疗和科研的机构初具规模,包括 46 家临床与科研单位,36 家传染病研究所和 13 所高校⑤,为在艾滋病防控中积极发挥中医中药的作用打下了基础。

推进艾滋病防控科研中的政府协同,经过多年实践,中国已基本上形成了一个由治疗机构、科研机构、政府和社会组织参与的协同模式。2008 年 12 月,中共中央总书记胡锦涛在地坛医院传染病研究所考察时,将这种协同模式称之为医院、科研机构和高校的联合模式,并称赞"这个做法好"⑥。到 2012 年,国务院在此基础上宣布:"经过广大科技工作者不懈努力,目前已形成了

---

① 《国务院办公厅关于印发〈中国遏制与防治艾滋病行动计划(2001—2005 年)〉的通知》,《中华人民共和国国务院公报》2001 年第 22 期。
② 王淑军:《中医药治疗艾滋病调查(纵深报道)》,《人民日报》2007 年 2 月 15 日。
③ 温家宝:《全社会共同努力有效预防和控制艾滋病》,《人民日报》2004 年 7 月 10 日。
④ 新华社:《温家宝主持召开国务院常务会议 研究进一步加强艾滋病防治工作》,《人民日报》2005 年 6 月 16 日。
⑤ 王君平:《中医药免费治疗 1.7 万艾滋病人》,《人民日报》2011 年 12 月 2 日。
⑥ 马占成、孙承斌:《胡锦涛总书记在北京地坛医院考察艾滋病防治工作时强调 让每一位公民都掌握防控知识 让每一位患者都得到及时救助》,《人民日报》2008 年 12 月 2 日。

我们自己的防治艾滋病科研体系"①。这一"科研体系"是在近十年艾滋病防控科研实践中逐步积淀而成的,为凝聚各方力量形成艾滋病防控科研合力创造了条件,也是进一步搞好防艾科研中政府协同的基础。

第四节　预防艾滋病宣教和国际合作中的政府协同

艾滋病防控离不开对国民尤其是对广大青少年的宣传教育,也离不开国际社会政府间、政府与国际组织间的合作,这些工作的开展也需要多样化、深层次的政府协同。

一、预防艾滋病宣传教育中的政府协同

对国民开展预防艾滋病宣传教育,是一项需要政府多个部门和社会多方力量协同配合的活动,总结 20 世纪 80 年代艾滋病传入以来中国政府在这方面的实践,预防艾滋病宣教中的政府协同主要表现为如下几个方面:

第一,预防艾滋病宣教政策制定执行中的政府协同。在当代中国现行政体下,政府政策的制定和执行通常以"发文"的形式进行。预防艾滋病宣传教育方面的"文",由于涉及到执政党的宣传部、政府的新闻出版管理机构、卫生机构和具体职能部门等,所以在文件中强调多部门协同,以及以"联合发文"的形式来输出政策,是这方面政府协同的具体体现。早在中国艾滋病疫情还处于传入期的 1988 年 9 月,卫生部在《关于开展预防艾滋病宣传教育活动的通知》中,在强调加强领导时明确指出:"各省、自治区、直辖市卫生厅(局)要加强同宣传、新闻、出版、旅游、文化教育、公安等部门的联系,广泛开展社会宣传活动"②,这是强调政府多部门协同开展预防艾滋病宣教在正式文件中的较早表述。

---

① 温家宝:《努力形成全社会共同防控艾滋病的合力》,《人民日报》2012 年 12 月 1 日。
② 卫生部:《关于开展预防艾滋病宣传教育活动的通知》,参见卫生部卫生防疫司、全国性病防治研究中心:《性病防治有关文件法规选编》,1992 年编印(内部资料),第 102 页。

1995 年艾滋病疫情进入快速增长期后,预防艾滋病宣教任务也更为繁重。1995 年 11 月,由卫生部疾病控制司制定发布的《预防艾滋病性病宣传教育提纲(试行)》,不仅在实施原则中强调预防艾滋病宣教要"各有关部门相互协调,齐抓共管",而且专门用大量篇幅来阐述预防艾滋病宣教中的"部门协作"问题。对政府各部门的总体要求是,在纵向上要层层负责,在横向上要相互协作,同时每个部门要根据自身的职能特点和工作性质,制定合适的宣教方案。文件列举了经常需要协同配合的 11 个部门和领域,即卫生部门,宣传部门(包括电台、电视台、报刊、杂志),公安司法部门,教育部门,工矿、建筑企业部门,工会、妇联、青年团,外经贸、外事和国境检疫部门,旅游和工商部门,少数民族地区,铁路、交通、民航部门,农村集镇和城市街道。这 11 个部门或领域在预防艾滋病的宣传教育中,既要根据《提纲》要求协同配合,同时也要结合本部门、本领域的实际,有针对性地开展工作。2004 年 5 月,《国务院关于切实加强艾滋病防治工作的通知》在阐述预防艾滋病宣传教育工作时,也进一步要求政府宣传部门既要重视与电视、广播、报纸、互联网等媒体之间的内外协同,同时也要求纵向上中央和地方之间的协同;农业部门要利用"三下乡"等形式,使宣传教育为群众喜闻乐见①。其他如教育、工商、文化、铁路、交通运输、民航、医疗卫生等领域,都应该既要着眼于本系统本行业实际开展宣教,同时也要兼顾宣教工作的整体效果。此外,为了在宣教内容和口径上的协同配合,国家新闻出版总署还专门在 2002 年 10 月 15 日发文,对中央和地方各主要报刊防治艾滋病宣传的要点进行了枚举,如要积极宣传政府对艾滋病防治的高度重视,要经常介绍艾滋病防治知识,积极开展性健康教育等,并对防治艾滋病宣传教育提出了三方面具体要求②,为提高新闻、报刊行业宣教的协同性提供了规范。

"联合发文"是多部门协同的另一种形式。如 1998 年在发布《关于印发预防艾滋病性病宣传教育原则的通知》时,协同配合的部门包括中共中央宣传部、卫生部、国家教育委员会、公安部、司法部、文化部、广播影视部、国家计

① 《国务院关于切实加强艾滋病防治工作的通知》,《人民日报》2004 年 5 月 10 日。
② 国家新闻出版总署:《关于中央和地方主要报刊切实做好防治艾滋病宣传工作的意见》,《传媒》2002 年第 12 期。

划生育委员会、新闻出版署等 8 个部委,可见协同的范围之大,领域之多。2002 年下发的《关于加强学校预防艾滋病健康教育工作的通知》,是由卫生部和教育部联合发布的,"通知"强调要加强学校的健康教育工作,主要涉及卫生和教育两大系统。2004 年《关于印发〈艾滋病防治工作宣传提纲〉的通知》,是由中共中央宣传部和卫生部联合下发的,涉及的主要是宣传系统和卫生系统的协同配合。其他以多部门"联合发文"形式下发的文件还有很多,是预防艾滋病宣教工作中政府协同的常见形式。

　　第二,艾滋病知识普及宣传中的政府协同。早在 20 世纪 80 年代中期艾滋病刚刚传入中国时,卫生部便注重对艾滋病知识的普及和宣传,但由于早期的宣传常常是卫生部门"唱独角戏",其他部门在宣教上的配合也往往停留在口头上,所以艾滋病知识普及宣传的效果并不理想。1988 年世界卫生组织将 12 月 1 日定为全球首个"世界艾滋病日"后,中国政府便注重以每年的"世界艾滋病日"为宣传教育契机,持续不断地开展艾滋病知识普及宣教活动。在 1988 年首个"世界艾滋病日"之际,中国政府卫生部便下发《关于开展预防艾滋病宣传教育活动的通知》,强调要以此为契机,开展艾滋病性病知识宣教活动。1990 年 11 月 7 日,卫生部卫生防疫司专门下发《关于开展"世界艾滋病日"宣传活动的通知》,强调要"普及艾滋病和性病的科学知识,使群众正确了解艾滋病和性病的传播途径和危害,正确认识艾滋病是可以预防的"[1],同时也强调要对广大医护人员和相关领导进行艾滋病和性病防治知识的宣传和培训,克服广大民众对艾滋病的无知和恐慌。对于知识普及时的政府协同问题,《通知》要求各省、自治区和直辖市的卫生部门,要与宣传、新闻、文教、妇联、公安、旅游等部门协同配合,提高艾滋病知识普及效率。此后,每年的"世界艾滋病日"都成为普及艾滋病知识的重要时机。

　　随着艾滋病疫情的恶化,到 1998 年,有关宣教对预防艾滋病和防止疫情扩散意义的认识,也被提到前所未有的高度。也是在这一年,多部门联合普及艾滋病知识开展广泛宣教的会战正式打响。如前文所述,在 1998 年 1 月 8

---

　　① 卫生部卫生防疫司:《关于开展"世界艾滋病日"宣传活动的通知》,参见:《性病防治有关文件法规选编》,卫生部卫生防疫司、全国性病防治研究中心编印,内部资料,1992 年,第 106 页。

日，9个部委联合下发《关于印发预防艾滋病性病宣传教育原则的通知》后，卫生部疾控司又专门组织编写了《预防艾滋病宣传教育知识要点》，特邀国内专家制订了向全民普及艾滋病预防相关的十条基本知识，以及与这十条知识相关的重要信息，对艾滋病的病名、传入途径、感染周期和预防措施等方面知识，进行了系统整理，方便宣传教育①。同时，国家广电总局、新闻出版总署、中国红十字总会、全国妇联等部委和单位，还在本系统内部通过纵向政府协同，结合上述"原则"和"知识要点"，向全社会开展宣教工作，这方面工作一直持续到现在。

第三，大型艾滋病预防宣教活动中的政府协同。为了加大艾滋病预防宣教力度，贯彻"宣传教育为主"的艾滋病防治原则，各级政府和政府各部门与社会组织协同配合，举办了许多大型宣传教育活动。艾滋病预防知识宣讲，是最常见的宣教活动之一。如新世纪以来，中共中央宣传部、云南省委宣传部协同配合，在昆明举办大型艾滋病防治知识系列现场活动。作为艾滋病的重灾区，云南省各级政府和相关职能部门也积极协同配合，以多种形式开展艾滋病预防宣教活动。2005年，在第十八个"世界艾滋病日"到来之际，昆明市在南屏步行街举办了盛大的宣传活动，参与协同的单位有市政府、市卫生局、市疾控中心、市计生委、市食品药品监督管理局、市教育局、市红十字会、市公安局、市工商局等等。2006年，云南省又利用暑期大学生"三下乡"活动，开展"万名大中学生宣传禁毒防艾进万村"社会实践活动，参与协同的机构和社会团体包括中共云南省委宣传部、云南省防艾办、云南省禁毒办、云南省文明办、云南省教育厅、云南省科技厅、共青团云南省委、云南省学生联合会等。

举办大型文艺晚会，是开展预防艾滋病宣传教育的另一重要形式。2001年12月1日晚黄金时段，中央电视台1套播出了题为《飘动的红丝带》大型文艺晚会，晚会邀请濮存昕等国内外知名演员、歌唱家参加义演。这台晚会由中宣部、卫生部、教育部、文化部和国家广电总局等5部委协同主办，由中国健康教育研究所承办，且得到了联合国儿童基金会等国际组织的支持，这是以大型

---

① 卫生部疾控司：《预防艾滋病宣传教育知识要点》，参见编委会：《艾滋病等重点传染病防治知识卫生人员培训手册·法规部分》，中国法制出版社2004年版，第128—134页。

公益文艺晚会形式开展预防艾滋病宣教的首次。据调查统计，晚会在中央1台当晚一次播放收视率达6.1%，有近7000万观众全程收看，从12月1日至8日，中央1台、3台和4台累计全程收看人数达7100万人，有89.1%的观众认为通过晚会增加了对艾滋病知识的了解①。可见，通过多部委协同，利用文艺晚会形式开展艾滋病宣教效果明显。2005年11月，题为《中国的温暖》预防艾滋病大型公益文艺晚会，在人民大会堂上演，为办好此台晚会，参与协同的部委机构包括中宣部、卫生部、教育部、国艾办、公安部、民政部、司法部、商务部、文化部、国家广电总局、共青团中央和全国妇联等12个。此后多年，国艾办、卫生部等部委机构都与中央电视台协同配合，举办了多次预防艾滋病公益晚会，加强了对艾滋病预防知识的宣教。

以铁路为纽带开展沿途宣传，是中国预防艾滋病宣教活动的一个特色。如以"北京—香港"京九铁路为依托，对沿线地区开展预防艾滋病宣教活动，对"中国—蒙古"北京至乌兰巴托沿线开展预防艾滋病宣教，是由卫生部、铁道部、中国性病艾滋病防治协会和香港艾滋病基金会等政府机构和社会组织协同配合完成的。此外，2000年11月至12月沿"昆明—百色—南宁—凭祥"铁路沿线开展的预防艾滋病宣教活动，是由卫生部、铁道部、中国性病艾滋病防治协会、云南省和广西壮族自治区卫生部门、昆明铁路局、柳州铁路局、澳大利亚驻华使馆、联合国艾滋病规划署驻华办事处等部门和机构多方协同的结果。活动同时还得到了铁路沿线地方政府多部门的协同配合，如凭祥市在市政府的领导下，市卫生局、市文化局、教育局、公安局、广电局、团市委、市妇联和所在火车站多方协同，配合宣教举办了相关文艺晚会，扩大了宣教效果。

第四，针对不同社会群体开展宣教时的政府协同。针对职工、农民工、青年、妇女等不同社会群体，有针对性地开展预防艾滋病宣教工作，也需要政府多方协同配合。2004年，为加强对广大职工开展预防艾滋病的宣传教育，由全国总工会牵头，组织开展"职工红丝带健康行动"，下发了《关于开展"职工红丝带健康行动"的通知》，要求对广大职工加大宣传力度，积极开展防治艾

---

① 任学峰等：《首次预防艾滋病大型公益文艺晚会〈飘动的红丝带〉大众传播效果评价》，《中国性病艾滋病防治》2002年第1期。

滋病知识培训,加强对职工中染艾者的维权工作,努力遏制艾滋病的快速蔓延势头,参与协同的部委和社团有卫生部、劳动和社会保障部、中国企业联合会/中国企业家协会。

农民工是中国工人阶级中的特殊群体,也是艾滋病的易感群体之一。由于农民工群体规模的庞大,且存在卫生知识匮乏、不安全性行为易发和共用注射器吸毒等情况,国艾办、中宣部、卫生部、农业部、建设部、劳动和社会保障部、工商总局、人口计生委、全国总工会、共青团中央、全国妇联、全国工商联等12部委协同配合,决定实施"全国农民工预防艾滋病宣传教育工程",制定了具体实施方案,并于2005年11月21日下发了12个部委《关于联合实施全国农民工预防艾滋病宣传教育工程的通知》。《通知》要求,各级政府要高度重视农民工预防艾滋病宣传教育工作,要加强组织协调力度,"建立协调工作机制",12个部委"要明确专人负责,按照各自的职责分工,各负其责,团结协作",确保工程目标和任务如期完成①。各地方政府在接到通知后,也注重通过"上下"和"左右"协同,来推进该工程的实施。如云南省,自2006年开始,在全省农民工集中的行业和部门开展宣传教育活动,各级工会在全国总工会的领导下,通过向全省农民工发放宣传材料,举办专题讲座等方式,提高了农民工预防艾滋病的意识。

对青年群体开展防治艾滋病的宣传教育,是整个艾滋病防治宣教的重点。早在20世纪90年代,卫生部、国家教委和共青团中央就注重协同配合,对青年学生开展预防艾滋病的健康教育。1992年和1993年,国家教委分别下发了《中小学健康教育基本要求(试行)》和《大学生健康教育基本要求(试行)》,将预防艾滋病的相关知识列入健康教育大纲。自21世纪以来,中国政府更加重视在青年群体中开展艾滋病防治宣教工作。2001年起,共青团中央、全国青联与联合国亚太经社会合作,决定对中国青年群体开展"青年健康非正规教育"项目。此后,"青春红丝带"飘扬在中国大地。如2003年,由各级共青团组织纵向协同开展的"全国青少年预防艾滋病健康教育活动"正式

---

① 中华全国总工会预防控制艾滋病领导小组办公室:《预防控制艾滋病法律法规文件汇编》,中国工人出版社2009年版,第120页。

启动,参与协同的除了北京、浙江、陕西、福建、广西、云南等省份外,还包括了北京大学、复旦大学、吉林大学、河北大学等全国多所高校。为有效遏制艾滋病在青年中蔓延,共青团中央在2004年就下发了《关于开展"青春红丝带"行动——青少年防治艾滋病志愿者"面对面"宣传教育月活动的通知》,要求广大青年珍爱生命,远离艾滋,增强自我保护能力;2005年10月,共青团中央又下发了《关于开展"青春红丝带"行动——进城务工青年防治艾滋病"面对面"宣传教育月活动的通知》,2006年5月又下发了《关于进一步做好"青春红丝带"行动——防治艾滋病"面对面"宣传教育活动的通知》,要求各地"青春红丝带"行动要统一品牌,要与影视、广播、报刊等媒体协同配合,进一步凝聚力量,有效遏制艾滋病在青年群体中的蔓延①。共青团、全国青联、教育系统、政府卫生行政系统等方面的协同配合,丰富了青年群体预防艾滋病的知识,提供了青年群体预防艾滋病的能力。

全国妇联对在妇女群体中开展预防艾滋病宣教工作,也非常重视。2004年,全国妇联就发布了《关于进一步做好参与艾滋病防治工作的意见》,要求各级妇联配合相关政府部门,搞好妇女群体的艾滋病防治宣教工作。到2007年,全国妇联和卫生部密切配合,对妇女艾滋病防治工作先进集体、优秀示范区和先进工作者进行表彰,同时制定《艾滋病综合防治对妇女"面对面"宣传教育活动方案》和《艾滋病综合防治对妇女"面对面"宣传教育活动验收标准》,使对妇女"面对面"的防艾宣传工作有序进行。全国妇联和卫生部的协同配合,对提高妇女群体预防艾滋病的意识自觉具有重要意义。

第五,对"四免一关怀"政策宣传和反歧视教育中的政府协同。如前文所述,"四免一关怀"政策在所有中国艾滋病防治政策中,占有十分重要的地位,对这一政策的宣传,也就尤为重要。2003年,中国政府推出这一政策后,各地也都通过层层"发文"的形式,扩大了这一政策在民众中的知晓度。但与艾滋病防控的要求相比,民众了解政策的广度和深度还有很大提升空间。在这一政策实行4年之后的2007年,一项针对北京大学生群体有关艾滋病知识的系

---

① 共青团中央办公厅:《关于进一步做好"青春红丝带"行动——防治艾滋病"面对面"宣传教育活动的通知》,http://www.ccyl.org.cn/documents/zqbf/200611/t20061128_1222.htm,2017年2月2日访问。

统调查显示,在 12 所大学的 1089 个有效样本中,只有 19% 的大学生了解"四免一关怀"政策,也即有超过八成的大学生对政府这一重要的艾滋病防治政策缺乏认识①。这是在首都北京,而且是在知识层次较高的大学生群体中,尚有八成多的人不了解这一重要的艾滋病防治政策,其他地区和其他群体对这一重要政策的了解情况,就可想而知了。为解决这一问题,政府不同部门和不同层级政府开展了多方面协同配合。如在 2006 年制定和实施《艾滋病防治条例》时,国务院、卫生部以及全国县级以上政府通力协作,将"四免一关怀"政策制度化,使政策的贯彻落实具有了法律保障。又如 2007 年 11 月,财政部协同卫生部、中宣部和国艾办等部委,从资金等方面,扩大对"四免一关怀"政策的宣传力度。2007 年,中央财政拨付艾滋病防治专项资金 8.6 亿,用于各地开展艾滋病防治宣教和落实"四免一关怀"政策②。

此外,反歧视宣教也是艾滋病防治宣教工作的重要内容。由于中国早期的预防艾滋病宣教工作,是将其作为社会主义精神文明建设的内容来展开的,再加上艾滋病本身所具有的"隐喻"以及社会对其污名化认知,不少人会不自觉地将艾滋病患者与不道德、不检点、不洁身自好,乱搞男女关系,贫困和无知等阴暗的东西联系起来,从而导致了艾滋病患者被朋友圈和社会排斥,出现艾滋病患者无医疗机构敢接诊,艾滋病患病儿童无学校敢接收,艾滋病患者无法就业等严重社会问题。针对这些问题,1998 年 1 月,由卫生部、中宣部、国家教委、公安部、司法部、文化部、广播影视部、国家计生委、新闻出版署等 9 个部委协同发布的《关于印发预防艾滋病性病宣传教育原则的通知》,明确指出要"防止对艾滋病病毒感染者和艾滋病病人的歧视宣传",要求宣传工作者首先要让社会认识到,歧视不仅不能防治艾滋病,而且会制造新的不安定因素,宣传工作者应号召全社会对艾滋病患者给予人道关怀和帮助③。此外,政府聘请知名歌唱家或演员参与拍摄反艾滋病歧视的公益宣传片(公益广告),也是

---

① 王君平:《八成北京大学生不知艾滋病政策 调查涉及 12 所大学》,《人民日报》2007 年 6 月 3 日。

② 李丽辉:《中央财政拨付今年艾滋病防治专项资金 8.6 亿元》,《人民日报》2007 年 12 月 1 日。

③ 《预防艾滋病性病宣传教育原则》,参见卫生部疾病控制司:《疾病预防控制工作文件汇编》,卫生部疾病控制司编印,内部资料,2002 年,第 226 页。

反歧视宣传的重要形式。如由著名歌唱家彭丽媛于 2011 年参与拍摄的公益广告《没有歧视,我们在一起》,2012 年拍摄的公益短片《永远在一起》等,呼吁社会关心和帮助艾滋病孤儿,让他们走出歧视的阴霾。同时,彭丽媛还受聘为世界卫生组织艾滋病防治亲善大使、国家卫生计生委防治艾滋病宣传员等。这些活动都是在国艾办、卫计委、共青团中央、安徽省政府、河南省政府、阜阳市政府、中国性病艾滋病防治协会、中国健康教育中心、中央电视台、央视网等部门和机构的协同配合下完成的。

二、艾滋病防控国际合作中的政府协同

被称为"世纪瘟疫"的艾滋病,是 20 世纪以来人类共同遭遇的世界性卫生难题,因而对艾滋病的全球治理,也需要各国政府多方协同配合。艾滋病防控国际合作中的政府协同,既包括政府与世界卫生组织(WHO)、联合国艾滋病规划署(UNAIDS)等国际组织的协同合作,也包括各国政府之间以项目形式开展的合作和协同。

艾滋病传入中国以来,中国政府一直非常注重与 WHO 和 UNAIDS 等国际组织的协调和合作。这种协调合作在早期,是以中国政府派代表团参会的形式,及时了解世界卫生组织和国际社会在艾滋病防治领域的新动态。如由世界艾滋病协会和世界卫生组织共同发起召开的第 8 届国际艾滋病大会,于 1992 年 7 月 19 日至 24 日在荷兰首都阿姆斯特丹举行,这次大会规模空前,与会代表共有 11000 人。中国政府首次派出了以卫生部防疫司司长戴志澄为团长的代表团参会。会上,中国代表团有 14 名专家向大会提交了中医治疗艾滋病情况的专题报告,并与其他国家代表就艾滋病防治进行了广泛交流[1]。此后,中国政府还多次派专家和代表团参与了由联合国、WHO 或其他国际组织举办的世界艾滋病防治大会。如 2001 年 6 月,中国政府派出以卫生部长张文康为团长的代表团,出席了联合国大会第 26 届特别会议,签署了《关于艾滋病毒/艾滋病问题的承诺宣言——"全球危机——全球行动"》,加强了中国政

---

① 杨元华:《戴志澄在第 8 届国际艾滋病大会上表示　中国愿为防治艾滋病作出贡献》,《人民日报》1992 年 7 月 26 日。

府在艾滋病防控上与国际组织的协调配合。

中国政府与联合国艾滋病规划署（UNAIDS）也开展了广泛合作。如在 1997 年,中国政府卫生部与联合国艾滋病规划署中国专题组发布了《迎战艾滋病——中国艾滋病现状和需求报告》,对中国艾滋病疫情和感染艾滋病的高危行为进行了分析和讨论。1998 年 1 月,中国政府卫生部又与联合国艾滋病规划署中国专题组召开了艾滋病控制国际捐款会议,会议获得中国国务院、卫生部、联合国艾滋病规划署、国际非政府组织、友好国家政府和国内重点疫区省(自治区、直辖市)政府的协作和配合。

中国政府与世界银行(WB)在艾滋病防控中也开展了深入合作。代表性的合作项目,就是在 1999 年 11 月启动的世界银行贷款中国卫生九项目。该项目是中国政府利用世界银行贷款开发的第一个大规模综合性防治艾滋病项目。项目预计总投资 3.3 亿元人民币,申请世行贷款 2500 万美元,国内配套 1999 万美元。项目实施涉及到福建、山西、吉林、湖南、海南、贵州、广西和新疆 8 个省区,为期将近 10 年,到 2008 年 6 月完工。目标是增强项目实施地区艾滋病防控能力,为全国其他疫区提供艾滋病防治经验。在这一项目启动和实施过程中,参与协同的国际组织除 WB 外,还有联合国艾滋病规划署(UNAIDS)、世界卫生组织(WHO)、联合国儿童基金会(UNICEF)等,参与协同的国内政府机构,中央有国务院、卫生部、财政部、国家发改委、中国疾控中心、全国总工会、全国妇联等,地方上有 8 个省(区)政府及其各级卫生行政机构、国内相关科研机构和院所等。其协同规模之大,时间之长,创造了此前艾滋病防治的纪录。

艾滋病防控国际合作的另一方面,就是中国政府与各国政府以项目形式开展的双边合作。中英性病艾滋病防治合作项目,是中英两国政府协同防治艾滋病的具体体现。2000 年 3 月,中英两国政府正式签署了合作项目协议,英国国际发展部承诺向中国政府提供 1990 万英镑无偿援助,用于中国政府落实《中国预防与控制艾滋病中长期规划(1998—2010)》。具体而言,用 6 年的时间,帮助云南、四川两省在艾滋病高危人群中建立集预防、治疗和关怀于一体的综合防治模式,参与协同的除中英两国政府相关部门外,还包括两省地方各级政府、国内相关高校、科研院所、疾控机构和有关社会组织,对项目的实施、培训、督导和评估提供帮助。项目实施经历了两个阶段,惠及两省83个县(四川42个,云南41个)的6万多艾滋病高危群体①。项目实施在国际国内都产生了良好的示范效应。

中澳新疆维吾尔自治区艾滋病预防与关怀项目,是中澳两国政府协同防治艾滋病的重要成果。项目首先是由新疆维吾尔自治区对外贸易经济合作厅和卫生厅,于1999年向澳大利亚政府国际合作发展署申请。经多轮考察后,两国政府代表于2002年3月在北京正式签署了"项目谅解备忘录",使该项目得以正式启动。根据协议,项目为期7年,澳方总投资1838万澳元,中国配套资金700万澳元,用于支持乌鲁木齐、和田、伊利、喀什等地的46个子项目②。项目的实施,提高了新疆艾滋病的防治能力,尤其是对新疆艾滋病高危群体行为纠偏,起到了重要作用。项目的成功实施,离不开各级政府的多方协同。如在项目实施初期,各部门制定艾滋病应对计划,自治区疾控中心与自治区计生委、公安厅、司法厅、教育厅、旅游局、妇联、红十字会等单位协同开办培训班,对各单位的计划制定进行辅导,最终使任务圆满完成。

中国政府除与英国政府和澳大利亚政府开展艾滋病防控协同外,还与美国、阿根廷、古巴、尼日利亚、巴西、俄罗斯、泰国、乌克兰、缅甸、老挝、越南等国政府,以及"全球基金"、全球企业抗艾滋病联合会等国际组织(团体)开展多方协同合作,在为中国艾滋病防治募集大量资金、药物、技术的同时,也为中国政府借鉴国际艾滋病防控管理先进经验,提高政府艾滋病防控协同能力做出了有益探索。

第五节　新时期艾滋病防控中政府协同实践评析

历史进入到改革开放的新时期之后,中国经济、政治、文化、社会、生态等各个领域,都在不断地发生着翻天覆地的变化。和平与发展是新时期的时代

---

① 王陇德:《中国艾滋病流行与控制》,北京出版社2006年版,第349页。
② 齐小秋:《中国艾滋病防治政策与策略发展史要》,中国协和医科大学出版社2014年版,第39页。

主题,改革开放是新时期历史发展的最强音。在各个领域迎来翻天覆地变化的同时,一些在新中国成立初期已经被革除的社会顽疾,如黄、赌、毒卷土重来,性病的死灰复燃,艾滋病的肆虐等,都在考验着中国政府的治理能力。在此种背景下,中国艾滋病防治中的政府协同,既具有自身的特点,同时也存在一些不足。

一、新时期艾滋病防控中政府协同的特点

与前述新中国成立初期和 20 世纪 50 年代疫病防控中的政府协同相比,改革开放以来中国艾滋病防控中的政府协同,具有许多自身的特点或曰独特性。这些特点既与时代背景、历史环境的改变有关,也与艾滋病和其他疾病相比本身所具有的特殊性有关。

第一,市场环境对政府协同行为实现具有双重影响。改革开放以来的当代中国史与改革开放之前相比,在经济领域最大的不同就是市场的兴起。根据 1984 年中共十二届三中全会讨论通过的《中共中央关于经济体制改革的决定》,中国实行"有计划的商品经济",经济体制改革的大方向是在尊重价值规律基础上,逐步缩小指令性计划的范围,扩大指导性计划的范围[①]。这次会议和这一重要决定,开启了中国经济市场化的步伐。从 1984 年到 1992 年中共十四大,中国实行"计划+市场"的双轨制。也许是历史的巧合,仅从 1984 年这个时间节点来看,在中国市场化起步之际,中国政府的艾滋病防控工作也开始作出部署。1984 年 9 月,中国政府卫生部、经贸部和海关总署联合发布《关于限制进口血液制品防止 AIDS 病传入我国的联合通知》,以及随后公布的《中华人民共和国药品管理法》,要求对艾滋病实施严防严控。在市场环境下开展疫病防控,自然不同于计划环境下的疫病防控。

具体就对政府协同行为实现的影响而言,一方面,市场环境增加了政府协同行为实现的机会。计划体制的"条块"分割,使"条条"和"块块"之间存在着许多天然的有形或无形的壁垒,而在市场化改革启动之后,为了发挥市场依

---

① 中共中央文献研究室:《改革开放三十年重要文献选编》(上册),中央文献出版社 2008 年版,第 351 页。

照价值规律配置资源的优势,政府便需要不断加快自身改革步伐。改革不可避免地会打破这些"条条"和"块块"之间的天然壁垒,从而为政府协同行为的实现提供体制和机制上的保障。此外,在市场化改革过程中,由于政府的自适应改革和因改革导致的新兴社会组织的兴起,提高了政府协同实现的几率。如原有计划环境下不存在的政府与市场关系的协同、政府与非政府组织的协同等,在市场环境下都得以涌现。

另一方面,市场环境也对政府协同提出了严峻挑战。体现在决策统一上,市场经济是以利益驱动为原动力的经济,各类组织在利益驱动下,决策基本上也是按照有利于实现自身利益最大化的原则来进行。此种情况下,政府对自身和各类组织实现决策统一的难度无形中就增大了。如在对艾滋病治疗药物价格的管理上,2015 年,美国图林制药公司在取得达拉匹林(帮助艾滋病患者治疗弓形虫病)的专营权后,很快就把价格从每粒 13.5 美元上调至 750 美元,增长了 50 多倍。虽然最后迫于舆论压力,图林制药公司取消了涨价决定,但美国政府对此却无能为力。实际上,这种情况在中国艾滋病治疗药物价格管理上,尤其是对一些进口药物和制约公司的管控上,也一直存在。体现在目标整合上,由于计划环境下政府享有绝对权威的时代一去不复返,再加上政府可调配资源的数量和结构发生变化,政府对自身和各类社会组织目标整合的难度也随之增大。此外,市场环境使社会诚信问题面临考验,在利益驱动下,见利忘义和唯利是图等"缺德"现象泛滥,从而使信任这一政府协同的"润滑剂"更为短缺。没有以诚信为基础的组织文化和由此孕育的伙伴关系,政府协同的实现难度也可想而知。

第二,艾滋病的污名化及其隐喻给政府协同增加难度。与其他传染病不同,艾滋病是一种被污名化了的传染病。所谓污名化(Stigmatization),是指社会对艾滋病及其感染者持续的负面感知和评价。根据污名的来源,赫里克(Herek)将其分为工具性污名化和符号性污名化两种[1]。前者源于社会个体对艾滋病的自我防御,害怕被感染和被伤害;后者源于对艾滋病患者的道德和

---

[1] Herek GM, Capitanio JP. Symbolic prejudice or fear of infection? A functional analysis of AIDS-related stigma among heterosexual adults. *Basic and Applied Social Psychology*, 1998, (3): 230-241.

价值判断,习惯于将艾滋病感染者与行为失范、道德败坏、长期贫困等负面情景相关联。也正是基于社会对艾滋病的这些认知,才使得艾滋病已经超出了作为一般传染病所承载的内容,它身上隐喻了许多非疾病的东西。正如美国学者苏珊·桑塔格所述:"艾滋病有一种双重的隐喻谱系",它既包含类似于在癌症身上发生的微观"入侵"过程,也包括由该疾病传播方式引出的"污染"问题①。所以从这个意义上看,艾滋病防控中的政府协同难度,要远远超出对一般传染病防控时的政府协同难度。

从协同内容上看,一般传染病防控时,政府需要协同的事项,主要集中在防控知识的普及,防控方法和手段的科学性,防控人、财、物的科学配置,防控信息的交流和共享等方面。但在艾滋病的防控过程中,政府除了要如对一般传染病所涉及的事项进行协同外,还需要就社会对艾滋病的偏见和恐慌,以及由此形成的对艾滋病患者的社会排斥开展协同配合,尽量消除对艾滋病及其患者的歧视和恐慌。那种针对一般传染病"就病论病"的做法,在对艾滋病防控时就显得捉襟见肘了。例如,2001年圣诞节前后,天津发生了以艾滋病病毒作为"凶器"的抢劫案件,犯罪分子拿着装有不明液体的针管,威胁受害者说是携带有艾滋病病毒的血液,不就范将会被扎针感染艾滋病。一时间闹得沸沸扬扬,人心恐慌。此谣言很快就传到了北京,说北京某高校一位大四女生在国贸附近也遭遇了扎针,导致到北京地坛医院去咨询的人数猛增②。为揭穿谣言,消除社会恐慌,天津市公安、疾控、电视新闻等部门协同配合,请两位专家向社会解释,用扎针方式很难传播艾滋病的道理,并由天津电视台向社会播放。从这一事件可知,艾滋病的污名化及其隐喻,为政府协同防控艾滋病增加了额外的负担。

第三,新时期艾滋病防控中的政府协同行为具有承上启下的转折性。从新中国成立以来的历史长时段来看,改革开放以前疫病防控中的政府协同,是以行政指令为主导的层次较低的行政协调,不存在政府与市场、政府与非政府组织间的伙伴关系,在国家与社会的互动关系中,国家和政府是绝对的强者,

---

① [美]苏珊·桑塔格:《疾病的隐喻》,程巍译,上海译文出版社2003年版,第94页。
② 李菁、纪江玮:《"艾滋病扎针"的真实与谎言》,《三联生活周刊》2002年第5期。

拥有绝对的优势,协同多发生在政府内部,其动力和保障都是政府权威。改革开放以来,伴随着经济的市场化和各个领域改革的深化,再加上对外开放的逐步深入,政府协同的内容,协同实现方式,以及协同的层次和水平,都在经历着前所未有的转型。一个与社会主义市场经济相适应的、开放透明且层次较高的新型政府协同实现模式,正在逐步形成。新时期艾滋病防控中的政府协同实践,为由计划体制下较低层次的协同向市场体制下较高层次的协同转型奠定了基础。

这种转型首先体现在资源配置和整合机制的转型上。政府协同离不开对各类疫病防控资源的配置和整合。在计划体制下,政府主要依靠权威和行政命令来配置和整合各类疫病防控资源,而在市场出现后,疫病防控资源的配置和整合手段呈现出多样化趋势,政府权威和行政命令发挥作用的空间开始变小,市场手段也开始参与到各类卫生应急资源的配置过程中,从而改变着政府协同的内容和形式。

上述转型还体现在信息交流和共享模式的转变上。政府协同行为的实现,离不开顺畅透明的信息交流和共享。改革开放前,由于受体制机制和决策模式的影响,疫病防控中的信息交流难以做到顺畅,在政府内部,尤其是对一些传染病的信息,公开是有一定层级要求的;在社会上,这类信息更是被当作国家机密,严禁公开。此外,政府还垄断了疫病信息的获取和发布渠道,从而使信息的交流和共享受阻。改革开放后,在艾滋病防控过程中,一方面是因为受改革开放大环境影响,政府对疫病信息交流共享的主观意愿在增强;另一方面是受信息传播方式和传播途径现代化的影响,政府信息交流共享的可能性也在增强。从20世纪80年代中期艾滋病传入中国开始,中国政府就开始建立艾滋病疫情报告制度。1986年1月发布《关于加强艾滋病疫情管理的通知》,就明确将艾滋病列入报告传染病,按乙类传染病管理,要求各地卫生行政机构发现疑似患者,要及时采取措施并逐级报告①。此后,卫生部隔一段时间就会向社会公布艾滋病疫情。这些措施都为疫病防控中的信息交流和共享

---

① 齐小秋:《中国艾滋病防治政策与策略发展史要》,中国协和医科大学出版社2014年版,第3页。

机制的完善,奠定了基础。

二、新时期艾滋病防控中政府协同存在的不足

改革开放以来中国艾滋病防控中政府协同实践,既存在许多可供借鉴的经验,同时也因各种原因而留下了一些不足,具体如下:

首先,政府协同缺乏合理规划。政府协同是一项需要科学设计、合理规划的系统性工程。在协同的内容上,需要高瞻远瞩,前后如一;在协同的方式方法上,需要兼具多样性和独特性的统一;在协同目标和结果的关系上,需要体现出时代性和历史性的统一。但在新时期的艾滋病防控中,政府协同因缺乏合理规划,而使协同过程出现前后矛盾或协同难以为继等不足。

以艾滋病防控中政府协同宣教为例。从 20 世纪 80 年代中期到 90 年代末,中国政府一直将艾滋病防控宣教纳入到社会主义精神文明建设的内容中。直到 1998 年,卫生部、中宣部等 9 部委在制定《预防艾滋病性病宣传教育原则》并下发相关通知时,放在首位的原则就是强调"预防艾滋病宣教是社会主义精神文明建设的重要内容"①。由于精神文明建设在当时的历史背景和特殊语境下,有其特定的目标指向。无论是其思想道德建设,还是教育科学文化建设,都很容易激发社会对建设对象不道德、不科学和不文明行为的翩翩浮想。对艾滋病的宣教更是这样,宣传教育工作越是强调精神文明建设的重要性,社会普罗大众便越发会将艾滋病患者和不文明、不道德、不检点的行为联系起来,一种认为艾滋病患者"活该"的社会心理便迅速滋生蔓延,从而加剧了对艾滋病患者的歧视和社会排斥。在此种情况下,也就是在同一文件中,政府又要求要防止对艾滋病感染者的歧视性宣传,这种效果相互抵消的政府行为,就这样矛盾地统一在一起,疫病防控的协同效应难以发挥。

在艾滋病防控中,类似这样不协调之处还广泛存在。如政府时常将艾滋病防控与性病防控置于一起,一方面,为了防止艾滋病性病蔓延,政府持续不断地严厉打击卖淫嫖娼行为,并试图以新中国成立初期取缔娼妓的做法,来遏

① 《预防艾滋病性病宣传教育原则》,参见卫生部疾病控制司:《疾病预防控制工作文件汇编》,卫生部疾病控制司编印,内部资料,2002 年,第 224 页。

制艾滋病性病的蔓延;另一方面,由于现实中"暗娼"野火烧不尽,政府为遏制艾滋病又不得不为卖淫嫖娼者发放免费避孕套。这看似矛盾的悖论,让人在禁止卖淫嫖娼和鼓励卖淫嫖娼、加剧歧视和反对歧视之间摸不着头脑。这些问题,其实是艾滋病防控中政府协同缺乏合理规划的必然结果。如在政府各部门协同开展艾滋病防控宣教时,充分考虑到精神文明建设特定的话语体系和目标指向,在对卖淫嫖娼行为的禁令中,充分考虑到中国语境中性交易行为的道德评判内涵,就会制定出更为合理的艾滋病防控政策。类似的问题也表现在科学防病与保护艾滋病患者隐私权的统一上。这些都需要对政府协同防治艾滋病作出进一步合理的规划。

其次,政府协同水平和能力提升通常由疫情发展倒逼而成。如前文所述,在艾滋病传入中国之初的防控实践中,中国政府防治艾滋病的协同实践就已经展开,但协同的水平和能力并不是很高。更准确地说,是政府协同行为没有达到本该有的水平和能力要求。个中缘由,就是政府协同的主观意愿不是太强烈,各相关机构和部门对艾滋病危害性认识不到位。查阅文献不难发现,中国早期艾滋病防控的政府协同,多集中在卫生、经贸、海关和国境检疫相关部门,此时的文教、宣传、公安和司法等部门还没有完全行动起来,而且从全国范围看,也没有建立一个具有顶层设计和协调各方的权威机构或制度,导致在艾滋病防控中"全国一盘棋"的局面没能出现。甚至一些地方政府以牺牲群众健康为代价,盲目建开发区搞招商引资,结果是"资"没引来,病却引来了。如有学者调查发现,西南某镇在上级领导要求下盲目建开发区,结果没人来投资,当地人只好用空闲房屋办娱乐场所,"养小姐"成为主要"产业",最后此镇发展成为"小姐培养基地"[①],性病和艾滋病也随着这些小姐不断向外扩散蔓延。这个案例虽然反映的是地方政府经济发展和卫生防疫相关部门之间缺乏协同配合,但由此也可管窥全国艾滋病防控中的政府协同水平。

1995 年之后,随着艾滋病疫情的快速增长,全国报告艾滋病感染者人数每年都超出千人。疫情的严峻开始对政府行为产生倒逼效应。也正是从 1995 年开始,国务院防治艾滋病协调会议制度建立。当年 8 月,国务院批复

[①]　潘绥铭:《中国艾滋病"问题"解析》,《中国社会科学》2006 年第 1 期。

同意建立该制度,为从国家层面加强对艾滋病的协调和领导提供了制度保障。1996 年 10 月,国务院召开第一次艾滋病防治协调会议,会议由 30 多个相关部委负责领导参加,这些部委也就作为这一协调制度的成员固定下来。到 1996 年底,经国务院批复同意,国务院防治艾滋病性病协调会议制度办公室在卫生部正式成立,是国家层面协调艾滋病防治的机构。就艾滋病防控中的政府协同实践而言,这一制度的确立和这个办公室的成立,标志着政府协同水平和能力发展到一个新阶段。

到 2003 年以后,中国艾滋病每年报告感染者人数超出万人。严峻的疫情进一步提升了艾滋病防治中政府协同的紧迫性。为了遏制疫情的快速蔓延,2004 年 2 月,国务院办公厅下发《关于成立国务院防治艾滋病工作委员会的通知》,并相应在卫生部成立国务院防治艾滋病工作委员会办公室,即"国艾办"。《通知》明确指出,该委员会的一项重要职责,就是协调解决全国艾滋病防治工作中的重大问题,国家层面防治艾滋病的政府协同水平又有了进一步提升。

根据上述事实可知,新时期中国艾滋病防控中的政府协同水平,与艾滋病疫情发展存在着某种关联,疫情的严峻倒逼着政府协同水平和能力的提升。如果借用疾病改变人类历史的套话,那艾滋病也改变了中国政府传染病的治理能力和水平,从卫生方面推动了国家治理体系和治理能力的现代化。

最后,政府与社会组织在艾滋病防控中的协同有待加强。政府协同按其本来的含义,就应该包括与各类社会组织的协调配合,是政府"内外"协同的重要内容。相关统计显示,21 世纪以来,随着市场经济的发展,中国社会组织参与艾滋病防治工作,无论从数量上还是质量上看,都较此前有很大进步。2007 年地方参与艾滋病防治工作的社会团体和民间组织为 789 个,承担了 12023 个项目,获得资助超过 1200 万元,较上一年的 673 个团体承担 5275 个项目相比[①],都是很大的进步。但与中国社会组织总数和艾滋病疫情的严峻性相比,社会组织参与艾滋病防治显然有待加强。若进一步从参与艾滋病防

---

① 辜嵘等:《中国社会组织参与艾滋病防治工作状况分析》,《中国艾滋病性病》2011 年第 5 期。

治的社会组织与政府卫生防疫机构的协同配合状况来看,改进的空间也很大。有研究者从吉林、云南和江苏 3 个省 52 个社会组织和 27 个疾控中心的采访调查中发现,27 个疾控中心长期与社会组织开展合作达 10 年以上的,仅 6 个,占 22.2%;合作为 5 至 10 年的 12 个,占 44.4%;合作少于 5 年的 9 个,占 33.3%。而且在这些社会组织中,有 36 个未进行任何登记注册,占 69.2%。虽然疾控机构和社会组织双方都认为开展合作和协同必不可少,但对于合作和协同的目标、满意度等,双方认识差距较大,疾控中心对社会组织的认可度要低于社会组织对疾控中心的认可度①。虽然疾控机构在性质上属于事业单位,与掌握公共权力的政府卫生行政机构还有差别,但对于政府与社会组织的协调配合程度,从上述数据也可见一斑。国内社会组织与政府在艾滋病防治中的协调配合状况,有进一步提升的空间。

从中国政府与国际非政府组织合作情况看,也存在许多有待改进之处。对中国而言,艾滋病属于外来的输入性传染病。这也表明,对于像艾滋病这样的"世纪瘟疫",全球化时代的现代国家,几乎无一能够幸免。对于这种全球性传染病的治理,顺乎逻辑的做法,应该是各国政府与各类国际非政府组织协同一心。据中国卫生部副部长透露,在华开展艾滋病防治的国际组织,2007 年仅 50 多个②。而且合作的内容单一,基本上是通过项目形式招揽一些资助,而在经验交流、信息共享和管理协调等深度合作领域,则非常有限。2017 年 2 月 5 日由国务院办公厅发布的《中国遏制与防治艾滋病"十三五"行动计划》明确规定:"发挥社会组织易于接触特殊人群、工作方式灵活等优势,将社会力量参与艾滋病防治工作纳入整体防治工作计划",并强调与国际组织开展双边或多边交流与合作③。按照《中国遏制与防治艾滋病"十三五"行动计划》的要求,未来社会组织在艾滋病防控中与政府协同合作会进一步加强。

---

① 吕柯等:《参与艾滋病防治的社会组织与疾病预防控制机构合作现状分析》,《中国艾滋病性病》2016 年第 8 期。

② 中新社电:《超过 50 个国际组织在华开展艾滋病防治项目》,http://www.china.com.cn/international/txt/2007-12/07/content_9356090.htm,2017 年 2 月 8 日访问。

③ 《国务院办公厅关于印发〈中国遏制与防治艾滋病"十三五"行动计划〉的通知》,http://www.gov.cn/zhengce/content/2017-02/05/content_5165514.htm,2017 年 2 月 8 日访问。

综上所述,新时期艾滋病防控中政府协同实践,既有反映中国国情的特点和优势,同时也存在一些不足,总结经验,发挥优势和特长,克服缺点和不足,有利于推进国家传染病治理现代化。

第 五 章

新世纪非典防控中的政府协同

正当国际医药卫生界普遍意识到威胁人类健康的疾病,已由传统的急性传染病转变为慢性非传染性疾病之际,一场被称之为"非典型性肺炎"(Atypical pneumonia,简称"非典")的急性传染病,突然在 21 世纪初向人类袭来。之所以称其为"非典型性肺炎",是因为疫源地广东地区的医生在诊治这一传染病时发现,感染者症状与肺炎患者相似,但又不够典型。随后,根据意大利籍流行病学家、无国界医生意大利分会会长卡洛·乌尔巴尼(Carlo Urbani)的报告,世界卫生组织将其命名为"严重急性呼吸综合征(Severe Acute Respiratory Syndromes)",首字母缩写为 SARS。2003 年 3 月 15 日之后,世界卫生组织正式以 SARS 之名取代了 Atypical pneumonia。同月,医学界也弄清了这一传染病的致病根源为冠状病毒,而非此前认为的衣原体。不同于其他外来输入性传染病,这一新型传染病的疫源地在中国境内,因而,中国政府对这一传染病的协同防控,在新世纪便具有典型意义。

第一节 非典的蔓延及危害

作为一种新型传染病,非典在中国的传播经历了一个由点到面的过程,也给经济、社会等各个方面带来了巨大危害。

一、非典疫情蔓延过程

在普通百姓印象中,非典在中国的蔓延,经历了一个"坐过山车"的历程,从开始的悄无声息和波澜不惊,到后来的全社会恐慌,再到最后的理性应对。这一印象的形成,与政府疫病防控举措密切相关。

非典疫情最初在中国出现,要追溯到 2002 年底。根据后来世界卫生组织的报告,2002 年 11 月,广东省佛山市发现了一例类似肺炎症状的病患,任何抗生素都对患者没有疗效,当时中国医学界预感遇上了新病毒,但医学界和疾控部门并未采取隔离和流行病追踪等应急举措。现在被称为中国首例非典病人的黄某某,于 12 月中旬被送至河源市人民医院就诊,因病情恶化,随后又被转院至广州的医院。更为严重的是,曾与该患者接触并为其治疗的河源医院多名医护人员也先后被感染并表现出症状。与此同时,中山市的两家医院也出现了非典感染病例,以及医护人员被感染的情况。疫情在广东局地扩散,引起了广东卫生和疾控部门的重视。到 2003 年 1 月,广东省卫生厅组织专家一边抢救病人,一边撰写了《关于中山市不明原因肺炎调查报告》,初步确定该病的传播途径为近距离接触和飞沫传染。根据报告,广东省卫生厅很快成立了广东省非典型肺炎医疗救护专家指导小组,中国工程院院士钟南山被任命为小组长。

2003 年 1 月 31 日,是中国人欢度除夕的日子。从全国范围看,春节期间全家团圆,举国欢庆,很少有人会关注到发生在广东局地的非典疫情。虽然现在很难统计当月全国非典疫情的准确数据,但根据当时各地报告收治病人情况,2003 年 1 月,由于人口的流动,尤其是各地流动人口回家过春节,使疫情呈现出局地扩散趋势,发病人数明显上升。1 月 19 日,中山市已出现了 28 名非典疑似患者,其中 13 人是医护人员。而 1 月份的广西,也出现了 6 例后来被称之为回顾性的非典病例,其中死亡 2 例[①]。到 2003 年 2 月,非典疫情开始从广东向临近省区扩散。根据广东省 2 月 11 日下午首次公布的数据,从 2002 年 11 月 16 日至 2003 年 2 月 9 日,广东全省 6 个市共发现非典病例 305 例,其中医护人员占 105 例,死亡 5 例,康复出院 59 例。按各市统计,广州 226 例,死亡 2 例;佛山 19 例,死亡 2 例;江门 15 例,死亡 1 例;中山 28 例,无死

① 吴小亮:《SARS 全国传播链》,《财经》杂志 2003 年第 9 期。

亡;河源 11 例,无死亡;深圳 6 例,无死亡①。2 月 17 日,湖南省也报告了首例非典病人,因在广东打工的感染者返乡所致;2 月 21 日,因在广东与非典病患有过接触的刘姓医生去香港参加婚礼,使非典疫情蔓延到香港地区。2 月 27 日,广东的非典疫情也蔓延到了山西省。

若从地图上看,2003 年 2 月底之前,非典疫情主要在中国南方省区蔓延,广东省是重灾区。与广东一江之隔的香港,自 2 月底之后也很快沦为重点疫区。与刘姓医生在香港有近距离接触的,既有新加坡人、加拿大人,也有取道越南河内的美籍华商,更有香港当地的医护人员和其他近距离接触者。非典经香港向国际社会传播,大抵也是从此时开始的。由于非典是新型传染病这一特征,使外界对这一切全然无知。就是身为医生的刘姓大夫,也一直不相信自己感染了非典,只是到生命的最后一刻看到 X 光片上的标志性白色斑点时,才不得不接受事实。就全国范围而言,虽然广东在 2 月份出现过谣言、抢购风潮等恐慌现象,但并未引起大部分病毒所到之地的警觉,国民对此保持着一副波澜不惊的心态。

由于对新型病毒的无知,再加上自 2 月下旬以来,媒体报道大都聚焦于"两会"专题,所以到 2003 年 3 月,非典病毒呈现出报复式肆虐和扩散。在南方的香港,威尔斯亲王医院大批医护人员被感染,引起了香港社会警觉。到 3 月下旬,九龙观塘地区的淘大花园小区几百人被感染的消息传出,再次令全港震惊,这表明非典病毒已侵入到香港社区,香港日受染人数也以数十人递增。截至 2003 年 5 月 27 日,香港累计报告非典病例 1728 例,死亡 269 例②。

就在香港疫情告急之际,首都北京也"病临城下"。北京与香港一样,其非典疫源存在着多条线。一条是北京医院对山西非典患者的收治,而导致医院医护人员、患者以及近距离接触者感染,使病毒快速传播。到广东出差的山

① 钟雪冰:《追踪世卫官员两万里:一个香港女记者在非典时期的非常采访(图文卷)》,中国工人出版社 2003 年版,第 5 页。此外,流行病学调查统计显示,至 2 月上旬,广东全省非典疫情达到高峰,7 个市共发病 576 例,与官方通报的 6 个市共发病 305 例的数据出入很大,参见彭国文等:《广东省传染性非典型肺炎流行病学特征初步调查》,《中华流行病学杂志》2003 年第 5 期。
② 危驿:《香港"非典"寻根》,《财经》杂志(号外)2003 年 5 月 29 日。

西非典患者,于 2003 年 3 月 1 日被当地医院转诊到北京 301 医院,后又被转至收治传染病患者的 302 医院。由于对新型病毒的无知,以及相关防护不到位,致使参与诊治的医护人员、转送司机以及到医院就诊的患者和近距离接触者染病,并将病毒快速传播开来。北京另一条病毒传播线,是北京人李某到香港威尔斯亲王医院探病受染,在 3 月 15 日乘飞机返回北京时,又感染了同机的十几个人,从而使北京疫情严峻。从 3 月底到 4 月底的这一个月,非典疫情严重恶化并向全国蔓延。北京北面的内蒙古中、东、西部 6 个市(盟),也在 3 月底发现了多个非典病患。到 4 月底,不仅与北京紧邻的河北、天津报告了疫情,就是远离北京的宁夏、上海、福建、山东、河南、重庆、江苏、江西、浙江、湖北、吉林、陕西、甘肃、辽宁、安徽等 26 个省、自治区、直辖市,都报告了非典病例。

非典疫情的快速蔓延,既是天灾,更是人祸。中国每年的两会,是当年党和国家政治生活的重大事件。2003 年两会恰逢在 2002 年中共十六大党的领导人换届之后的首年,所以与其他年份两会的最大不同,就在于需要选举和表决新一届国家领导人。这不仅吸引了全国各省、自治区和直辖市领导班子及媒体的注意力,而且因两会造成的人员流动,也加速了疫情蔓延。更重要的人祸是瞒报,长期以来的官僚主义作风,使一些地方政府党政领导干部置人民性命于不顾,欺上瞒下,根本做不到疫情的公开和透明。在广东疫情向全国蔓延之际,广东省政府官员在 3 月 26 日的省卫生工作会议上,还宣称"疫情已得到有效控制","广东非典病人康复率已达 77%","3 月下旬已成为该病发病以来最为稳定的时期"[1]。这与一周前卫生部时任部长在会见世界卫生组织驻华代表时,强调"疫情已得到有效控制,绝大部分患者已经陆续康复痊愈"的口径完全一致。此间,广东某位官员还语出惊人:"疫情不可怕,可怕的是媒体",其控制媒体甚于控制疫病的意图昭然若揭。果不然,南方一家报道非典疫情的报纸,因与官方口径不一遭到斥责而鸦雀无声[2]。

北京的疫情同样也被有意瞒报。2003 年 3 月 17 日,世界卫生组织便启

---

① 中新社:《广东非典型性肺炎已获控制病人康复率达 77%》,http://www.people.com.cn/GB/shehui/47/20030326/954751.html,2017 年 2 月 15 日访问。

② 朱幼棣:《大国医改》,世界图书出版公司 2011 年版,第 336 页。

动了非典疫情通报系统,要求受染国家和地区每日向世界卫生组织报告病例数,但当时中国以未证实非典与SARS是同种疾病为由,并未加入这一报告系统。3月26日,北京市卫生局新闻发布会宣称,北京有输入性非典病患共8人,3人病重死亡,其余基本痊愈,没有向社会扩散。次日,世界卫生组织还是照例将北京宣布为疫区,一些原定在北京举行的国际性活动被取消。此时,坊间流传的北京非典疫情数要远远超过官方公布的数据。到4月3日,在国务院召开的新闻发布会上,卫生部长通报非典疫情时,仍强调中国局地发生的非典疫情已得到有效控制。但纸终究包不住火,3月23日抵京公干的国际劳工组织官员,因在京感染非典不治于4月5日身亡,迫使卫生部和北京市政府不得不于4月6日举办新闻发布会,公布这一消息,由此也增大了外界对北京市政府瞒报疫情的想象空间。4月8日,美国《时代周刊》通过实地调查,点名批评中国卫生部门瞒报SARS疫情,引燃了境外媒体对中国政府斥责的导火索。4月12日,世界卫生组织再次将北京列入疫区,在其官方网站点名批评北京对非典防治不力,并在北京卫生部门配合下对北京地区医院进行突袭式检查。

与地方政府不同的是,国务院和中央高层并没有因两会和领导换届而放松对非典疫情的关注。早在广东局地发生非典疫情之初以及两会期间,国务院前任总理朱镕基和时任总理温家宝,都对非典防控做出过批示,并要求卫生等相关部门积极防治。4月17日,中共中央总书记胡锦涛主持召开中央政治局常委会会议,明确指出对非典疫情要"早发现,早报告,早隔离,早治疗",对"缓报、瞒报"疫情的领导人要追究责任。4月20日,国务院新闻办公室举行记者招待会。卫生部时任常务副部长高强通报了全国内地最新疫情:截至4月18日,全国累计报告非典病例1807例,其中,广东1304例,北京339例,山西108例,内蒙古25例,广西12例,湖南6例,四川5例,福建3例,上海2例,河南2例、宁夏1例。在累计报告的病例中,康复出院1165人,占64.5%;死亡79人,占4.3%。其中,广东康复出院1110人,占85%;死亡46人,占3.5%。高强还指出,北京确诊非典病患339例,治愈出院33人,占9.7%;死亡18人,占5.3%。在确诊人员中,医务人员24人,学生8人,外地人员28人,境外人士5人。此外,北京还收治了402个疑似病例,其中医务人员41

人,学生 42 人,外地人士 21 人,境外人士 4 人[①]。官方公布的上述疫情数据,让媒体和国民震惊。尤其是有关北京的疫情数据,让各方倍感意外。因为就在 4 月 3 日的国务院新闻办举办的发布会上,时任卫生部长还振振有词地公布北京非典疫情:截至 3 月 31 日,北京发现非典 12 例,死亡 3 例。人们不禁要问,为何在不到 20 天的时间内,北京一下子就爆发了 300 多例?虽然高强解释了北京感染者暴增的三个方面原因:新型传染病从认识到确诊需要时间,北京地区医疗机构错综复杂难以全面统计,卫生部准备不足和国家防疫体系薄弱。对此,老百姓一方面是感觉政府终于瞒不住要说实话了,另一方面也嘀咕着政府还隐瞒了多少实情?政府还可信吗?由此给社会民众带来心理恐慌。

从北京到全国各地,社会恐慌比非典疫情散播得还快。恐慌的第一个表现是抢购风潮的出现。京城及疫区城市超市中的柴、米、油、盐、蔬菜、水果、食品、日杂、医药、消毒液等物品,大都被抢购一空。与抢购风潮同时并存的,是市场物价的大幅震荡,一些奸商也乘机哄抬物价。恐慌的第二个表现是谣言四起,人心惶惶。有谣传北京要"封城"的,也有谣传"飞机洒药"的,还有传谣喝绿豆汤治非典、放鞭炮治非典,一时间全国谣言和"内部消息"满天飞。恐慌的第三个表现是部分民众迷信无知,行为失范。如烧香拜佛,信奉所谓"神婴"出世等,邪教"法轮功"也乘机作乱。

4 月 20 日是非典疫情从隐瞒走向公开的转折点。此后,根据中共中央和国务院的部署,疫情被如实公开,中国内地非典疫情具体数据参见表 11:

表 11:2003 年 4 月 20 日至 6 月 20 日中国内地非典疫情统计表

报告日期	累计报告确诊病例(人)	疑似病例合计(人)	新报告确诊病例(人)	治愈出院数(人)	死亡数(人)	报告疫情省份数(个)
4.21	2001	753	194	1201	92	19
4.22	2158	918	159	1213	97	24
4.23	2305	1093	147	1231	106	26

---

① 国务院新闻办公室:《高强在国务院新闻办公室记者招待会上的讲话》,http://www.scio.gov.cn/xwfbh/xwbfbh/wqfbh/2003/0420/Document/327414/327414.htm,2017 年 2 月 15 日访问。

续表

报告日期	累计报告确诊病例（人）	疑似病例合计（人）	新报告确诊病例（人）	治愈出院数（人）	死亡数（人）	报告疫情省份数（个）
4.24	2422	1278	125	1254	110	26
4.25	2601	1482	180	1277	115	25
4.26	2753	1730	154	1285	122	26
4.27	2914	1921	161	1299	131	26
4.28	3106	2106	203	1306	139	26
4.29	3303	2259	202	1322	148	26
4.30	3460	2203	166	1332	159	26
5.2	3799	2459	176	1372	181	26
5.3	3971	2553	181	1406	190	26
5.4	4125	2599	163	1416	197	26
5.5	4280	2604	160	1433	206	26
5.6	4409	2646	138	1460	214	26
5.8	4698	2648	146	1529	224	25
5.9	4805	2566	118	1582	230	25
5.10	4885	2526	85	1620	235	25
5.11	4948	2559	69	1652	240	25
5.12	5013	2476	75	1693	252	25
5.13	5086	2412	80	1765	262	25
5.14	5124	2349	55	1811	267	25
5.15	5163	2278	52	1858	271	25
5.16	5191	2173	39	1947	275	25
5.17	5209	2132	28	2009	282	25
5.18	5233	2082	28	2079	284	25
5.19	5236	2036	12	2148	289	25
5.20	5248	1936	17	2254	294	25
5.21	5249	1857	12	2335	296	25
5.22	5271	1788	26	2445	300	26
5.23	5285	1714	20	2544	303	26
5.24	5309	1632	34	2675	308	26
5.25	5316	1573	16	2742	315	26

续表

报告 日期	累计报告确诊 病例（人）	疑似病例 合计（人）	新报告确诊 病例（人）	治愈出院数 （人）	死亡数 （人）	报告疫情省 份数（个）
5.26	5316	1510	8	2829	317	26
5.27	5322	1393	9	2944	321	26
5.28	5323	1287	4	3036	325	26
5.29	5325	1120	3	3121	327	26
5.30	5328	1042	7	3250	328	26
5.31	5328	1003	1	3371	332	26
6.1	5328	982	2	3431	332	12
6.2	5328	965	0	3495	334	12
6.3	5329	929	3	3558	334	12
6.4	5329	908	0	3674	334	12
6.5	5329	895	0	3770	336	12
6.6	5329	868	1	3869	338	9
6.7	5330	800	1	3934	338	8
6.8	5328	663	0	4057	339	7
6.9	5328	559	0	4186	340	7
6.10	5328	443	0	4294	343	7
6.11	5329	327	1	4390	343	7
6.12	5328	220	0	4457	343	6
6.13	5327	120	0	4530	343	6
6.14	5327	53	0	4585	345	3
6.15	5327	50	0	4614	345	3
6.16	5326	50	0	4656	346	3
6.17	5326	50	0	4725	346	3
6.18	5326	47	0	4762	347	3
6.19	5326	24	0	4786	347	3
6.20	5326	23	0	4806	347	3

资料来源：国务院新闻办公室在中国网对每日非典疫情的授权发布，参见 http://www.china.com.cn/zhuanti2005/node_5325381.htm，2017 年 2 月 17 日访问。

表 11 统计的是中国内地非典疫情蔓延情况，从表中可以看出，自 2003 年 6 月初之后，新确诊病例趋向于零，疑似病例大幅减少，受染疫区省份数不断

减少,这些都说明非典疫情开始得到了有效控制。在内地,作为重点疫区的北京,疫情也在6月初逐步趋向稳定,具体数据参见表12:

表12:2003年4月20日至6月20日北京非典疫情统计表　(单位:人)

报告日期	累计确诊病例数	报告疑似病例数	治愈出院累计数	累计死亡数
4.21	482	610	43	25
4.22	588	666	46	28
4.23	693	782	55	35
4.24	774	863	64	39
4.25	877	954	73	42
4.26	988	1093	76	48
4.27	1114	1255	78	56
4.28	1199	1275	78	59
4.29	1347	1358	83	66
4.30	1440	1408	90	75
5.1	1553	1415	100	82
5.2	1636	1468	109	91
5.3	1741	1493	115	96
5.4	1803	1537	118	100
5.5	1897	1510	121	103
5.6	1960	1523	134	107
5.7	2049	1514	141	110
5.8	2136	1486	152	112
5.9	2177	1425	168	114
5.10	2227	1397	175	116
5.11	2265	1411	186	120
5.12	2304	1378	208	129
5.13	2347	1338	244	134
5.14	2370	1308	252	139
5.15	2388	1317	257	140
5.16	2405	1265	273	141
5.17	2420	1250	307	145

续表

报告日期	累计确诊病例数	报告疑似病例数	治愈出院累计数	累计死亡数
5.18	2434	1250	332	147
5.19	2437	1249	349	150
5.20	2444	1225	395	154
5.21	2444	1221	447	156
5.22	2456	1205	528	158
5.23	2465	1179	582	160
5.24	2490	1134	667	163
5.25	2499	1105	704	167
5.26	2504	1069	747	168
5.27	2512	1005	828	172
5.28	2514	941	866	175
5.29	2517	803	928	176
5.30	2520	760	1006	177
5.31	2521	747	1087	181
6.1	2522	739	1124	181
6.2	2522	734	1157	181
6.3	2522	724	1189	181
6.4	2522	718	1263	181
6.5	2522	716	1321	181
6.6	2522	713	1403	183
6.7	2523	668	1446	183
6.8	2522	550	1543	184
6.9	2522	451	1653	184
6.10	2522	351	1747	186
6.11	2523	257	1821	186
6.12	2523	257	1876	186
6.13	2522	71	1944	187
6.14	2522	4	1994	189
6.15	2522	3	2015	189
6.16	2521	3	2053	190

报告日期	累计确诊病例数	报告疑似病例数	治愈出院累计数	累计死亡数
6.17	2521	5	2120	190
6.18	2521	4	2154	191
6.19	2521	3	2171	191
6.20	2521	3	2189	191

资料来源：国务院新闻办公室在中国网对每日非典疫情的授权发布，参见 http://www.china.com. cn/zhuanti2005/node_5325381.htm，2017 年 2 月 17 日访问。

非典在中国境内肆虐之际，也在全球范围内蔓延。世界卫生组织报告的全球非典疫情统计数据，参见表 13：

表 13：2003 年全球非典蔓延情况统计表

报告日期	累计发病数（人）	死亡病例数（人）	康复病例数（人）	受染国家和地区数（个）
4.11	2781	111	——	19
4.21	3861	217	——	27
4.22	3947	229	1935	27
4.26	4649	274	2206	28
5.4	6234	435	2702	30
5.7	6903	495	2885	32
5.9	7053	506	2959	33
5.17	7761	623	3674	31
5.21	7919	662	3984	31
5.23	8046	682	4210	31
5.29	8240	745	4891	31
6.6	8404	779	5937	32
6.23	8459	805	7324	32
8.7	8422	919	——	32

资料来源：世界卫生组织报告的全球非典统计数据，来自对新华网、《人民日报》等权威网站和报刊报道汇总，"——"代表没有收集到的数据。

根据上述几个表格统计数据和相关材料可知，非典疫源地在中国南方，2003 年是主要流行年，其中 1 月至 6 月是流行高峰期，流行的严重程度与人口流动概率存在着正相关关系。非典在中国的流行,经历了由南到北的扩散过程,北京是此次非典流行的重灾区。从全球范围看,高峰期非典在多达三十个国家和地区流行,东南亚是重点流行区域。关于非典冠状病毒的传染源,2003 年科学界说是果子狸,2005 年又认为也可能是蝙蝠。也有可能其传染源本身就具有多元化。

二、非典的严重危害

非典对于中国和全球的危害是多方面的。一方面,非典对百姓生命和人类健康构成了直接威胁。就中国而言,截至 2003 年 8 月 16 日 10 时,中国内地累计报告非典确诊病例 5327 例,其中治愈出院 4959 例,死亡 349 例,非典疫情共波及全国 266 个县和市①。就全球范围而言,根据世界卫生组织报告,截至 2003 年 8 月 7 日,全球累计报告非典患者 8422 人,死亡 919 人。这样的死伤,几乎与一场局地战争相当。对于那些治愈出院的患者而言,骨质疏松、股骨头坏死、肝肾功能损伤、肺功能障碍等,将可能是终身伴随他们的后遗症,给这些生命带来无穷无尽的痛苦。

另一方面,非典还给许多家庭和国家带来巨大经济损失。到目前为止,有关非典对中国的直接和间接经济损失,找不到一个权威性的数据和统计。由北京大学中国经济研究中心和北京大学卫生政策与管理研究中心的几位学者,根据他们于 2003 年 4 月 18 日在北京的一项实地抽样调查估计,由于 SARS 的影响,2003 年全国经济增长率比预期低 1 至 2 个百分点,全年对外旅游收入减少 50%—60%,损失约 900 亿元,五一"黄金周"取消带来的损失约 200 亿,再加上间接经济损失,估计 SARS 对经济影响总额为 2100 亿元人民币②。也有估算认为,仅非典给中国旅游业 2003 年带来的经济损失,就高达 2768 亿元人民币③。此外,还有的回忆性文章认为,非典仅给北京一个城市带

---

① 参见国务院新闻办公室对每日非典疫情的授权发布,http://www.china.com.cn/zhuanti2005/txt/2003-08/16/content_5386426.htm,2017 年 2 月 19 日访问。

② 文钊:《"非典"预计使中国损失 2100 亿》,《中国经济快讯》2003 年第 17 期。

③ 本刊编辑部:《中国旅游业因非典总损失预计逾 2700 亿元》,《湖北财税》(理论版)2003 年第 8 期。

来的直接经济损失就达 100 多亿人民币①。这些数据虽然其权威性需要存疑,但至少从一个侧面反映了非典带来经济损失的严重程度。实际上,由于疫病爆发期统计的缺失,非典带给各行各业的直接和间接经济损失,恐怕永远也难以做到精准。如对农业而言,非典爆发之后,有研究认为非典冠状病毒可能源自果子狸和家禽,造成相关禽肉价格大幅下跌,2003 年广东省鸡肉收购价一度由 8—10 元/公斤跌至 3.5 元/公斤,果子狸更是被禁售,由此带来的经济损失难以估计。

2003 年 6 月 21 日,在非典疫情基本被控制的情况下,《人民日报》曾专门刊文,分析了非典对国民经济不利影响的 6 个方面:一是工业生产增长回落,当年 5 月份增速在上月回落 2 个百分点的基础上,继续回落了 1.2 个百分点;二是市场销售增幅明显下滑,餐饮业受重创,当年 5 月份社会消费品零售总额增幅比上月下降 3.4 个百分点,全国餐饮业零售额同比下降 15.5%;三是社会服务业遭受严重打击,当年 5 月社会服务业营业收入比上一年同期下降了 37.4%;四是交通运输明显下降,当年 5 月同比下降 41.5%;五是农民增收受挫,2003 年第二季度农民人均现金收入损失 35 元,同比减少约 4.5%,当年上半年农民现金收入增幅比上一年同期降低近 3 个百分点;六是企业家信心遭受打击,跌入五年来的低谷②。这是当年就非典对国民经济负面影响比较全面和权威的一个分析,但文章末尾还是肯定了当年经济的增速。

此外,非典的危害还表现在对民众健康、社会心理、区域关系和谐等诸多方面,给"后非典时期"中国社会重建和民众心理重建带来艰巨任务。

第二节　疫情监测报告中的政府协同

疫情监测是否精准到位,疫情报告是否准确及时,是疫病防控能否成功的关键,也是能否避免社会恐慌的关键。在非典之前,中国政府从未对某一种传

---

① 张林:《凤凰卫视这些年》,现代出版社 2016 年版,第 290 页。

② 朱剑红:《非典对国民经济影响明显　前五个月依然较快增长》,《人民日报》2003 年 6 月 21 日。

染病实行过实时监测和每日报告制度。从 2003 年 4 月 1 日开始,中国政府每天向世界卫生组织报告疫情;从 4 月 21 日起,中国内地也由五天向社会公布一次疫情改为每天公布。在疫情监测报告上的这些举措,对于国家传染病治理现代化而言,是一个巨大的进步。

早在 2003 年 1 月底,卫生部在接到广东省有关不明原因肺炎疫情报告后,便派出了以中国疾控中心疾病控制与应急处理办公室副主任为首的专家组,到疫区进行流行病学方面的跟踪调查。在广东疫情趋向严重的情况下,卫生部又提高了所派专家组的级别,于 2 月 21 日派出以卫生部副部长为首的14 人专家组。同时,卫生部之外的农业部,也派出了专家调查组,协助广东省做好疫情的跟踪与检测工作。中央和地方政府之间这些早期的纵向协同和配合,为随后的疫情监测报告走上正轨做好了铺垫。

对疫病的及时报告,以对疫情的准确监测为前提,而这种准确的监测,又需要建立完整的疫情监测网络。由于非典的疫源地在广东,所以中国首个较为完整的非典疫情监测网络,也诞生于广州。2003 年 1 月 31 日,广州市疾控机构宣布,从即日起对全市不明原因肺炎实行"零报告"和"日报告"制度,全面启动市、区、街道三级监测报告系统,这被媒体称之为中国最早建立的非典监测网络①。这一网络的建立和运行,首先需要全市 13 个区、县疾控中心协同,同时在横向上也需要卫生、学校、社区等部门的配合,对学校还建立了晨检与日报制度,这一"早发现、早报告、早隔离、早治疗"的监测网络,同时对流动人口和农业人口进行重点监测,不留漏洞,从而使广州的疫情在 4 月份之后出现好转。

根据广州市建立疫情监测网络的经验,卫生部很快将其在全国范围内推广。2003 年 4 月 8 日,卫生部发出通知,要求将非典列入法定报告传染病,对非典疫情报告实行日报告制度,并要求各地卫生行政部门要加强与公安、教育、交通、铁道、民航、农业、检疫等相关部门的协同配合,做好非典疫情监测报告工作。同时,卫生部还制定了"传染性非典型肺炎(严重急性呼吸道综合征)病例或疑似病例报告表",对报告单位、报告日期、被报告者的详细信息

---

① 冒浩文:《走近我国首个非典监测网》,《人民日报》2003 年 5 月 12 日。

等,进行了明确规定①,为全国疫情监测报告体系的形成奠定了基础。4月24日,卫生部进一步发出通知,要求对非典疫情实行日报告和零报告制度,并自2003年4月26日起,将非典疫情报告管理工作纳入"国家疾病报告管理信息系统"。加入零报告,旨在强调"零报告制度不同于不报告",没有出现疫情的地区可以报告为"零",但不能不报告,这对各省、自治区、直辖市及其辖区卫生厅、局及医疗、疾控机构之间的协同要求又进了一步。

根据广州的经验,建立全国疫情监测报告网络,对交通要道、城市基层社区、农村和特殊群体的监测是重点。在非典疫情向全国蔓延进入高峰期的5月份,公安部、铁道部、交通部、卫生部、质检总局、民航总局、海关总署等7个部门紧密协同,联合发出紧急通知,要求相关部门要加强对汽车站、火车站、机场、客运码头、出入境口岸的卫生检疫,严防非典通过交通工具和国境出入境口岸传播和扩散②,对于经检测体温超过38℃的人员,要立刻隔离治疗并报当地卫生行政主管部门。一些重点疫区城市,如北京市,还专门对基层社区预防非典进行部署。2003年4月25日,北京市国土资源和房屋管理局下发通知,要求市属各区县国土房管局与各物业管理企业紧密配合,为抗击非典的广大医务工作者提供最大限度服务和帮助,对住宅电梯、供水系统等设备进行清洁消毒,对小区内无照摊贩、闲杂人员采取限制进入措施,加强物业企业内部管理,提高对防治非典重要性的认识等③。为加强与市国土资源和服务管理局的协同配合,中共北京市委和北京市政府又于4月28日下发《关于加强社区预防、控制非典型肺炎工作的意见》,对社区防控非典的目标和基本要求、工作职责、动员和组织机制、组织体系和保障措施等进行了具体规定。为贯彻落实市委市政府的非典防控措施,市国土资源和房屋管理局于4月30日又下发了《北京市国土资源和房屋管理局关于贯彻市委、市政府〈关于加强北京防治

---

① 《卫生部关于将传染性非典型肺炎(严重急性呼吸道综合征)列入法定管理传染病的通知》,《中华人民共和国卫生部公报》2003年第8期。

② 原国锋:《7部门紧急通知要求交通"重地"严格查堵非典》,《人民日报》2003年5月2日。

③ 《北京市国土资源和房屋管理局关于进一步加强居住小区预防非典工作的紧急通知》,《北京市人民政府公报》2003年第9期。

非典型肺炎工作的决定〉和〈北京市关于加强社区预防、控制非典工作的意见〉的紧急通知》,正式提出"构筑社区防治非典的物业管理工作网络",并要求尽快制定社区防治非典的工作预案和方案,同时强调要"加大社区防治非典型肺炎工作的信息沟通和宣传工作"①。为构筑全国非典疫情监测网络提供了示范。

在全国非典疫情监测网络构筑过程中,农村是重头戏。早在 2003 年 4 月中旬,农业部便发出通知,要求各地农业部门干部和农技推广人员,要与当地政府和卫生疾控部门积极协同配合,严防非典向广大农村地区扩散。4 月 25 日,国务院副总理吴仪向第十届全国人大常委会第二次会议报告非典防治工作时,阐述国务院防控疫情蔓延的 8 条措施中,第 6 条便是"严防疫情向农村扩散。要求各地不得将发病的农民工推回原籍或推向社会"②。4 月 28 日,民政部也发出通知,突出强调要发挥农村村民委员会在防治非典中的积极作用,要求农村"要建立健全村级疫情报告制度,密切掌握动态,一旦发现疫情,要及时报告,并协助有关部门采取隔离措施,切断传播途径,做到早发现、早报告、早隔离、早治疗"③。为了贯彻中央政府"严防非典疫情向农村扩散"的指示精神,各省、自治区、直辖市也积极协同,纷纷向辖区下发通知。如中共北京市委和北京市政府于 4 月 29 日联合发布了《关于加强北京市农村防治非典型肺炎工作的意见》,明确了北京市农村防治非典的五大类"重点场所和人群",指出了北京市农村防治非典八个方面的举措,其中"以自然村为单位实施封闭式管理","坚持村自为战,群防群治"④是其疫情监测的特色。

在建立农村非典疫情监测网络中,作为农业大省的安徽省也丝毫不敢怠慢。2003 年 4 月 28 日,安徽省非典防治工作总指挥部发出通知,强调要切实

---

① 《北京市国土资源和房屋管理局关于贯彻市委、市政府〈关于加强北京防治非典型肺炎工作的决定〉和〈北京市关于加强社区预防、控制非典工作的意见〉的紧急通知》,《北京市人民政府公报》2003 年第 9 期。

② 吴仪:《关于非典型肺炎防治工作的报告》,《中华人民共和国全国人民代表大会常务委员会公报》2003 年第 3 期。

③ 《民政部关于发挥农村村民委员会在防治非典工作中积极作用的通知》,转引自温庆云:《抗击非典:北京社区保卫战》,中国社会出版社 2003 年版,第 296 页。

④ 《中共北京市委办公厅、北京市人民政府办公厅关于加强北京市农村防治非典型肺炎工作的意见》,《北京市人民政府公报》2003 年第 10 期。

做好农村地区非典防治工作,重点是对由外地务工返乡人员进行重点监测,要求"周密安排,认真部署,严防死守,构筑严防非典的大堤"①。通知还要求,对于重点人群要建立随访报告制度,要以市为单位,每逢5、10日向省卫生厅报告,并公布传真电话。同时,为了加强农村地区非典防治工作,将疫情监测到位,安徽省非典防治工作总指挥部还决定派出10个工作组,并制定了《农村地区非典型肺炎防治工作组工作方案》。工作组主要工作内容,包括对流动人口监测和重点人群健康随访制度执行情况,如对从疫情返回和来皖人员监测制度执行情况等;对留验站设立和专用转运车辆落实情况;对疾病预防控制和卫生监督机构工作情况,如疫情24小时值班制,疫情监测报告系统是否符合要求,落实疫情日报制和"零"报制情况等②。各工作组被要求要于5月上旬集中向省非典防治工作总指挥部汇报工作情况,认真总结各地工作经验,提出下一步工作建议。

在北京市、安徽省与中央政府保持协同配合的同时,其他省、自治区、直辖市也努力工作,打响了防止非典向农村地区蔓延的大会战。为了进一步巩固工作成果,2003年5月13日,全国防治非典型肺炎指挥部印发了《全国农村非典型肺炎防治工作方案》,在文件第四部分对农村地区疫情监测与报告作出了更为系统化的要求,强调要建立以村为基础,以县疾控机构为中心,县、乡、村三级医疗机构为依托的农村非典疫情监测和报告体系③。到5月20日,卫生部、民政部、农业部、财政部、国家发改委和国家人口计生委根据上述"工作方案"的精神,进一步协同配合,制定了《关于加强农村传染性非典型肺炎防治工作的指导意见》,并联合发出《关于印发〈关于加强农村传染性非典型肺炎防治工作指导意见〉的通知》。在"指导意见"的第四部分,专门阐述了"建立以县疾病预防控制机构为中心,以县级医院、乡镇卫生院和村级组织为依托,以村为基础的预防控制非典型肺炎疫情监测报告体系"的重要性、操作

---

① 《安徽省非典防治工作总指挥部关于切实做好农村地区非典防治工作的通知》,《安徽省人民政府公报》2003年第9号。

② 《安徽省非典防治工作总指挥部关于组派农村地区非典型肺炎防治工作组的通知》,《安徽省人民政府公报》2003年第9号。

③ 《全国防治非典型肺炎指挥部关于印发全国农村非典型肺炎防治工作方案的通知》,《天津政报》2003年第10期。

步骤等,并强调了"多部门协调配合"的必要性①。

　　全国疫情监测报告网络构建的另一重要环节,是对重点人群的监测,如农民工、大学生等,这方面的政府协同也随处可见。如对农民工群体的疫情监测,在纵向的政府协同上,经历了几上几下的来回。先是一些地方政府出台相关文件,如北京市农委在 2003 年 4 月 25 日下发《关于做好外来农民工防控"非典"工作的紧急通知》,强调要防止非典疫情经农民工向外地扩散,要建立严密的监测和防控体系②。随后,卫生部于 5 月 7 日又专门下发了《〈对从传染性非典型肺炎流行地区返乡民工监测的指导原则〉的通知》,将对农民工群体疫情监测的对象、范围、操作流程等内容进行细化,方便各地参照执行。在此基础上,全国各省、自治区、直辖市又转发卫生部的通知,要求辖区贯彻执行。对大学生群体的疫情监测,也离不开政府的多方协同。为切断非典传播途径,2003 年 4 月 25 日,国务院办公厅发出紧急通知,要求各地政府动员在校大学生就地学习,并要求北京等发病人数较多地区的高等学校,要根据非典防控需要,"调整教学和学习方式,加强对疫情的监控和防治,避免疫情扩散"③。国务院的通知发出后,北京市委、市政府根据通知精神,按照"就地预防、就地观察、就地治疗"的原则,加强对北京地区高校疫情的监测,对试图返乡的学生开展思想工作,尽力避免疫情扩散④。此外,教育部还与卫生部协同配合,对当年高校招生方式进行调整,禁止举办大规模人员集中的高招咨询活动。其他省份,如安徽省,也转发了国务院办公厅的通知,要求省属各驻外办事机构与当地政府协同配合,对试图返乡的大学生,要积极主动做好劝阻工作⑤。这种多层次、多样化的政府协同,为最终成功防控非典疫情奠定了

---

　　① 《关于印发〈关于加强农村传染性非典型肺炎防治工作指导意见〉的通知》,《中华人民共和国卫生部公报》2003 年第 8 期。

　　② 《北京市农村工作委员会关于做好外来农民工防控"非典"工作的紧急通知》,《北京市人民政府公报》2003 年第 9 期。

　　③ 《国务院办公厅关于动员北京等地高等学校学生、农民工就地学习务工的紧急通知》,《安徽省人民政府公报》2003 年第 9 号。

　　④ 新华社北京电:《北京致函各地表示努力控制非典扩散》,《人民日报》2003 年 4 月 27 日。

　　⑤ 《安徽省人民政府转发国务院办公厅关于动员北京等地高等学校学生、农民工就地学习务工的紧急通知》,《安徽省人民政府公报》2003 年第 9 号。

基础。

有关非典疫情监测报告中政府协同的另一难能可贵之处,还在于其能够做到前后连贯,协同如一。由前文数据可知,2003年6月中旬之后,非典疫情在大部分地区已得到控制,但中国政府并未因此放松对疫情的监测报告,而是进一步通过多方协同,来完善国家传染病疫情监测报告体系。早在非典处于防控关键期的5月7日,国务院第7次常务会议便通过了《突发公共卫生事件应急条例》,并于5月9日公布实施。该条例第三章专门阐述对突发公共卫生事件的报告和信息发布问题。其中第19条阐述的是各省、自治区、直辖市在接到所列4种紧急情况之一的1个小时内,要向国务院卫生行政主管部门报告;第20条规定医疗、监测机构和有关单位在发现突发卫生紧急情况后,应在2个小时内向所在县级卫生行政主管部门报告,接到报告的卫生行政主管部门应在2个小时内向本级人民政府报告,并同时向上级卫生行政主管部门和国务院卫生行政主管部门报告。县级人民政府在接到报告后2小时内,要向设区的市级人民政府或上级政府报告,设区的市人民政府在接到报告后2小时内,要向省、自治区、直辖市人民政府报告。条例第二十三条同时规定,国务院卫生行政主管部门在接到卫生突发事件报告后,要及时向国务院有关部门和各省、自治区、直辖市人民政府卫生行政主管部门和军队有关部门通报;同时要求突发公共卫生事件所在地政府卫生行政主管部门要及时向毗邻地区人民政府卫生行政主管部门通报①。这是典型的以政府律令形式,要求不同层级政府以及政府不同部门之间,保持纵向、横向和内外多方位的协同配合。

为了完善非典防控期间的上述疫情监测报告流程,建立疫情监测报告长效机制,2003年8月18日,卫生部又印发了《传染性非典型肺炎疫情监测报告实施方案》和《2003—2004年度全国卫生系统传染性非典型肺炎防治工作方案》,这两个方案虽然总体目标都是要严防非典,但各有侧重点。"疫情监测报告实施方案"主要目标在于防止非典疫情出现反复,对疫情报告内容、报告方式、报告时限和流程等,作进一步具体规定,并配合《传染性非典型肺炎

---

① 《突发公共卫生事件应急条例》,《河南省人民政府公报》2003年第6期。

个案专报信息系统》的运行,实现对疫情的网络直报和零距离报告①。"卫生系统非典防治工作方案"有关疫情监测报告的内容,则主要是针对医疗机构和医务人员的,从病例诊断、报告、隔离、自身防护等方面,进行完善。11 月 7日,为完善对传染病疫情的监测报告体系,由非典防治举一反三,卫生部又制定了《卫生部关于法定报告传染病疫情和突发公共卫生事件信息发布方案(试行)》,对突发公共卫生事件信息发布内容、信息发布方式、信息发布程序等,进行具体规定②,以防止出现非典爆发初期信息渠道不畅、缓报、瞒报的情况。11 月 21 日,为了做好非典的早期预警工作,卫生部又组织专家在总结前一阶段经验基础上,制定印发了《传染性非典型肺炎早期预警症状监测方案(试行)》,并向各省、自治区、直辖市卫生行政机构和各地疾控部门下发通知,主要是针对各地卫生厅(局)和各级疾控机构的,要求对"发热呼吸道病例"、"发热肺炎病例"、"非典预警病例"进行预警监测,真正做到"四早"③。

在疫情基本被控制后,通过对相关监测报告体系补缺补差和修补完善,既使政府协同前后相继,同时也有利于由点及面、举一反三,在疫病防控实践中不断推进疫情监测报告体系现代化。

第三节　疫病危机化解中的政府协同

非典给人民生命财产带来严重损伤,给社会造成恐慌,已然形成了重大疫病危机,直接挑战政府行政能力。面对挑战,中国政府从组建疫病防控领导机构、采取紧急措施隔离治疗、开展预防宣教、进行科研攻关和提供资金物资保障等方面,有效化解疫病危机。这些方面的举措和努力,也离不开多方政府协同。

---

① 《卫生部关于印发〈2003—2004 年度全国卫生系统传染性非典型肺炎防治工作方案〉和〈传染性非典型肺炎疫情监测报告实施方案〉的通知》,《中华人民共和国卫生部公报》2003 年第9 期。

② 《卫生部关于法定报告传染病疫情和突发公共卫生事件信息发布方案(试行)》,《中华人民共和国卫生部公报》2004 年第 2 期。

③ 《卫生部办公厅关于印发〈传染性非典型肺炎早期预警症状监测方案(试行)〉的通知》,《中华人民共和国卫生部公报》2004 年第 1 期。

一、领导机构组建运行中的政府协同

2003 年 4 月 17 日,在非典疫情肆虐之际,中共中央政治局常务委员会召开非典防治专门会议,明确提出要"建立工作机构和协调机制"①。根据此次会议"建立工作机构"的指示,4 月 23 日,时任国务院总理温家宝主持召开国务院常务会议,决定成立国务院防治非典型肺炎指挥部,任命国务院副总理吴仪为总指挥,国务委员兼国务院秘书长华建敏为副总指挥,参与协同的机构和部门包括卫生部、国家质检总局、科技部、国家发改委、农业部、中宣部、公安部、外交部、教育部、北京市政府等,具体由国务院办公厅牵头。从性质上看,该总指挥部是全国非典防治的最高指挥机构,负责贯彻落实中共中央和国务院有关非典防治的决策和部署,指挥和协调全国非典防治工作。该机构下设卫生检疫、防治、宣传、科技攻关、后勤保障、社会治安、农村、外事、教育、北京10 个工作组(办公室),各工作组(办公室)负责人为指挥部成员,指挥部办公地点设在国务院办公厅。各工作组(办公室)分工明确,协调一致。国务院办公厅于 4 月 28 日专门为此下发通知②,要求全国各省、自治区和直辖市根据通知精神开展非典防治工作。各省、自治区、直辖市接到通知后,也纷纷成立了本地区的非典防治领导机构。如安徽省于 4 月 26 日也成立了安徽省非典防治工作总指挥部,省长任总指挥;河南省于 4 月下旬也成立了河南省非典型肺炎防治工作领导小组。

由于是重灾区,北京地区非典防治领导机构的成立,要略早于全国其他各省。2003 年 4 月 17 日上午,中共中央政治局常委会召开非典防治专门会议,批准成立北京防治非典型肺炎联合工作小组。当日下午,北京防治非典型肺炎联合工作小组召开了第一次会议。同时,北京市委也召开了常委扩大会和区县、部分委办局领导干部会议,传达了中央加强非典防治工作指示精神,要

---

① 新华社北京电:《中央政治局常委会开会研究部署非典防治工作——中共中央总书记胡锦涛主持会议》,http://www.people.com.cn/GB/shizheng/16/20030417/974570.html,2017 年 2 月 22 日访问。

② 《国务院办公厅关于成立全国防治非典型肺炎指挥部的通知》,《中华人民共和国国务院公报》2003 年第 17 期。

求中央在京单位、驻京部队和北京市有关部门要协同一心,做好北京非典防治工作。北京防治非典型肺炎联合工作小组是北京地区非典防治工作的临时领导机构,负责领导在京党政机关和企事业单位的非典防治工作,由市委书记刘淇亲任组长,下设办公室、医疗组、防控组、物资保障组、医院建设组、宣传组、信息组、非典亡者善后处理组等8个小组,参与协同的单位涉及非典防控的方方面面。如参与协同防控的系统和部门,包括政法、外事、教育、交通运输、城建、农村、文化、工商、商贸、社区、房管等,所以防控组内又有16个内设机构。为了方便工作的开展,其他组的内设机构也大体类似①。此外,从纵向上看,市联合工作小组设立后,各区(县)、市内机关企事业单位、街道也对口设立了各自的非典防治领导机构,以方便非典防治政策和举措的贯彻落实。

为了保证非典疫情的公开透明和防治政令畅通,就在中共中央政治局常委会非典防治专门会议召开之际,新一届中央政府也开始酝酿对卫生部和北京市政府相关领导人职位的调整。4月20日,新华社授权发布了5条相关的人事任免消息:卫生部党组书记张文康被免职;北京市委副书记孟学农被免职;卫生部常务副部长高强出任卫生部党组书记一职;海南省委书记王歧山调任北京市委副书记,出任代市长;汪啸风出任海南省委书记。次日,张文康、孟学农主动辞去卫生部长和北京市长的行政职务。4月26日,第十届全国人大常委会第二次会议决定,免去张文康的卫生部部长职务,任命吴仪为卫生部部长(兼)。这些人事上的变动,既反映了新一届中央政府对非典疫情瞒报官员进行行政问责的决心,同时也为下一步非典防治工作中增强各机构各部门之间协同配合力度做好了组织保证。

二、隔离治疗中的政府协同

对于不明原因传染病的防控,医学上认为最有效的防控举措就是隔离治疗。在非典流行早期,广州的隔离举措对控制疫情蔓延至关重要。北京市非典防控,在2003年3月底和4月上旬,也开始对疑似患者和与之有过接触的

---

① 中共北京市委组织部、中共北京市委党史研究室、北京市档案局:《中国共产党北京市组织史资料1987—2010(下)》,中央文献出版社2011年版,第1133—1134页。

人员,严格按照流行病学的要求进行了隔离。中央政治局常务委员会非典防治专门会议所倡导的"四早"中,就包括"早隔离"和"早治疗"。对于非典防控中的隔离和治疗,仍然离不开政府的多方协同。

隔离举措的实施,首先需要交通运输部门的协同配合。2003年4月上旬,卫生部、财政部、铁道部、交通部、民航总局五部委联合发出通知,要求相关系统和部门要按照《中华人民共和国传染病防治法》的相关规定,严防非典通过交通工具传播扩散。通知明确要求地方各级人民政府和各级各类卫生、铁路、交通、民航部门(单位),彼此间要建立相应的沟通渠道和协调机制,"各省、自治区、直辖市人民政府要协调上述有关部门,在铁路、公路、水运沿线和主要航空站所在的地级及其以上城市,设立传染性非典型肺炎病人和疑似病人留验站",铁路、交通、检疫、民航等部门也要积极支持和配合卫生部门,做好对非典疫情的追踪调查工作,同时搞好本系统和交通工具的清洁消毒工作①。为贯彻通知精神,交通部预防控制非典型肺炎工作领导小组还专门下发了《关于车船交通工具非典型肺炎应急处理预案的紧急通知》和《关于加强道路、水路客运行业非典型肺炎预防控制工作的紧急通知》,要求交通运输行业全面配合卫生防疫部门,做好疫情防控。

此外,隔离举措的实施,还离不开医疗卫生、疾控、检疫和公安等部门的协同配合。由卫生部发布的《传染性非典型肺炎防治管理办法》对疾病预防控制机构、医疗机构和地方卫生行政主管部门有关隔离、消毒、设备配备、操作程序等内容和环节,都进行了明确规定,并要求卫生部和各省、自治区和直辖市要建立领导、协调机构,保证隔离治疗措施能够贯彻落实到位。对于违反隔离规定的人员,还可报请公安机关依法采取强制措施。2003年4月23日,北京市政府下发"通告"指出,对于违反隔离规定不听卫生行政部门劝阻的行为,必要时由公安机关依法协助采取强制措施;违反《中华人民共和国治安管理处罚条例》的,由公安机关依法处理;构成犯罪的,依法追究刑事责任②。在非

<hr>

① 白剑峰:《五部门联合发出通知　严格预防通过交通工具传播"非典"》,《人民日报》2003年4月15日。

② 《北京市人民政府关于对非典型肺炎疫情重点区域采取隔离控制措施的通告》,《北京市人民政府公报》2003年第8期。

典爆发期间,内蒙古自治区临河市、四川省都江堰市、北京市海淀区等地的公安机关和司法部门,都与卫生和疾病预防控制机构协同配合,对辖区违反隔离规定、不听劝阻妨碍疫情防控的行为,进行了依法处理。

对非典患者的治疗,同样也离不开多方政府协同。以北京市小汤山医院的组建和收治病人为例。2003 年 4 月 22 日,在北京市防治非典工作联席会议上,中国疾控中心专家建议,在防治非典医院不够用的情况下,可以考虑在北京小汤山疗养院基础上,建立收治非典病人的专门医院。北京市建设小汤山医院的请示上报国务院后,很快得到批复,紧急征用小汤山附近 40.3 公顷土地,用于建设非典定点医院。由北京市建委牵头,召集北京地区的市政、建工、城建、住总、城乡、中建一局等 6 家大型施工企业,调集了 4000 余名建设者(最多时达 7000 余名),在一周时间内快速建成。为保证施工的速度和质量,北京市专门成立了小汤山医院筹建工作指挥部,指挥部下设秘书组、基建组、医疗组、护理组、信息组、药械组、后勤组、保卫组等 8 个小组,经北京市建委、经委、商委、计委、规划委、交通委、市信息办、市政管委、市财政局、卫生局、公安局、园林局、环保局、药监局、民政局、交管局、旅游局、电信局、广电局、市武警总队、昌平区委、昌平区政府、市供电公司、中共小汤山镇委员会、小汤山镇人民政府、小汤山医院等 20 多个部门协同配合,最终在 4 月 30 日完成了医院的主体结构工程,建成了总建筑面积达 2.5 万平方米,可容纳 1000 张病床的临时传染病医院,5 月 1 日开始收治第一批 134 个非典病人。医院在随后的病人医治过程中,政府协同仍在继续:后勤保障由昌平区政府统一负责,市旅游局和旅游集团负责伙食供应;市经委负责设备和物资的供应;北京市和昌平区公安系统负责医院的安全保卫;医疗护理则是由中央军委从总后 301、304、307、309 等各大医院,沈阳、北京、南京、成都、济南、兰州等军区,空军、海军,第三、第四军医大学等单位征集医护人员,进入医院参加抗击非典的战斗①。

小汤山医院在建设和收治病人过程中,以如此规模和速度,保质保量完成任务,既包括纵向不同层级政府之间的协同配合,也包括横向不同政府机构和

---

① 千龙新闻网北京讯:《北京副市长刘志华首次详尽披露小汤山医院情况》,http://news. sohu.com/33/40/news209084033.shtml,2017 年 2 月 22 日访问。

部门之间的协同配合,还包括政府与企业集团的内外协同。这一万众一心、众志成城的疫病抗击实践,不仅创造了中国医院建设史上的奇迹,更充分展现了中国政府协同作战的超强能力和超高水准。

三、非典预防宣教和科研攻关中的政府协同

开展疫病预防宣教工作,是成功防治传染病的关键环节。非典防控早期预防宣教中的政府协同,主要围绕着如下几个方面的内容展开:一是就非典流行传播途径和自我防护知识,开展健康教育和宣传,提高公众自我保护和参与疫病防控的能力;二是重点宣传执政党和政府有关非典防控的政策和举措;三是宣传一些地方预防、诊治和防控非典的举措和成功经验。到 2003 年 4、5 月份,非典防控宣教工作又加入了防止恐慌和辟谣、依法防病、做好农村非典防治宣教和在抗击非典中培育和弘扬民族精神等内容。围绕这些内容开展非典宣教工作,政府协同也随处可见。

以防止非典向农村地区扩散、开展农村防治非典宣教工作为例。全国防治非典型肺炎指挥部专门设有农村组,农村组的重要工作之一是"督促地方政府加强对农村和广大农民开展防治非典型肺炎知识的宣传和普及工作"①。地方政府根据这一通知精神,纷纷加强对本辖区内农村防病知识的宣教工作。如辽宁省大连市,要求市辖区、镇、村三级协同配合,分别成立了以卫生、宣传、文化为主的宣教队伍,利用发放宣传单、宣传画,制作宣传墙报和开播有线电视等方式,向农民群众宣传和科普非典防治知识,其中甘井子区在 2003 年 5 月份已向农民发放宣传单、宣传画 160 多万份,制作宣传墙(板)报 100 多块②;在河北省,省军区与市、县、乡(镇)各级政府协同配合,专门制定《关于组织民兵、预备役部队抗击非典工作实施方案》,组织全省 10 多万支民兵宣传小分队,深入乡间地头,向农民群众宣传非典防治知识③,这既体现了各级

---

① 《国务院办公厅关于成立全国防治非典型肺炎指挥部的通知》,《中华人民共和国国务院公报》2003 年第 17 期。

② 王科:《积极防非典建设新农村——甘井子区防非典知识进村》,《人民日报》2003 年 5 月 16 日。

③ 徐青云、陈辉:《河北五百万民兵预备役人员投入抗非典》,《人民日报》2003 年 5 月 18 日。

宣传机构的协同,也是非典防治宣教工作中的军地协同。到2003年9月,卫生部专门下发通知,要求各级卫生行政部门要进一步加强对广大农村地区的卫生科普宣传工作,增强群众疾病防范意识和能力①,为建立和完善防治非典的长效机制夯实了基础。

防治非典的科研攻关工作,也离不开政府的协同配合。非典防控中科研攻关的重要内容,包括对非典检测确诊技术的研究,对疫苗的研制,以及中医介入和中西医结合等几个方面。

就非典检测确诊技术而言,最先受染的广东具有一定经验。要找到科学的监测确诊手段,就必须首先明确非典的致病原因。这方面的协同配合,也首先体现在粤、港医疗机构、卫生科研机构和高校的合作上。2003年3、4月份,广东非典疫情正处于高峰时期,由广州疾病控制中心、广州呼吸疾病研究所、广州第八人民医院、广州胸科医院、广州儿童医院、广州医学院第一附属医院和香港大学医学院微生物学系共同协作,以"非典型肺炎流行病学、病原学及临床诊治"课题的形式,对非典致病原因和检测确诊技术进行攻关,并于4月上旬成功从患者气管分泌物中分离出2株冠状病毒,并与早先香港科研机构分离出的2株冠状病毒对比,发现其同源性大于99%。此外,在粤、港非典爆发后,两地卫生科研机构频繁合作,香港特区政府还于4月11日派出专家组访粤,双方同意在信息交流、资料共享等方面,进一步加强合作②。这是粤、港地方政府在非典科研攻关上的协同配合。在对非典致病原因和检测技术的研究中,中国科学院北京基因组研究所与军事医学科学院微生物流行病研究所的协同配合最具代表性,两家单位在完成非典病毒全基因测序基础上,又于4月19日研制出诊断非典的酶联免疫吸附检测(酶联法)试剂,从而将非典的检测过程缩短到1小时左右③,为对病患的快速诊断提供了新手段。另外,国家疾病预防控制中心还与清华大学生物芯片国家工程研究中心协同奋战,研

---

① 《卫生部关于做好防治非典有关宣传工作的通知》,《中华人民共和国卫生部公报》2003年第11期。

② 张乐人:《粤港合作共探"非典"病因 初步认定新亚型冠状病毒可能是非典型肺炎的主要病因》,《人民日报》2003年4月13日。

③ 刘思扬、张景勇:《为控制疫情蔓延提供新的诊断手段 我研究出一小时诊断非典新方法》,《人民日报》2003年4月21日。

制出了中国第一个 SARS 快速早诊基因芯片,并首次用于临床样本检测获得成功。清华大学深圳研究院科技人员还研制出多种红外快速体温检测仪,并在深圳口岸、海关、机场及部分学校投入使用,取得了很好的效果①。为了加强对非典检测等科研攻关,早在 4 月初,中央财政便紧急安排专项经费,用于非典病毒检测试剂研究等。没有政府从资金等方面的全力支持,科研机构也很难在如此短时间取得这些研究成果。在 4 月 29 日泰国曼谷举行的中国——东盟领导人关于非典的特别会议上,国务院总理温家宝还专门介绍了中国政府在非典科研攻关方面的经验,政府组织全国各学科专家联合攻关、中央财政拨专款支持是最具代表性的举措。

在非典疫苗研制方面,通过政府的组织和支持,各科研机构协同创新,齐心协力挑战科技难关。非典爆发后,中共中央和中国政府一直坚持"依靠科技,战胜非典",在全国防治非典型肺炎指挥部下,专门成立了科技攻关组,负责疫苗研制等科研工作。在科技部、中国科学院和军事医学科学院等政府部门和科研机构的协同配合下,对非典病毒灭活疫苗的研制取得了突破性进展。2003 年 6 月下旬,相关科研机构对两项灭活疫苗研究已完成实验室制备,实验证实该疫苗制剂对免疫灵长类动物安全有效②。到 9 月中旬,就中国非典疫苗研制中存在合力不强、各自为政的情况,相关专家也指出,政府专门机构应该加强对非典疫苗科研力量的进一步整合,加强对疫苗研制过程的科学管理,避免出现资金不集中、力量分散和各机构擅发消息等不良情况。这也从侧面反映出,非典科研攻关离不开政府的协同配合。

在中医介入和中西医结合防治非典方面,政府协同也随处可见。2003 年4 月 11 日,正值非典向全国蔓延之际,卫生部根据广东防治非典"采取中西医结合的防治方法优于单纯的西医方法"的经验,协同国家中医药管理局,组织中医专家,研究制定了《非典型肺炎中医药防治技术方案(试行)》,并向全国印发通知,要求各地中医根据"方案"参与非典防治。"方案"分类对健康人

①　温红彦:《高校全力投入防治非典科技攻关　在病毒检测、药物筛选、培养疫苗等方面取得可喜进展》,《人民日报》2003 年 4 月 30 日。

②　蒋建科、白剑峰:《非典病毒灭活疫苗研制取得突破　已建立动物感染模型》,《人民日报》2003 年 6 月 26 日。

群、非典病例及疑似患者等开出中药处方,并对中医治疗非典各个阶段的药方,也一并收录①,供全国中医参考。此后,卫生部又下发了《卫生部办公厅关于印发新修订的传染性非典型肺炎临床诊断标准和推荐治疗方案及出院参考标准的通知》。到10月10日,卫生部又与国家中医药管理局、中华医学会、中华中医药学会等机构和团体协同配合,组织中医专家认真总结中医介入非典防治经验,在对上述两个"通知"进行修订基础上,制定了《传染性非典型肺炎(SARS)诊疗方案》,并联合向全国下发通知②,进一步规范各地中医介入非典救治工作。这体现了卫生部和国家中医药管理局的协同配合,以及以通知的形式保证不同层级医疗卫生机构之间的协同配合。

地方政府之间在中西医结合防治非典问题上,也开展了密切的协同配合。如北京和广州的中医药专家密切协作,中国中医研究院根据两地中医药治疗非典的经验,通过中西医结合来降低非典死亡率③;海峡两岸的中医药专家,也于5月25日通过电话连线,召开了中医药防治非典(SARS)研讨会,研讨会在中华中医药学会和台湾海峡两岸人民服务中心的协调下举行,台湾医事联盟协会、台湾中医师公会联合会等组织参与协同④。此外,还有地方政府在辖区范围内,推进中医医院与西医医院组成中西医联合工作小组,确保中医介入非典治疗力度。如北京市,在2003年5月中旬确定13家非典定点医院与部分中医院结对,签订技术协议,制定详细的工作计划和协作方案,真正实现非典防治中的中西医结合。参与行动的北京地区中医院包括北京中医医院,中国中医研究院,北京中医药大学所属各中医院,中日友好医院,鼓楼中医医院等⑤。对于此次辖区内大规模的中西医协同配合,北京市中医药管理局发挥了关键的协调作用。

---

① 《卫生部非典型肺炎领导小组关于印发〈非典型肺炎中医药防治技术方案(试行)〉的通知》,《辽宁省人民政府公报》2003年第9期。

② 《卫生部、国家中医药管理局关于推荐新修订的〈传染性非典型肺炎(SARS)诊疗方案〉的通知》,《中华人民共和国卫生部公报》2003年第11期。

③ 王淑军、秦秋:《中西医结合降低非典死亡率》,《人民日报》2003年4月29日。

④ 王尧、王淑军:《海峡两岸中医药防治非典(SARS)研讨会举行》,《人民日报》2003年5月26日。

⑤ 王淑军:《北京推进中西医结合治非典 13家定点医院与中医医院对口协作》,《人民日报》2003年5月19日。

非典科研攻关中的政府协同,在一些地方还创造了一些具有示范性的典型。如湖北省,在非典肆虐的4月底,组建了"非典防治科技攻关协作同盟"。参与协同的单位包括武汉大学、中科院武汉病毒所、卫生部武汉生物制品研究所等5家。该同盟通过仪器、设备、实验室和信息资源共享等方式,实现彼此之间的交流和协作,对以科技手段战胜非典功不可没。各级政府为这些非典防治科研攻关,提供了项目设置、人才动员、资金支持等方面的协助。相关统计显示,截至2003年6月25日,全国防治非典型肺炎指挥部科技攻关组先后启动了95个项目,在全国范围内紧急动员了3000多名科技工作者,紧急筹措了1.2亿元科研攻关经费①,为最终打赢这场非典狙击战提供了科研保障。

四、资金物资保障和矛盾化解中的政府协同

要打赢抗击非典这场硬仗,充裕的资金物资保障是前提。全国防治非典型肺炎指挥部成立时,专门设立了"后勤保障组",负责制定中央财政防治非典专项基金使用方案,督促地方政府安排落实非典防治资金,制定防治非典有关物资保障方案,协调各地政府做好本地区防治非典物资保障等。全国各地成立非典防治领导机构时,也都对应设立了资金和物资保障方面的专门小组。如前文所述,北京防治非典型肺炎联合工作组下,也设有物资保障组,由副市长任组长,市经委、商委等相关部门负责协同配合,确保全市非典防治中的资金物资保障。各级和各地物资(后勤)保障机构的设立,为这方面政府协同的展开提供了组织依托。

抗击非典的资金来源和物资保障,一方面是各级政府财政专项基金和对国家相关物资储备的调拨,另一方面是地方政府间的互助和社会捐赠。无论是哪个方面,要做到资金配置使用的科学合理,物资保障的及时充分,都离不开多方位的政府协同。

就资金的配置和使用而言,非典爆发后,根据中共中央和国务院的指示,财政部于2003年4月23日公布,中央财政安排了20亿元的非典防治基金,

---

①　蒋建科、白剑峰:《国务院新闻办公室举行记者招待会——我国防治非典科技攻关取得进展》,《人民日报》2003年6月26日。

并明确了这些资金将主要用于救治非典患者,购置非典医疗设备,发放医务工作者补助,储备非典药品、物资和开展非典科研攻关等。同时,财政部还要求各级地方财政要配备专项资金,以确保成功防治非典。截至 4 月 22 日,财政部已安排专项资金 3.1 亿元,主要用于第一阶段应急反应机制的建设,地方各级财政也已安排非典防治配套资金 8 亿多元①。到 5 月 6 日,中央财政已支出资金 9 亿元,地方各级财政配备资金已超过 50 亿元。这是中央和地方财政之间为确保非典防治资金充裕开展的协同配合。此外,对于农民和城镇困难群众非典患者,政府实行免费治疗。所需费用,医疗机构先行记账,后根据属地管理原则,由医疗机构报所在地区卫生行政部门汇总,再报所在地区财政部门,财政部门再通过卫生行政部门向医疗机构拨付资金。这个过程中,不仅需要疫区各级卫生行政机构和财政机构的协同配合,还需要卫生、财政两大系统之间的协同配合。卫生部和财政部为此还专门于 4 月 29 日联合下发紧急通知,要求各地按通知要求贯彻执行,确保医疗救治工作有序开展。

地方政府间的互助,既传承了"一方有难,八方支援"的中华传统文化精神,也是抗击非典中地方政府间协同的体现。非典爆发后,作为重灾区的北京,收到了来自全国各地的援助。如山东省,在 2003 年 5 月初的省委常委会上,对援助北京抗击非典作出了"要物有物,要人派人"的安排,从全省调派护理人员 67 名,新采 575 个单位全血,捐助消毒防护用品,保证北京蔬菜、物资和副食品供应②;河北省,为北京运送救援物资,派医疗队;上海市,为北京生产和运送"防非"产品;广东省,抽调专家支援北京;辽宁省,为北京提供医药物资和蔬菜、食品供应,等等③。全国其他省、市、自治区也有很多支援北京或相互支援的行动。地方政府之间的这些协同配合,为最终战胜非典病魔提供了保障。

对社会民众、企业、社团所捐助物资的收纳、调配和监管,也离不开政府协

---

① 齐中熙:《财政部公布中央财政 20 亿元非典防治基金用途》,《人民日报》2003 年 4 月 24 日。

② 宋光茂、何勇:《要物有物　要人派人——山东全力支援北京抗击非典》,《人民日报》2003 年 5 月 3 日。

③ 李俊义等:《疫病无情人有情　患难之中见真心——各地支援北京抗击非典》,《人民日报》2003 年 5 月 4 日。

同。2003 年 4 月底,为了规范社会各方面的捐赠,民政部专门公布了非典防治社会捐赠渠道,其中民政部、卫生部、中国红十字会总会和中华慈善总会负责接收各方面社会捐赠款物,而且这四个部门都统一公布了接受捐赠的咨询电话、受捐账号和地址。截至 5 月 29 日,卫生部接收各类捐赠 6.6 亿元,其中物资价值 5.2 亿元,资金 1.4 亿元。卫生部接到捐赠后,很快又将大部分捐赠派送到抗击非典一线[1]。其他三个部门,也通过各自的组织系统,有条不紊地收纳和派送各类社会捐赠资金和物资。同时,为了加强对防治非典社会捐赠资金物资的监管,国务院办公厅专门发出《关于加强防治非典型肺炎社会捐赠款物管理工作的通知》,要求相关部门做好监管工作。财政部在接到通知后,又下发了《财政部关于加强防治非典型肺炎社会捐赠资金管理的通知》,要求民政部和卫生部协同配合,在收到社会捐赠资金后,及时将资金存入本部门预算收入汇缴专用存款账户,对于定向捐赠资金,要及时拨给指定用款单位;对于非定向捐赠资金,要在三个工作日内全额上缴中央财政专户,所有捐赠资金应单独设置明细,分账核算[2]。5 月 7 日,国家审计署也下发通知,要求各级审计机构要加强对非典防治捐赠资金和物资的审计监督工作,确保社会捐赠款物使用规范[3]。这一系列通知精神的贯彻落实,不仅要求卫生、民政、财政、审计等各个部门和系统内部要协同一心,而且还要求这些机构和各级政府、各医疗机构之间协同如一,从而确保各项捐赠款物规范使用。

非典爆发后,一些地方还出现了因防治非典引发的如医疗、劳资、应急补偿等方面的矛盾和纠纷。化解这些矛盾和纠纷,也凝聚了多方政府协同。2003 年 7 月 14 日,国务院办公厅专门下发《关于妥善处理因防治非典型肺炎引发的矛盾和纠纷的通知》,要求各有关部门要相互协调、密切配合,对于诸如死者抚慰、医疗纠纷、劳动纠纷、民事合同纠纷等矛盾,要依法妥善处理,防止因处置不当而激化矛盾,被一些不法分子利用。同时,对于利用这些矛盾煽

① 白剑峰:《卫生部将大部分捐赠送到抗非典一线》,《人民日报》,2003 年 5 月 30 日。
② 《财政部关于加强防治非典型肺炎社会捐赠资金管理的通知》,《中国财经审计法规公报》2003 年第 13 期。
③ 《审计署关于加强对防治非典型肺炎专项资金和捐赠款物进行审计监督的通知》,《中国财经审计法规公报》2003 年第 13 期。

动群众扰乱社会秩序的违法犯罪分子,要依法打击①。各省、自治区、直辖市人民政府在接到通知后,也都根据本辖区实际情况制定相应办法或转发国务院通知,为妥善化解社会矛盾和维护社会秩序稳定做出了努力。

第四节　非典防控国际合作中的政府协同

中国政府与国际社会协同防控非典,是在疫情跨越国界情况下确保防控举措有效的基本要求。非典防控国际合作中的政府协同,从合作对象上看,主要包括与国际组织和各主权国家政府间协同两大方面。

中国政府与国际组织的协同配合,首先体现在与世界卫生组织(WHO)的协同配合上。2003年2月11日,广东省卫生厅在新闻发布会上公布省内非典疫情后,很快就引起了世界卫生组织驻北京代表处工作人员的关注。三天后,中国政府卫生部与世界卫生组织商定,决定由世卫组织派专家来华协助查清疫情。3月4日,首批世卫专家抵京。这是世界卫生组织专门就非典防治向中国派来的第一批专家,但由于对非典知识掌握有限,第一批世卫专家根据患者症状,将其"误诊"为与禽流感相似的疾病。很快,世卫组织又派出由实验室科研人员组成的第二批专家抵京,通过对患者唾液、血液进行化验,证实此病为新型呼吸道传染病,与禽流感无关②。到3月12日,世界卫生组织就非典疫情正式向全球发出警报,宣布中国广东、香港为疫区;15日,世界卫生组织正式将此呼吸道传染病定名为SARS;17日,由世界卫生组织牵头,组织全球9个国家的11个实验室组成协同攻关科研网络,查找SARS致病原因,中国香港地区加入其中;在3月26日北京市卫生局新闻发布会闪烁其词地介绍"北京有输入性病例,但没有向社会扩散"之后,3月27日,世界卫生组织又宣布北京为SARS疫区;28日,中国政府宣布加入世卫组织非典科研攻关的全球合作网络,使该网络成员增至9个国家13个实验室;4月3日,国务院新闻

---

①　《国务院办公厅关于妥善处理因防治非典型肺炎引发的矛盾和纠纷的通知》,《中华人民共和国国务院公报》2003年第23期。

②　钟雪冰:《追踪世卫官员两万里:一个香港女记者在非典时期的非常采访(图文卷)》,中国工人出版社2003年版,第12页。

发布会上,卫生部长通报非典在中国局部地区发生并已得到有效控制,但国际劳工局官员到北京出差感染非典而客死他乡的事实,又使世界卫生组织对中国官方通报的非典疫情产生怀疑,并于 4 月 12 日再次宣布北京为疫区。4 月 14 日,国家主席胡锦涛到广州视察疫情,17 日又主持召开中共中央政治局常委会非典防治专门会议。直到 4 月 20 日,非典疫情完全公开透明,并对疫情瞒报官员给予免职处理后,世界卫生组织与中国政府的合作才走上正轨。

由上面所列史实可以看出,在抗击非典早期(2003 年 4 月 20 日之前),中国政府与世界卫生组织协同合作是主流,但其中也存在一些误解或者说不愉快,主要是由中国政府少数官员对疫情瞒报所引起的。在此种情况下,世界卫生组织也以宣布为疫区的方式,使中国政府负责任大国的国际形象受到严重损害。4 月 20 日之后,在新一届中央政府的领导下,对疫情的通报公开透明,与世界卫生组织的协调合作也如鱼得水。5 月中旬,在第 56 届世界卫生大会召开之际,中国政府专门派出国务院副总理兼卫生部长吴仪出席。在大会一般性辩论会上发言时,吴仪就中国非典防治工作坦诚指出:"在疫病发生的初期,中国政府对这场疫情的严重性认识不足,公共卫生系统存在缺陷,防治工作在一段时间内有些被动。"①这种实事求是和坦诚相见的态度,为修复中国政府形象做出了重要贡献。会上,吴仪还就中国政府防治非典加强与世界卫生组织和国际社会的合作,发出倡议。在此后防治非典的整个过程中,中国政府与世界卫生组织一直保持着良性的、顺畅的合作关系。

由于非典疫源地在中国,为防止疫病向周边国家和地区扩散,主动承担疫病防治责任,中国政府还就防治非典加强与东盟的协调合作。非典爆发后,中国周边的越南、泰国、马来西亚、新加坡、印尼等东盟成员国都出现了疫情。为了有效遏制疫病蔓延,2003 年 4 月 26 日,中国与日本、韩国和东盟 10 国协同配合,在马来西亚首都吉隆坡举行了卫生部长特别会议,专题讨论非典防控问题;4 月 29 日,国务院总理温家宝飞抵泰国首都曼谷,出席中国—东盟领导人关于非典的特别会议,与东盟各国领导人专门讨论加强地区合作,切实防控非

---

① 吴云、丁喜刚:《为应对全球疾病灾害　吴仪说中国愿发挥建设性作用　我代表指出中国非典发病高峰已过》,《人民日报》2003 年 5 月 21 日。

典问题。温家宝强调,中国政府愿真诚与东盟各国加强协调与合作,建立疫病防治通报机制,开展经验交流与合作研究,加快卫生领域合作,协调出入境管理措施,努力减低疫情负面影响①。温家宝的参会和会议发言,赢得了东盟国家的认同,恢复了这些国家对中国抗击非典的信心。5月中旬,"东盟10+3"机场非典防治论坛在菲律宾北部邦板牙省克拉克区举行,与会东盟10国和中、日、韩3国就在机场采取标准化防疫措施和操作程序,防止非典经民航途径传播达成协议。到6月1日,中国和东盟10国在北京召开的"中国—东盟非典型肺炎出入境检疫管理会议"上,通过了《中国政府和东盟国家政府关于控制非典型肺炎传播的出入境检疫管理行动计划》。该行动计划要求各国在出入境口岸要加强对出入境人员的卫生检疫,开展体温筛查和填写《健康申明卡》等,同时要求各国政府要建立密切有效的合作机制,随时通报疫情,交流疫病防控举措,沟通防疫信息等②,为成功防控非典做出努力。

此外,就非典防治,中国政府还与一些国家政府开展了许多双边交流和合作。如2003年5月上旬,中美两国政府在北京就非典防治召开专题研讨会,中国科技部、卫生部和中科院的官员和专家,与美国专家组和驻华使馆人员一起,就SARS防治和相关科研攻关交流信息,探讨两国政府和科学界开展合作的可能。5月6日,国务院副总理兼卫生部长吴仪应约与美国卫生与公众服务部部长汤米·汤普森通电话,就两国政府加强在非典防治领域的合作交换意见,吴仪表示中美应进一步加强在非典防治领域的合作,汤普森也表达了美方愿与中方全力合作的意愿③。5月8日,美国驻华大使宣布,美国正向中国提供一揽子援助,包括资金、物资和专家方面的援助,以帮助中国抗击非典。当天,美国政府通过美驻华使馆向中国红十字会捐款50万美元,用于购买医疗设备和器材。同时,10家美国在华公司也捐助价值超过100万美元的现金和物品,帮助中国抗击非典。此外,在技术合作方面,美国疾病控制与预防中

---

① 刘建生等:《加强沟通交流合作 共商抗击非典战略——中国—东盟领导人关于非典特别会议在曼谷举行》,《人民日报》2003年4月30日。

② 原国锋:《共建防非典出入境检疫合作机制 中国与东盟国家通过〈行动计划〉》,《人民日报》2003年6月2日。

③ 新华社北京电:《吴仪应约与美国卫生部长通电话表示 中美应加强在非典防治领域的交流与合作》,《人民日报》2003年5月7日。

心和中国疾病预防控制中心就非典防治联合开展科研攻关,双方共享数据和交流科研信息,美国还多次派专家来华参加抗击非典合作。

除美国之外,德国、英国、日本、韩国、印度、苏丹等国政府,也都在抗击非典期间,向中国政府和人民伸出了援助之手。就捐赠款物而言,据中国官方公布的数据,德国政府捐赠 1000 万欧元(约合 1140 万美元)用于购买医疗器械;英国政府通过世界银行和亚洲开发银行,向中国提供约 500 万美元援助;日本政府向中国捐赠价值 2.05 亿日元的医疗器材和药品,并随后追加捐赠 15 亿日元的医疗物资;韩国政府向中国民政部捐款 10 万美元,韩国驻华使馆向北京市捐款 4900 美元;印度政府和军队向中国捐赠价值 40 万卢比(约合 8400美元)的防治非典医药用品;苏丹驻华使馆向中国捐款 10 万元人民币;澳大利亚向世界卫生组织捐款 120 万澳元,帮助包括中国在内的西太平洋地区防治非典①。除捐赠款物外,中国政府还与澳大利亚、加拿大等国政府开展技术交流合作、举办研讨会等,积极推进非典防治工作有效开展。

非典防控国际合作中的政府协同,是中国政府与国际组织和各国政府为化解非典危机,从资金、物资保障,科研攻关,技术和信息交流等方面,为成功防控疫病而进行的互助和合作,也是全球化背景下国际社会协同治理传染病的题中应有之义。

第五节 新世纪非典防控中
政府协同实践评析

非典是 21 世纪以来中国政府遭遇的第一场规模性疫病危机,这场危机以新型冠状病毒的形式呈现,考验了中国政府协同作战和化解疫病危机的能力。通过对新世纪非典防控中政府协同实践的梳理和回顾,不仅可以总结新世纪中国政府协同防控疫病的特点,而且也可以找出其中的不足,为新的时代条件下政府协同防控疫病提供借鉴,也为推进国家疫病防控体系和防控能力现代化添砖加瓦。

---

① 新华社北京电:《国际社会向我抗击非典提供援助》,《人民日报》2003 年 5 月 15 日。

一、新世纪非典防控中政府协同的特点

中国政府协同防控非典有几个大的背景,如这场疫病防控是在中国实行改革开放政策二十多年之后展开的。一方面,改革开放为这场疫病防控提供了一个开放的、全球化的视野和心态,中国政府在与国际社会开展非典防治合作过程中,充满了自信,不仅能够与国际社会同甘共苦,而且还能够及时发现和正视自身的不足,与国际社会坦诚相见。中国政府的这种自信和实事求是,离不开二十多年国门开放的熏陶。另一方面,二十多年改革开放所积累的财富和促进的生产力增长,为这场疫病防控奠定了坚实的物质基础。在疫病防控过程中,不仅中央财政拨付防治资金及时到位,而且地方财政也做出了巨大贡献;不仅地方政府之间互助合作,捐钱捐物,而且全国民众、企业、社团组织等,都纷纷慷慨解囊。这种情景的出现,要有一个基本的前提,就是国民的充裕和国家综合实力的增强,而这些都是拜改革开放所赐,没有改革开放二十多年物质财富的积累,很难想象政府能在如此短时间内,将一种新型病毒的病死率降到如此之低。在这个大背景下来讨论非典防控中的政府协同,具有如下特点:

第一,政府协同意识较以往疫病防控明显增强。这一点首先体现在疫病防控中对协同概念的频繁使用上。无论是在政府有关非典防控的文件中,还是权威媒体对非典报道的文章中,都直接、明确地反复使用了协同概念。如国务院办公厅在批复卫生部和科技部《关于组织开展传染性非典型肺炎临床和流行病学研究的请示》时,明确提出非典科研攻关要"形成协同攻关的工作机制"[①]。《人民日报》在有关非典主题的报道和文章中,也频繁使用协同概念,分别使用过全力协同、密切协同、大力协同、各方协同、协同攻关、协同作战、网络协同、社会整体协同等表述,这也从一个侧面反映出媒体和政府协同意识的增强,因为媒体话语有的是对政府负责非典防治工作领导人语言的直录。其次,协同意识还体现在担负协同任务机构的健全上。如前文所述全国防治非

---

① 《国务院办公厅关于同意开展非典型肺炎临床和流行病学研究工作的复函》,《中华人民共和国国务院公报》2003 年第 28 期。

典型肺炎指挥部,其主要任务之一就是开展指挥和协调工作。北京防治非典型肺炎联合工作小组,不仅自身承担着全市的协调配合任务,而且其下设各机构也承担着各自职责范围内的协同配合任务。

第二,政府协同的信息化程度空前提高。信息化程度提高的一个重要表现,就是互联网在政府协同中发挥着越来越重要的作用。根据 CNNIC(中国互联网络信息中心)发布的报告,截至 2002 年 12 月 31 日,中国共有上网计算机约 2083 万台,上网用户数约 5910 万,全国网站数为 37.16 万个,"WWW"站点约 37.1 万个,全国网页总数为 1.57 亿个,全国域名数为 94.03 万个,CN下注册的域名 17.9 万个,国际出口带宽 9380M,在线数据库总数为 8.29 万个①。这些数据表明,在非典到来之前,中国国家信息化水平已具备一定基础和规模,这为随后在非典防控中利用信息技术和网络加强政府协同奠定了基础。

政府协同信息化程度提高的一个明显表现,就是在疫情监测、报告、通报、指令传达和培训中,大量使用网络。2003 年 5 月中旬,正当非典防治如火如荼之际,信息产业部不仅专门规划非典防治专用电话号码"95120",在全国发生疫情的 25 个省份开通,而且还协调电信运营商和公安部门,制定通信短信息管理办法,为防治非典专门开设"中国电信互联网服务专区",利用网络开展宣教的同时,防止谣言通过短信快速传播。共青团中央、全国青联和学联还利用网络,开展抗击非典宣教活动,建立专题网站(http://wenming.cycnet.com);教育部还专门发出通知,要求各地充分利用互联网开展非典防治宣传和教育活动。对于广大农村和偏远地区,强调要利用好远程教育资源②,防止非典向农村地区蔓延。卫生部、中国疾控中心还经常利用网络,收集疫病信息和发布疫情公告等。到 2003 年 11 月 5 日,卫生部经过一段时间筹建,也正式启动了全国传染性非典型肺炎疫情监测网络直报系统,要求即日起,各省、自治区、直辖市各级疾控机构和县以上医疗机构、有条件的乡镇卫生院,在坚持

---

① CNNIC:《2002 年—2003 年互联网大事记》,http://www.cnnic.net.cn/hlwfzyj/hlwdsj/201206/t20120612_27418.htm,2017 年 2 月 24 日访问。

② 丁伟:《教育部发出通知要求　利用远程教育资源进行防治非典宣传》,《人民日报》2003 年 5 月 15 日。

每日疫情零报告制度的同时,还要对所发现疫情及时进行网络直报①。这不仅有利于卫生行政机构及时掌握疫情,也方便了医疗机构报告疫情,网络的低成本和便利优势得以凸显。为了充分利用互联网协助政府抗击非典,发挥信息技术在沟通、交流和反馈等方面的优势,2003年5月上旬,北京中关村IT专业人士协会还联合30余位信息技术专家,向业内和社会发出倡议,号召大家利用信息技术积极投身抗击非典战斗②。信息技术和互联网的使用,既有利于避免人群聚集和疫情扩散情况下保证工作和生活照常,同时网站的及时性还有利于破除谣言和小道消息满天飞的状况,以更好地维护社会稳定。

政府协同信息化程度提高的另一个重要表现,就是借助网络技术推进政府一系列"两手抓"目标协同的实现。抗击非典还有另外一个背景,就是中国政府对中国经济增长速度的认识。从1992年中国正式确立社会主义市场经济体制,到2003年非典爆发之前,中国经济一直保持着两位数以上的增长速度,只有个别年份是接近两位数的增长。非典爆发后,一些地方政府之所以一开始瞒报疫情,也有着很明显的害怕非典影响经济增长的因素在作祟。在非典狙击战打响后,摆在中国政府面前一个现实而又紧迫的课题,就是如何在确保人民生命财产安全和成功抗击疫病的同时,还能保持经济的稳步增长,也即政府如何协调成功抗击非典和确保经济稳步增长的双重目标?这种任务和目标上的协同,是游离在前述政府"上下"、"左右"、"内外"协同之外的一种以目标定行为的整体协同。早在2003年4月28日,国务院总理温家宝在云南考察非典防治工作时,就专门提出"坚持一手抓非典防治,一手抓经济建设"③的政府目标协同战略。随后,《人民日报》5月8日发表题为"一手抓防治非典 一手抓经济建设"的社论,强调要站在全局的高度,处理好非典防治工作和经济工作的关系,最终目标是要夺取抗击非典和发展经济的双胜利④。在人

① 白剑峰:《全国非典疫情监测网络直报系统启动》,《人民日报》2003年11月6日。

② 赵亚辉:《中关村IT专业人士协会倡议 让信息技术成为抗击非典利器》,《人民日报》2003年5月6日。

③ 田舒斌:《温家宝在云南考察非典防治工作时强调 切实加强预防 做到有备无患》,《人民日报》2003年4月29日。

④ 本报评论员:《一手抓防治非典 一手抓经济建设》,《人民日报》2003年5月8日。

群不能聚集,交易不能面对面进行的情况下如何发展经济? 一个水到渠成的举措就是促成网购的兴起和电子商务的发展。今天家喻户晓的网购平台淘宝,正是在2003年5月创立的。非典将人们隔离在家不能购物、不能聚会聊天时,互联网又使这一切变活了。它不仅提高了政府协同的信息化程度,而且在悄无声息中改变了人们的生产、生活乃至思维方式。淘宝创立的这个时间节点,又不得不使人想起卡特赖特、比迪斯用洋洋数十万言来阐述的"疾病改变历史"的观点,没承想这一幕在中国抗击非典过程中再次重演。

第三,政府协同治理传染病的法治水平明显提高。与中国政府此前的传染病治理实践相比,此次抗击非典的法治意识明显提升。从立法方面看。《中华人民共和国传染病防治法》只能对已知传染病进行相应的规定,对于非典这种新型传染病,法律没有明文规定,这也是当初一些地方政府发现非典却不及时上报的法律方面的原因。所以在2003年4月8日,国务院会议研究讨论,决定将非典列入《中华人民共和国传染病防治法》法定传染病进行管理,卫生部为此向全国下发通知,要求各地卫生行政机构和疾控部门要依法对非典进行报告和监测[1]。为配合这一举措,5月4日的卫生部部务会议又讨论通过了《传染性非典型肺炎防治管理办法》,并于5月12日由部长吴仪签署发布。这一带有行政法规性的"管理办法"分为总则、疫情报告、通报和公布、预防与控制、医疗救治、监督管理、罚则、附则等7章,共40条,对规范个人、医疗机构和全社会依法抗击非典,起到了重要作用。到5月9日,国务院总理温家宝又签发命令,公布实施《突发公共卫生事件应急条例》,进一步由抗击非典到应对所有突发公共卫生事件,举一反三,使立法工作与疫病防控实践紧密协同配合。

从执法方面看。一些地方政府遵循依法抗击非典的原则,不仅在非典防控宣传教育中向老百姓宣传《中华人民共和国传染病防治法》的相关知识,而且还运用法律武器拘留在防治非典中违法闹事人员。如河南省林州市公安局,在2003年5月对4月底在非典防治中涉嫌聚众扰乱社会秩序的人员依法

---

[1]　《卫生部关于将传染性非典型肺炎(严重急性呼吸道综合征)列入法定管理传染病的通知》,《中华人民共和国卫生部公报》2003年第8期。

刑事拘留,对参与毁坏医疗单位公用设施的违法人员进行了治安拘留。北京、黑龙江、山西等地还对借非典防控扰乱公共秩序、敲诈勒索、传播谣言和非法牟利等违法行为予以法办。截至 2003 年 6 月底,各地法院审结涉非典刑事案件 30 余件①。《人民日报》还利用专家现身说"法"的形式,提醒相关部门和公民在防控非典过程中要防止"非法",要用法律头脑思考问题,运用法律武器来打胜非典防治的攻坚战。为配合政府的法治宣传,全国人大法律委员会还聘请有关专家,阐明各级人民政府依法防治非典的责任以及不作为需要承担的法律后果等。

二、新世纪非典防控中政府协同的不足

新世纪中国政府协同防控非典的实践,在存在上述特点和优点的同时,也存在如下不足。

一方面,不同层级政府以及政府不同部门之间,因各种因素影响而事实上存在的信息垄断,严重妨碍政府协同的实现。这方面不足最集中的体现,就是在非典防控初期卫生行政主管部门和少数地方政府对疫情的瞒报,造成对疫病防控时机的延误。如果把疫情瞒报简单地归结为个别官员视民命如草芥或"官德"缺失,未免过于肤浅。在事过七年之后,一些报刊发表采访在抗击非典期间被免职的北京市长孟学农的文章,指孟学农将非典疫情瞒报辩解为:"北京市在信息收集、监测报告、追踪调查方面存在疏漏,这里既有主观原因,也有客观原因。……比如说,北京有众多医院,但并不都归北京市政府管辖,在当时体制下,北京市只能是如实汇报自己管辖范围内能掌握的数字。"②实事求是地分析,孟的话并非都是在辩解。北京地区的医院并非都归北京市政府管辖,这是事实。北京地区除了市属医院归市政府管辖外,其余的军队系统、武警系统医院,中国医学科学院等研究机构直属医院等,在隶属关系上,都不归北京市政府管辖,这是体制问题。也正是这种带有计划体制下"条条"烙印的隶属关系,造成了在传染病疫情信息沟通交流和传输上的障碍,一些重要

---

① 石国胜:《各地法院审结 30 余件涉非典刑事案件》,《人民日报》2003 年 6 月 27 日。
② 张蕾:《孟学农赋闲这一年》,《中国新闻周刊》2010 年第 6 期。

疫情信息(其实也包括其他重要信息),只允许在"条条"内流通共享,其他部门、机构乃至地方政府无权过问。这种由体制原因造成的信息垄断,是阻碍疫病防控中政府协同实现的最大障碍。因为政府协同在文化上的一个重要特征,就是开放和包容。这种开放包容的协同文化,与科层体制中官僚文化形成闭塞的信息保护机制相反,是各协同参与主体在协同入口处便应解决好的问题①。在非典防控时,中国政府虽然已由计划经济体制向社会主义市场经济体制转轨长达十余年,但计划体制下那种"条条"、"块块"的束缚还无时不在,制约着不同层级政府之间,以及政府不同部门之间的信息沟通、交流和共享,从而阻碍了政府协同的实现,这一问题到现在并没能很好地解决。非典之后,虽然利用网络建立了全国疫情直报信息系统,也就是说,在传染病防治中就疫情的沟通、交流和信息共享,通过信息化技术解决了,但政府协同所需的信息共享,绝不仅限于疫情一个方面。这也是非典留给后人需要思考和汲取教训之处。

另一方面,中国政府防控疫病存在着协同启动困难综合征。通过对史实的分析不难发现,中国政府协同一旦启动了,尤其是以成立临时性专门机构为标志,相关的行动效率便会倍增。如非典防治,在 2003 年 4 月下旬全国防治非典型肺炎指挥部成立后,无论是纵向的不同层级政府之间,还是横向不同区域政府之间,以及政府不同部门之间,协同行动之快,效率之高,有目共睹。但在此之前,政府协同启动却非常困难。造成这种局面可能存在着多方面原因,但政府协同启动成本过高是重要因素之一。在当前中国体制下,使政府在决定是否启动协同程序之前,都存在着难以取舍的抉择。以非典防治为例,对于这场由新型病毒带来的疫病危机的判断,政府掌握的信息非常有限。它是否会造成一场巨大的疫病灾难? 若过早启动政府协同程序,如成立临时性协同实施机构,对危机应急处置开展广泛动员等等,这是否会虚惊一场? 是否是杀鸡用了牛刀? 诸如此类问题,均是政府协同启动之前需要考虑清楚的。此外,造成政府协同启动困难综合征的另一重要原因,便是个别利益作祟导致的部门保护主义。在非典防治过程中,如果没有中共中央、国务院这类全国性顶层

---

① 王冠中:《政治学视野中协同概念三维解析》,《中国行政管理》2015 年第 12 期。

权威机构发令,一些地方和部门都把这场疫病防控,看作是卫生部门或疫区地方政府自己的事,抱着一幅"事不关己,高高挂起"的心态,非典在广东蔓延之际,北京市政府并没有做好充分的疫病防控准备,其他地方的政府也一样。只有当疫情达到足够严重后,全国性权威协调机构成立并以通知、命令形式发文后,一些地方政府和部门才会"照章办事"。由此种心态带来的,不仅仅是政府协同启动困难问题,更是疫情的蔓延和疫病防控时机的延误。

总之,从辩证法角度看待新世纪中国政府协同防控非典的实践,它既是中国传染病治理现代化的推手,从国民健康教育、政府协同防病和国家疫病防控体系现代化等方面,为中国治理新发传染病积累了丰富的经验,同时也暴露了许多问题,如国家公共卫生体系的脆弱,政府协同治理传染病能力的不足等等,为政府举一反三应对其他突发事件提供了教训。

第 六 章

新中国重大疫病防控中政府协同
实现机制及变迁

根据《辞海》(第六版)和《现代汉语词典》(第六版)的词条解释,机制(Mechanism)泛指一个工作系统的组织或部分之间互相作用的过程和方式。从这一界定可以看出,机制概念并不能算作是一个严谨的可量化概念,但这并不影响我们对新中国重大疫病防控中各层级政府之间、政府各机构和部门之间,以及不同区域政府之间相互作用过程和方式的总结。从历史发展脉络看,新中国成立初期,中国共产党领导的人民政府在疫病防控实践中,成功地建立了以行政协调为核心的政府协同实现机制,这是一种以国家公权和执政党领袖魅力为保障的权威型政府协同实现机制,与这种权威型政府协同实现机制相伴随的,是国家高度集中的计划经济体制和管理体制;中共十一届三中全会之后,随着改革开放政策的实施,经济领域从"双轨制"迈向市场化的同时,政治上国家管理体制在放权让利的改革中,也悄然发生着由统治向治理、由人治向法治的转变,以疫病防控成效为目标的政府协同实现机制,也逐步实现由权威型政府协同实现机制向混合型政府协同实现机制转型,一种以市场经济体制为运作环境的新型政府协同实现机制开始呈现,并需要在实践中不断完善,这也是从卫生现代化的视角来推进国家治理体系和治理能力现代化的重大课题。下文将对新中国重大疫病防控中政府协同实现机制的建立及其变迁过程进行具体阐述。

第一节 权威型政府协同实现机制的建立

对于协调和协同两个概念的关系,如前文所述,行政协调是政府协同的低级阶段。新中国成立之际,新生人民政府就面临着鼠疫等重大疫病的侵扰。中国共产党领导的人民政府在防控这些重大疫病的实践中,逐步建立了一种权威型政府协同实现机制。

这种权威型政府协同实现机制的形成,经历了一个从初建、发展到完善的过程,与前述国家疫病防控体系的形成基本同步。从时间上看,大体涵盖了从1949年11月中央人民政府卫生部成立,到1957年"一五"计划顺利完成。在国民经济恢复时期,疫病防控的行政协调任务,主要包括对军队和地方卫生防疫力量的协调,对公私、新旧医药卫生力量的协调与改造,对中、西医药卫生人员的协调,对卫生防疫行政人员和专业技术人员的协调等。这一时期颁布的带有行政协调性质的文件,如1951年4月卫生部公布的《关于调整医药卫生事业中公私关系的决定》,主要针对当时社会上存在的不同性质的医药卫生力量,要求各级卫生行政机构根据《共同纲领》规定的"公私兼顾"原则进行调整,使公私卫生力量能够各得其所①;同月颁布的《关于医药界的团结互助学习的决定》,主要是针对中西医之间业已存在的矛盾和隔阂进行协调和疏导,强调按照"中医应当科学化,西医应当大众化"的原则,打破彼此的门户界限,实现中西医药力量之间的团结互助②。此外,1952年1月发布的《政务院关于加强老根据地工作的指示》提出:"卫生机关应协同有关部门在老根据地大力开展卫生防疫运动……保护群众健康。"③在有计划地进行国民经济建设时期,疫病防控的行政协调任务,主要是为国民经济建设提供健康的劳动力。为此,一些重大的传染病如血吸虫病等,开始受到最高领导层的关注。到"一

---

① 国务院法制办公室:《中华人民共和国法规汇编(1949—1952)》第1卷,中国法制出版社2005年版,第511页。

② 国务院法制办公室:《中华人民共和国法规汇编(1949—1952)》第1卷,中国法制出版社2005年版,第512页。

③ 国务院法制办公室:《中华人民共和国法规汇编(1949—1952)》第1卷,中国法制出版社2005年版,第542页。

五"末,国家疫病防控体系更加完善,各类组织体系更加健全,这一方面保证了卫生防疫工作的顺利开展,另一方面也增强了在疫病防控中开展行政协调的紧迫性。

从组织架构上看,这一政府协同实现机制以国家疫病防控体系为依托,其中各级卫生防疫行政主管部门,承担着组织、协调与管理的职责,而国家疫病防控体系内的卫生防疫业务机构(如各级卫生防疫站)、医疗机构(各级各类医院)、卫生科研机构等则是协调的对象。在高度集中的计划经济体制和管理体制中,这些组织系统都从中央到地方,形成了上下对口的"条条",为疫病防控中开展行政协调提供了组织保障。

从运转动力来看,执政党和中央政府的足量权威,是当时疫病防控中政府协同实现机制的动力源泉。以20世纪50年代的血吸虫病防治为例,防治血吸虫病由一项日常卫生工作演变为一场全党动员、全民动员的政治运动,与执政党和人民政府权威领袖——毛泽东的关注密不可分。如前文所述,早在1949年人民解放军渡江作战时,血吸虫病就受到了军队卫生部门的重视。1953年,时任最高人民法院院长的沈钧儒在太湖疗养时,发现了长江中下游血吸虫病肆虐的情况,于9月16日给毛泽东写信,并随信附送了相关材料。当信和材料送至毛泽东案头时,毛泽东即刻责成政务院秘书长习仲勋负责处理。1955年,毛泽东到杭州视察,又委托随行人员到杭州郊区实地调查。当调查人员了解到血吸虫病肆虐的情况并汇报给毛泽东后,一场从中央到地方,从执政党到各级政府协同配合的血吸虫病防治运动,在中国大地上轰轰烈烈地开展起来。各级政府紧密协调配合,是在毛泽东"一定要消灭血吸虫病"的号召下实现的。权威的力量,是促成这一时期政府协同实现的关键因素。

这一时期对鼠疫等其他疫病的防控,政府协同也都是在执政党和政府权威作用下实现的。其基本作用机理如下:疫情严峻—受到权威人物(机构)关注—以权威发布防控指令—政府协同实现—疫情好转或得以控制—权威进一步提升。从政治体系的运转逻辑看,这一政府协同实现机制以足量的权威为起点,通过疫病防控政策输出达至最终进一步提升权威的目标。其基本特点是影响因素相对单一,组织结构的科层化特征明显,信息共享程度相对较低,对协同主体间的信任度要求不高,且与高度集中的计划经济体制和条块分割的国家管理体制相结合。

新中国成立初期形成的这套权威型政府协同实现机制,其历史根源主要包括如下几个方面:

一是化解医药卫生资源紧缺与防疫任务紧迫之间矛盾的最有效途径。如前文相关章节所述,新生人民政府成长在一个因长期战乱导致民众体质羸弱、民不聊生和疫病丛生的执政环境,这一执政环境使政权体系中的人口长期裸露于各种疫病之中,新政权卫生防疫任务极其紧迫,而与这一紧迫任务相对照的是,医药卫生资源的极度紧缺,两者之间形成尖锐的矛盾。时任中央人民政府卫生部部长的李德全,对这一矛盾进行过如下描述:"人民卫生状况是太悲惨了,卫生事业基础是太薄弱了,卫生机构和人员的分布是太不合理了。在旧中国,广大劳动人民是毫无健康保障的……巫医横行杀人敛钱;烈性传染病如鼠疫、天花、霍乱等,年年流行,每年死于这些疾病者,不可胜计;其他传染病如伤寒、痢疾、黑热病、疟疾、结核病、麻风、性病及寄生虫病如血丝虫病、住血吸虫病、钩虫病等,亦愈延愈广,无人置理。在反动统治时期全国人民的死亡率,估计约在千分之三十以上,而其中半数以上是死于可以预防的传染病。"[1]新政权面对这样一种执政环境,要有效解决其在医药卫生方面所遇到的上述尖锐矛盾,除了以权威来推进各层级政府和政府各部门之间紧密协同配合外,几乎别无他策。阿克塞尔罗德在研究人类合作方式的演化时,专门提出了通过利益诱导来推进合作实现和增强政府信誉与权威的途径,即强调"保证公民服从的关键在于政府能够并且愿意投入比当前利益多得多的资源来保持它的强硬的信誉"[2]的重要性。但在新中国成立初期,对于执政的中国共产党而言,这种"多得多的资源"并不存在,"无米之炊"的境况考验着"巧妇"的智慧,人民政府最终交出了满意答卷。经过各级政府协同合作和全国医务工作者不懈的努力,到新中国成立10周年之际,中国疾病发病率大大降低,三大烈性传染病中,真性霍乱被根绝,鼠疫、天花、黑热病基本被消灭,"血吸虫病已在65%的流行地区基本被消灭,丝虫病、钩虫病的流行地区,也有许多县市已

① 李德全:《为进一步提高人民健康水平而奋斗》,《新华月报》1951年第11期。
② [美]罗伯特·阿克塞尔罗德:《合作的进化》,吴坚忠译,上海世纪出版集团2007年版,第107页。

经基本消灭。疟疾流行区已有 39.5% 被控制"①。这些成就反过来也证明了以权威推进政府协同方式的有效性。

二是适应高度集中计划经济体制和管理体制的必然选择。新中国疫病防控中权威型政府协同机制的建立，也与当时整个国家的经济体制和管理体制密不可分。1956 年底社会主义改造基本完成之后，社会主义制度在中国正式建立，中国也由此进入到社会主义社会。与社会主义制度建立同步，高度集中的计划经济体制和条块分割的国家管理体制也相应建立。其主要内容和表现包括：以指令性计划为主的生产经营管理体制；以中央集权为代表的财政体制；以垂直管理（"条条"）为特点的基本建设和工业管理体制；以计划流通为主的商业流通体制；以统包统分为主的劳动体制和等级工资制。在国家这种经济体制和管理体制下，卫生行业自然会被统一到其中。疫病防控所需资金的调拨，防疫物资的配置，人员队伍的分派等，都会受制于这种经济体制和管理体制。这一时期无论是血吸虫病防治，还是其他传染病如疟疾、丝虫病及各类地方病的防治，都会受制于这种集中统一的计划思维和管理思维。

三是受苏联集权式卫生防疫模式影响的结果。计划体制下中国卫生防疫系统的管理体制，基本上是沿袭苏联卫生防疫体制建立起来的。这其中意识形态有一定的影响，在当时的世界格局下，新中国若仿照苏联以外的模式来建立自己的卫生防疫体制，都可能被认为是在走资本主义、修正主义的路线而不被允许。此外，苏联对中国疫病防控实践的全方位介入，是更为现实的影响因素。如前文所述，新政权刚刚成立之际，鼠疫蔓延到张家口，大有一举侵入北京城的危险，毛泽东亲自电告菲里波夫同志（斯大林），请求苏联空运血清等卫生防疫资源和派遣防疫队，帮助中国政府抗击鼠疫。接到请求后，苏联政府慷慨援助，即刻派遣专门医生、防疫队和大量药品抵京，使察北鼠疫很快被控制在北京城墙之外。此后，卫生防疫系统如科教、财政、农林等系统一样，接受苏联专家建议，效仿苏联模式建制。如防疫业务机构——防疫站系统的建立，也是学习苏联经验和接受苏联专家建议的结果。如前文所述，新中国最早在东北原中长铁路管理局建立的卫生防疫站，就是参照苏联经验的结果。

---

① 李德全：《十年来的卫生工作》，《中医杂志》1959 年第 11 号。

1953 年 4 月,在第一届全国卫生防疫站会议上,时任中央人民政府卫生部副部长的王斌在开幕词中还专门强调:"卫生防疫站必须很好的学习苏联先进经验,并结合中国的实际情况,研究讨论卫生防疫站的工作方法。"①此次会议还专门邀请了苏联消毒专家契克米诺娃,作了"苏联卫生防疫站的组织机构"和"苏联消毒工作的组织"两个专题报告。苏联以卫生防疫站为业务组织架构的国家卫生防疫体系,是经战争炮火洗礼而逐渐形成的,带有明显的集权和军事管制色彩。苏维埃联邦社会主义共和国成立之初,在保健人民委员会下设有卫生防疫委员会,作为领导卫生防疫工作的中央机关,地方政府的保健厅局则对口成立卫生防疫科,实行归口管理的"条条"已经出现。20 世纪 40 年代,经过苏联反法西斯侵略的卫国战争洗礼,战后卫生站或防疫站数量翻番。1948 年,苏联颁布《苏联共和国、边区、省、市卫生防疫站条例》,正式确立卫生防疫站制度,使疫病防控中的政府协同,有了明确的工作对象。新中国引进这一卫生防疫行政管理体制,促成了权威型政府协同实现机制的诞生,自然也就顺理成章。

新中国成立初期,在疫病防控实践中形成的这套权威型政府协同实现机制,既强调政策输出和执行的权威保障,又在"团结就是力量"、"阶级弟兄"等口号下,强调地方政府之间、不同层级政府之间以及政府各机构和部门之间的协调和合作,在当时较低生产力水平条件下,成功地缓解了医药卫生资源紧缺和人民群众对卫生服务需求急切的矛盾,为新政权在"一穷二白"基础上恢复国民经济,为随后成功开展有计划的大规模国家经济建设,为国家工业化的起步,积累了人力资本,保障了国家各条战线建设所需的大量健康劳动力。从人口总数、出生率、死亡率和自然增长率等指标来看,1949 年中国总人口为54167 万人,到 1978 年达到 96259 万人;1949 年人口出生率为 36.0‰,死亡率为 20.0‰,自然增长率为 16.0‰,到 1978 年,出生率降至 18.25‰,死亡率降至 6.25‰,自然增长率降至 12.0‰②,成功地改变了旧中国高出生率、高死亡率和低自然增长率的粗放式人口再生产类型,初步形成了符合人口现代化要

①　《第一届全国卫生防疫站会议》,《新华月报》1953 年第 6 期。
②　马宇平、黄裕冲:《中国昨天与今天》,解放军出版社 1989 年版,第 568—569 页。

求的低出生率、低死亡率和低自然增长率的人口再生产类型。人口是任何一个政权的核心构件,新中国成立后 30 年间人口健康水平的提高,与建国初期疫病防控中建立的这套权威型政府协同实现机制存在着紧密关系,高效的行政协调使传染病的蔓延势头得到有效遏制。同时,这种权威型政府协同实现机制,也为国家各条战线贡献了大量健康劳动力,而且从统计数据看,从 1952 年到 1978 年的二十多年间,全国社会劳动者数量虽然经历了"大跃进"、三年自然灾害等事件,但总体上仍然呈稳步上升趋势。1952 年全国社会劳动者总人数为 20729 万人,1957 年为 23771 万人,1962 年为 25910 万人,1965 年为 28670 万人,1970 年为 34432 万人,1975 年为 38168 万人,1978 年为 39856 万人[①]。这些劳动力分布在第一、第二和第三产业的各条战线上,为推进国家现代化做出了重大贡献。

此外,从制度变迁视角看,这套权威型政府协同实现机制,还在权威领袖人物的关注和重视下,使新的疫病防控和卫生保健制度得以在全国大面积覆盖。这种新型疫病防控和卫生保健制度,就是农村合作医疗制度。从历史上看,农村合作医疗制度产生于革命战争年代中国共产党领导的根据地建设中,如 20 世纪 40 年代陕甘宁边区就出现了医药合作社。1958 年人民公社化运动之后,农村合作医疗开始以公社社员集体医疗保健制度的形式在全国推广,到 1962 年,农村合作医疗制度在全国的覆盖率接近 50%[②]。但真正使合作医疗制度得以在全国更大面积覆盖的,则是领袖人物的介入。社会主义制度确立后,由各级卫生行政机构开展的行政协调,存在着重城市、轻农村,重工人、干部轻农民的不足,导致城乡之间医药卫生资源分配不均。到 1965 年 6 月 26 日,毛泽东在了解到相关数据并于当日同身边医务人员谈话时,将积压在心中的担忧和愤怒表达了出来,他说:"卫生部的工作,只给全国人口的百分之十五服务,这百分之十五中主要还是老爷。而百分之八十五的人口在农村,广大农民得不到医疗,一无医,二无药。卫生部不是人民的卫生部,改成城市卫生部或老爷卫生部,或城市老爷卫生部好了。"为此,他号召要"把医疗卫生

---

① 马宇平、黄裕冲:《中国昨天与今天》,解放军出版社 1989 年版,第 597 页。
② 伍凤兰:《农村合作医疗的制度变迁研究》,浙江大学出版社 2009 年版,第 53 页。

的重点放到农村去"①。这一史上称之为"六二六震怒"或"六二六指示"的事件,是执政党最高领袖直接过问国家卫生防疫体系建设的明显例证,它直接推进了农村合作医疗制度在全国的推广。毛泽东震怒三个月后,中共中央批转卫生部《关于把医药卫生工作重点放到农村的报告》,农村合作医疗制度和"赤脚医生"遍地开花。到"文化大革命"结束的1976年,全国90%的生产大队实现了合作医疗②。

农村合作医疗制度中的合作,从筹资渠道看,主要指农民、集体和政府之间的合作,但在具体运作过程中,应该还包括政府部门之间、政府与社会团体之间、政府与农民之间的多方位协调与配合,它是中国共产党在执政过程中,根据中国城乡二元化社会结构和农村人口过多等具体国情,而进行的一项推进国家卫生防疫体系现代化的制度探索,是在低收入水平下通过多方协同健全国家卫生防疫网络的创举,也是当时权威型政府协同实现机制作用于国家卫生防疫制度变迁、推进国家卫生治理现代化的体现。

新中国初期形成并在随后运转了近三十年的这套权威型政府协同实现机制,由于以大规模、高频率的行政协调为核心,在运转过程中也不可避免地带来了如下缺憾和不足:

首先,追求高效和结果导向型政府协同实现机制,不可避免地带来政府机构的臃肿和资源浪费。权威型政府协同实现机制以行政协调为核心,在疫病防控中往往强调结果就是一切。为了实现疫病防控目标,通常的做法就是在执政党和政府系统成立许多特设专门机构,这些机构既有临时性的,也有的临时机构在运行了一段时间后,很快转变为常设机构,从而造成政府机构臃肿。例如,在20世纪五六十年代,为了防治血吸虫病,中共中央于1955年11月成立了防治血吸虫病领导小组,卫生部则于1957年7月在上海成立了血吸虫病防治局,疫区地方省、市、县、乡各级,对口在党的系统中成立血防领导小组,政府系统成立各级血防委员会;为了防治危害北方人民健康的地方性甲状腺肿、

---

① 中共中央文献研究室:《毛泽东年谱(1949—1976)》(第5卷),中央文献出版社2013年版,第505—506页。
② 伍凤兰:《农村合作医疗的制度变迁研究》,浙江大学出版社2009年版,第53页。

大骨节病、克山病等疾病,中共中央于 1960 年 3 月在呼和浩特成立北方地方病防治领导小组,一直存续到 1986 年 3 月。这些机构的设立,是权威得以起作用的组织依托,但客观上就不可避免地带来了执政党和政府机构的臃肿。此外,在疫病防控中,以片面追求防控结果为导向,就不可避免地带来人力、财力和物力的过度投入,造成卫生防疫资源浪费。如建国初期北京市在防控察北鼠疫过程中,北京市防疫委员会随后总结道:"浪费现象比较严重,例如DDT 粉消毒,⋯⋯仅西直门检疫站,便用了 500 多磅,又如预防注射,⋯⋯起码浪费了死菌 30 万西西,酒精 1300 磅,棉花 400 磅。"①对其他疫病如吸血虫病等的防治,实际上也存在这类卫生资源浪费问题。

如果从协同的概念界定来研判,这种权威型政府协同实现机制,因其协同水平低,协同主体间信息交流共享不够,协调和合作以政府科层组织为依托,合作主体间的自组织能力没能展现,伙伴关系网络没能建立,严格来说还算不上是协同,所以按照第一章的理论架构,将其称之为协同的初级阶段较为合适。

其次,权威的高频介入容易造成传染病治理的政治运动化。以政治运动方式来防治疫病,也是权威型政府协同实现机制带来的另一不良后果。还是以血吸虫病的防治为例,1955 年 11 月的杭州会议之后,毛泽东在多个场合强调各级党委要将防治血吸虫病当作政治任务来抓,要求党委挂帅,人人动手,大搞群众运动,并在 1956 年 2 月 17 日的最高国务会议上,发出了"全党动员,全民动员,消灭血吸虫病"的号召,以革命战争年代的斗争思维,以搞政治运动的方式来防治血吸虫病,并在 1958 年 5 月即兴赋诗《送瘟神·二首》,将这场运动式防疫从一个高潮推向另一个高潮,其结果是卫生防疫战线上大放"卫星","浮夸风"盛行,弄虚作假和强迫命令充斥宇内,不仅大大地挫伤了广大卫生防疫人员的积极性,而且还导致卫生防疫工作违背客观规律,行政命令代替科学防疫决策。在各种"高指标"和"瞎指挥"面前,疫病防治工作偏离正轨。

---

①　北京市防疫委员会:《北京市预防鼠疫工作初步总结报告》,《北京市政报》1949 年第 10 期。

最后,对权威的过度依赖使其持续性和稳定性面临考验。如前文所析,权威型政府协同实现机制以权威的存续为前提和动力源泉,但任何一个政治体系的权威存续,都是一个动态过程。一旦权威削弱或丧失,则这种政府协同实现机制便难以为继。"文化大革命"结束后,随着毛泽东这一权威领袖的逝世,政治体系赖以存续的权威类型发生转型,原有权威型政府协同实现机制也就难以为继。此外,这种权威型政府协同实现机制,以权威的存在为运作起点,以对疫病的成功防治并由此增强政治体系的权威为目标,从而赋予疫病防控特殊的政治隐喻和使命,疫病防控走到了只能成功不能失败的钢丝上,由此使这种政府协同实现机制承担着极大的政治风险,其持续性和稳定性也相对脆弱。

第二节　向混合型政府协同实现机制转型

1978 年中共十一届三中全会之后,随着经济、政治等各个领域改革开放的渐次展开,中国社会发生了翻天覆地的变化。经济领域由传统的计划经济在经历"双轨制"后,逐渐向社会主义市场经济转型;政治领域在经过一系列放权让利的改革后,民众的政治社会化程度在提高,新的政治运作机制形成;思想文化领域在坚持马克思主义指导的前提下,也在改革开放的浪潮中变得更为多样和多元。在这些变化的同时,疫病防控中的政府协同实现机制也不可避免地发生了转型。

改革开放后,国家疫病防控的头等大事,就是恢复在"文化大革命"期间被破坏的各级主管传染病防控的行政机构。1978 年,卫生部恢复工作。与此同时,卫生部下设的卫生防疫局也得以恢复,作为中央政府机构中负责传染病行政管理的机构。1981 年,卫生防疫局改名为卫生防疫司。同年,中共中央北方地方病防治领导小组改名为中共中央地方病防治领导小组。到 1994 年,卫生部卫生防疫司又改为疾病控制司。地方各级传染病防治行政管理机构也进行了相应改革或改制。根据中央人事机构改革部署,1988 年,卫生部卫生防疫司落实"三定"方案,对本机构根据定机构、定编制、定职能的思路进行改革。就疫病防控业务机构而言,20 世纪 80 年代初的主要任务是恢复建制。

1979 年,卫生部颁布《全国卫生防疫站工作条例》,同时联合财政部、国家劳动总局联合下发《卫生防疫人员实行卫生防疫津贴的规定》,促成了全国卫生防疫体系的恢复。

为适应社会主义现代化建设的需要,到 1997 年 1 月,中共中央和国务院联合发布《关于卫生改革与发展的决定》,确定了新时期中国卫生工作的奋斗目标和指导思想,确定卫生改革与发展应遵循坚持为人民服务的宗旨,以提高人民健康水平为中心,发展卫生事业要从国情出发,举办医疗机构要以国家、集体为主,加强卫生领域的交流与合作,坚持物质文明精神文明两手抓等原则。《决定》在阐述推进卫生改革时专门强调,卫生改革要"适应社会主义市场经济的发展,遵循卫生事业发展的内在规律,逐步建立起宏观调控有力、微观运行富有生机的新机制"①。此次卫生机构改革的这些规定和举措,对国家卫生防疫体系和疫病机构运行方式都有着重大影响。

到 21 世纪之后,在此前卫生改革基础上,中国疫病防控体系迎来了一次重大变革。这次改革的一项重要内容,就是用"疾病预防控制"的概念,来取代此前实行了几十年的"卫生防疫"概念。相应地,各级卫生防疫站开始被疾控中心所取代。2001 年 4 月,卫生部下发《关于疾病预防控制体制改革的指导意见》,明确指出"疾病预防控制机构是政府举办的实施疾病预防控制与公共卫生技术管理和服务的公益事业单位"②。同时规定疾病预防控制机构具有 13 项职责,地方各级疾病预防控制机构按照分级管理原则开展工作,为防控疫病和提高人民健康水平做出了贡献。

上述从改革开放初期到 21 世纪的一系列卫生改革,使中国疫病防控中的政府协同实现机制在悄无声息中发生转型。原有的以行政协调为核心的权威型政府协同实现机制,因绝对权威人物的缺场和放权让利的改革而难以为继,再加上中共十四大确立社会主义市场经济体制后,市场在疫病防控资源配置中发挥着越来越重要的作用,一种新的混合型政府协同实现机制油然而生。

---

① 《中共中央国务院关于卫生改革与发展的决定》,《中华人民共和国国务院公报》1997 年第 4 期。

② 卫生部疾病控制司:《疾病预防控制工作文件汇编》,卫生部疾病控制司编印,内部资料,2002 年,第 29 页。

之所以称之为混合型政府协同实现机制,一方面是因为在新的政府协同实现机制中,权威仍然发挥着重要作用,但改革开放之后的这种权威表现形式和作用方式,与计划体制下有着明显的区别,如由绝对权威领袖事必躬亲式的直接作用,改变为以一定组织机构为依托进行运作的集体权威,虽然疫病防控中各个部门的"一把手"挂帅现象仍然普遍,但政治体系中已经不存在像毛泽东这样的绝对权威领袖了,而且改革开放后,随着国家政治生活的正常化,各级各部门的"一把手"也都有任期限制,行政协调赖以开展的权威类型,也主要由克里斯马型权威向业绩型权威转变;另一方面是因为在市场经济条件下,利益的内在驱动作用和市场在卫生资源配置中的作用均有不同程度发挥,这与计划体制下单一的政府协同实现机制存在着重大差别。综合考量,在转型和转轨中生成的这种新型政府协同实现机制,就是所谓的混合型政府协同实现机制。这种混合型政府协同实现机制的运行,在急性传染病(如非典)的防治中,依靠政府权威的推动作用仍然占主导;而在一些非急性传染病防治中,市场因素开始发挥作用。如在艾滋病防治中,中央政府和地方政府之间、各区域政府之间在计生用品、药品、针具、研发和诊疗服务等方面,利用市场手段和价值规律达成默契和合作的情形业已存在,市场手段为政府协同提供了动力和平台。这种混合型政府协同实现机制产生的背景,主要包括如下几个方面:

一是经济的市场化改革和社会主义市场经济体制的确立。改革开放之后,中国改革在各个领域渐次展开,其中经济的市场化改革路径渐趋明确。1984年10月20日,中共十二届三中全会通过《中共中央关于经济体制改革的决定》,认识到"企图把种种社会经济活动统统纳入计划,并且单纯依靠行政命令加以实施,忽视经济杠杆和市场调节的重要作用",并不符合国情和实际,"改革计划体制,首先要突破把计划经济同商品经济对立起来的传统观念,明确认识社会主义计划经济必须自觉依据和运用价值规律,是在公有制基础上的有计划的商品经济"①。这样一来,"计划为主,市场为辅"的"两条腿走路"的"双轨制"开始推行。从1984年中共十二届三中全会到1994年中共十四大正式确立中国实行社会主义市场经济体制为止,中国的"双轨制"整整

---

① 《中共中央关于经济体制改革的决定》,《中华人民共和国国务院公报》1984年第26期。

实行了十个年头。在经济市场化过程中,市场因素和价值规律作用在政府协同实践中发挥着越来越重要的作用。具体就疫病防控而言,在计划体制下,疫病防控所需各类卫生资源都由政府计划配置,但在社会主义市场经济条件下,疫病防控所需各类卫生资源的配置,受市场因素影响大,政府在协同意愿的达成、合作目标的确定、资源配置手段的运用等方面,都与计划体制下的情况迥异。同时,在市场条件下的疫病防控中,权威作为政府协同的基石和保障,仍然发挥着不可替代的作用。这些因素的多重作用,催生出一种新的适应经济市场化发展要求的政府协同实现机制,已势在必行。

二是政府机构改革的不断推进。改革开放之后,国内政府间关系在政府机构改革中进入到调整的新阶段。就纵向政府协同而言,为了改革此前权力过分集中的不足,政府机构改革遵循放权让利的逻辑,扩大地方省、自治区、直辖市政府在立法、财政、行政等方面的权力。在1992年社会主义市场经济体制确立后,改革进一步加强中央宏观调控能力,合理划分中央与地方各级政府之间的事务责权等。就横向政府协同而言,随着区域经济的发展,不同区域政府之间协同配合更加频繁,由改革开放之后逐步形成的"长三角"、"珠三角"等经济圈,到各类城市群和城市政府联合体的形成。在此种背景下,疫病防控中的政府协同实现机制,势必会在政府机构改革中发生转型。

三是社会主义协商民主的发展。根据西方学者的理论阐释,协商民主(Deliberative Democracy)是指政治生活审慎、理性的状态,它建立在发达的代议民主和多数民主之上,是对西方代议民主、多数民主和远程民主的一种完善和超越。在2006年之前,中国学者先期进行了理论探讨。也许是因为"协商"一词与中国政治协商制度概念的契合,协商民主概念很快被中国官方文件所肯定。2006年2月,中共中央颁布的《关于加强人民政协工作的意见》指出:"人民通过选举、投票行使权利和人民内部各方面在重大决策之前进行充分协商,尽可能就共同性问题取得一致意见,是我国社会主义民主的两种重要形式。"[①]将协商民主提到与选举民主同样重要的高度,反映出这一概念在中

———————

① 中共中央文献研究室:《十六大以来重要文献选编》(下),中央文献出版社2011年版,第260页。

国的生命力。很快,协商民主从统战工作走向政治生活的各个领域,政府间的纵向和横向关系,也强调协商的重要性。2011年11月,中央编委专门印发《中央和国家机关部门职责分工协调办法》,将"协商与协调相结合"作为部门职责分工协调应当遵循的一个重要原则,并对部门协商的主导方、配合方,部门协商的形式、过程、协商结果等内容,进行了详细规定[①],为中央和国家机关部门之间的协同配合提供了法律依据。实际上,随着协商民主的发展,纵向不同层级政府之间,以及横向不同区域政府之间的协同配合,也在行政实践中引入了协商的做法,为新时期中国疫病防控中混合型政府协同实现机制的生成做好了理论铺垫。

中国在市场化进程中生成的这种混合型政府协同实现机制,与国家经济体制改革和系列社会转型紧密衔接,其诞生具有历史的必然性。自20世纪90年代以来,这一混合型政府协同实现机制运行平稳,基本上满足了国家疫病防控所需的各方面政府协同,也为21世纪中国成功防控艾滋病、非典、禽流感等疫病做出了重大贡献,其积极作用应该肯定。

第三节　以信息化推进政府协同
实现机制现代化

确保疫情等疫病防控信息畅通无阻,是提高政府疫病防控效率的前提。在21世纪的人类生活中,"互联网+"、大数据、云计算、云存储、物联网等信息技术突飞猛进,疫病防控中政府协同实现机制的形成,也不可避免地受到这些信息技术的影响,或者更准确地说,信息技术的引入,会使政府协同防疫过程走上信息化的轨道,从而降低不同层级政府以及政府不同部门之间的协同门槛,节约了政府协同实现成本,提高了政府协同实现几率。

一、疫病防控信息化的背景

疫病防控信息化,是整个人类行为活动信息化的重要组成部分。根据相

---

① 《中央和国家机关部门职责分工协调办法》,http://www.scopsr.gov.cn/bbyw/fzgz/fzck/201309/t20130930_241554.html,2017年5月2日访问。

关学者的研究,人类有史以来至今,已经历了五次信息革命:第一次是语言的使用,第二次是文字的应用,第三次是印刷术的发明,第四次是电报、电话、广播和电视的普及,第五次是计算机和现代通讯技术的结合。每一次信息革命,都引发了人类生产、生活和思维方式的革命,自然也导致人类疫病防控模式的变革。自 20 世纪 60 年代开始的第五次信息革命,又出现了几次标志性的浪潮:第一次标志性的浪潮是 20 世纪六七十年代计算机的普及应用,对传统的计算方式表现出优势;第二次标志性浪潮是 20 世纪 90 年代互联网的普及;第三次标志性浪潮是 21 世纪第二个十年开始之后,大数据、"互联网+"、自媒体、物联网等新兴信息技术的推广。

　　在新兴信息技术推广应用下,人类疫病防控方式、防控思维等,也不可避免地受到这些新兴信息技术的影响。2009 年,在新型流感病毒——甲型 H1N1 流感爆发几周前,搜索引擎界的大佬——美国谷歌公司的工程师们在《自然》杂志上发表了一篇论文,阐述了谷歌公司如何通过观察比对人们在互联网上的搜索痕迹,来预测大规模流行性传染病的爆发。谷歌公司每天会收集来自全球超过 30 亿条的搜索指令,并将这些大规模数据与美国人常用检索词条,以及 2003 年至 2008 年间季节性流感传播期的数据进行对比,为美国公共卫生机构获得了比传统疫情报告方式更快捷的疫情信息,这是大数据技术在传染病防控领域应用的成功案例[①]。虽然谷歌公司随后的疫病预测出现了信息不准确的情况,但却加速了疫病防控的信息化进程。哈佛大学免疫学和传染病学博士沃尔夫还介绍了另外一种疫病防控信息化技术,即疫情 GIS 的推广和应用。"GIS"是地理信息系统英文首字母的缩写,主要通过利用地理学、地图学、遥感技术和计算机技术,对地图上发生的事情进行成像和分析。沃尔夫描述的疫情 GIS,就是利用这些技术手段,来勾勒疫情爆发时的流行路线图和预测疫情发展趋势,这样可以为疫病防控做到:第一,及时识别地方性流行病;第二,评估地方性流行病演变为全球性流行病的概率;第三,在致命性地方流行病演变为全球性流行病之前遏

---

　　① ［英］维克托·迈尔—舍恩伯格等:《大数据时代:生活、工作与思维的大变革》,盛杨燕等译,浙江人民出版社 2013 年版,第 2—4 页。

制它们①。到 2017 年为止,这些信息技术在疫病防控中的应用并非纸上谈兵,一些发达国家的政府在疫病防控信息化方面,已经迅速地迈开了步伐。如美国,在奥巴马政府时期,CDC(美国疾病预防和控制中心)就开始建立生物传感 2.0 系统,可以整合联邦和地方政府的力量,为疫病防控提供及时科学的数据。此外,CDC 的特别细菌性参考实验室(SBRL)与疫情 ID 网络生物学技术计划,可以将甄别新型病原体的时间由数天或数周缩减为数小时,从而为人类防控新型传染病节省了时间②。

中国政府在卫生信息化建设方面自然也不甘落后。早在 21 世纪初,在人类社会信息化发展进入新阶段之际,中共中央办公厅和国务院办公厅就联合发出了《关于印发〈2006—2020 年国家信息化发展战略〉的通知》,要求各地结合实际情况贯彻落实。该"战略"在阐述中国信息化发展基本形势时,特别指出医疗卫生信息化步伐明显加快的事实。在规划今后国家信息化发展战略重点时,强调要加强医疗卫生领域的信息化建设,"建设并完善覆盖全国、快捷高效的公共卫生信息系统,增强防疫监控、应急处置和救治能力。推进医疗服务信息化,改进医院管理,开展远程医疗。统筹规划电子病历,促进医疗、医药和医保机构的信息共享和业务协同,支持医疗体制改革。"③到 2009 年,中共中央和国务院在《关于深化医药卫生体制改革的意见》中,明确提出要"大力推进医药卫生信息化建设",强调以公共卫生、财务监管、药品、医保、医疗等为着力点,构建以疾病控制网络为主体的公共卫生信息系统,建立和完善医保信息系统,建立和完善国家、省、市三级药品监管、监测和不良反应监测信息网络,建立基本药物供求信息系统④。这些意见和部署对国家医疗卫生信息化建设起到了推进作用。2016 年 4 月 21 日,国务院办公厅印发通知,明确2016 年深化医药卫生体制改革工作任务,在第 8 条中再次将推进卫生信息化

---

① [美]内森·沃尔夫:《病毒来袭:如何应对下一场流行病的爆发》,沈捷译,浙江人民出版社 2014 年版,第 185 页。

② 编辑部:《美国政府的大数据计划》,《信息系统工程》2013 年第 7 期。

③ 《中共中央办公厅国务院办公厅关于印发〈2006—2020 年国家信息化发展战略〉的通知》,《中华人民共和国国务院公报》2006 年第 18 期。

④ 《中共中央国务院关于深化医药卫生体制改革的意见》,《中华人民共和国国务院公报》2009 年第 11 期。

建设作为重点,要求统筹推进国家、省、市、县四级人口健康信息平台建设,加快公共卫生、计划生育等方面业务应用信息系统建设并实现互联互通,推进电子健康档案和电子病历普及工作;强调在条件具备的地区和领域可以先行推进健康医疗大数据应用试点工作;推广医疗卫生机构和医护人员电子证照试点工作①。这是将新兴信息技术及时应用到公共卫生、人口健康和疫病防控领域的英明部署。

综上所述,人类社会进入到信息时代之后,卫生和疫病防控的信息化是大势所趋,国际社会各国政府加速推进本国卫生和疫病防控信息化的实践启示我们,中国疫病防控中的政府协同过程,也必须走信息化之路。

二、政府协同防疫过程信息化的主要内容

根据《中华人民共和国传染病防治法(2004)》和《突发公共卫生事件应急条例(2003)》等法律、法规的规定,政府协同防控疫病的主要过程和关键环节,包括应急预案的制定与预警,疫情的搜集、整理和分析,疫病防控决策与执行,病患的医疗救治与监管,卫生防疫资源(资金、药品、人员、物资等)的调配与保障等方面,政府协同防疫过程的信息化,关键就是协同预警监测系统、协同决策实施系统、协同监管保障系统等方面的信息化。

1.协同监测预警系统信息化

根据《中华人民共和国传染病防治法(2004)》规定,领导传染病防治工作,是各级人民政府义不容辞的职责。各层级人民政府和政府各部门在疫病防控中的现有协同监测预警系统,主要有如下两种方式:一是靠现有卫生行政部门的红头文件来实现,上级部门通过文件要求下级部门协同配合,通常带有临时性;二是靠相关制度,如传染病预防控制预案报备制度、传染病预警制度等。这一系统的信息化,就是采用新兴信息技术,使政府各相关部门和各层级政府在疫病防控监测和预警中,能够实现信息快捷通畅和互通有无,确保卫生行政相关监测和预警举措能够高效到位。

---

① 《国务院办公厅关于印发深化医药卫生体制改革 2016 年重点工作任务的通知》,《中华人民共和国国务院公报》2016 年第 14 期。

在推进这方面信息化建设过程中,有研究者建议借鉴美国的 HL7 标准来加强中国公共卫生信息化建设,在疫情通报、疫苗接种管理、公共实验室研究成果共享、电子健康记录对接、监测预警电子文本传输等方面,各级政府和政府各部门要确保数据格式能够交换对接,数据交换接口要有统一的标准,确保数据在经过多次传输和交换共享后能够不失真①。需要强调的是,这方面信息化建设标准的统一,需要国家层面的顶层设计。如天津市,市级卫生计生行政主管部门在国家"46312"工程框架下,积极消除市内疫病防控领域的信息"孤岛"和"烟囱",对相关基础设施进行标准化改造和升级②,确保不同层级和不同部门政府协同的实现。

2. 协同决策实施系统信息化

疫病防控决策及其实施系统,是疫病防控的"神经中枢",其信息化程度,直接关系到疫病防控成效。新中国成立以来,中国政府在重大疫病防控中的决策和实施系统,常规举措就是成立跨部门的临时指挥机构或领导小组,这种临时机构或小组的成员,通常由各相关部门的负责人构成,以权威来实现部门之间协同决策和推进政策实施。这一系统的信息化,有两个关键点:一是确保决策信息的及时和全面;二是确保政策实施的到位和不折不扣。在信息时代,如何运用新兴信息技术确保决策信息的及时和全面,前文所述大数据和疫情GIS 技术都能派上用场。

以大数据技术的应用为例。决策前对疫情的全面了解,以及对疫情发展、蔓延趋势作出精准预判,是确保决策信息及时准确的重要内容。将大数据技术应用于这一领域,需要思维方式的变革。舍恩伯格等人宣称,大数据与小数据在思维方式上的差别,在于后者过于执迷精准和过度重视因果关系。信息匮乏时代和模拟时代,由于数据体量小,且都是一些结构化数据,只能通过复杂算法来求"精",与之对应的是对"为什么"的追求;到信息充裕时代,由于数据体量呈几何级数递增,且95%的数据都是非结构化数据,此种情况下,大数据技术就是运用简单算法,通过接受混杂和不精准,来揭示隐藏在事物相关关

---

① 王丛:《公共卫生体系信息化建设探析》,《科技传播》2016 年第 13 期。
② 刘军:《天津市公共卫生信息化管理的现状分析》,《预防医学情报杂志》2016 年第 9 期。

系背后的重大信息,对"是什么"的追问被置于对"为什么"追问之前。在疫病防控决策时,这些信息将会为疫病防控赢得时间和先机。大数据技术发挥作用的一个前提,就是要实现相关数据的开放和共享。所以 2015 年 8 月,国务院在印发《促进大数据发展行动纲要》时,强调在 2018 年底之前要建成政府数据统一开放平台,率先在医疗、卫生等重要领域实现公共数据资源合理适度向社会开放①。2017 年 1 月,工业和信息化部印发《大数据产业发展规划(2016—2020 年)》,再次强调要促进大数据技术在政务、健康、社保等民生领域的应用②。这些部署和政策,有利于疫病防控决策中不同层级政府以及政府不同部门协同的实现。

3. 协同监管保障系统信息化

根据相关法规的规定,各级人民政府及其卫生行政主管部门对疫病防治负有监督管理职责,对疫病防控所需资金、物资和器械等负有保障职责。长期以来,疫病防控中协同监管和保障任务,大多由以权威为基础的卫生行政组织和临时成立的疫病防控领导(指挥)机构来负担。《中华人民共和国传染病防治法(2004)》规定,县级以上人民政府卫生行政部门,对传染病防治要履行 6 项检查和监督职责,对传染病防治所需药品、器械、物资和科研等,承担储备和保障等职责。所以疫病防控中协同监管保障系统的运行,以纵向协同为主,横向协同因行政区划的"边界"限制而难以实现。

监管保障系统信息化之后,对疾控、医疗机构的传染病防治,对供血采血活动、饮水安全和公共场所疾控举措等的监管,完全可以借用在交通领域广泛推广的智能交通系统(ITS)做法,将信息技术、传感器技术、数据通信技术、电子控制技术和人工智能相结合,将不同行政区域内的疾控保障资源信息和储备情况进行可视化处理,从而使相关的监管和保障更加智能化,提升不同层级和不同区域政府开展疾控监管和调配保障物资的协同水平。

---

① 《国务院关于印发〈促进大数据发展行动纲要〉的通知》,http://www.gov.cn/zhengce/content/2015-09/05/content_10137.htm,2017 年 7 月 7 日访问。

② 《工业和信息化部关于印发〈大数据产业发展规划(2016—2020 年)〉的通知》,http:// www. miit. gov. cn/n1146285/n1146352/n3054355/n3057656/n3057660/c5465614/content.html,2017 年 7 月 7 日访问。

4. 打造疾控大数据服务平台

上述关系政府协同防控疫病的三个关键系统要真正发挥作用,要将协同实现机制的信息化真正落到实处,还需要打造一个覆盖全国、互通有无的大数据服务平台。这个平台聚数据挖掘、数据互联和数据共享于一身,能够将传染病动态监测、应急物资储备与调配、传染病治疗、传染病与新型病毒研究等方面的信息和数据实现交换和共享,为加强疫病防控中的政府协同提供保障。

打造疾控大数据服务平台,首先需要完备的基础设施。这些基础设施大体包括空间场地类基础设施、数据类基础设施、设备类基础设施等。空间场地类基础设施主要指国家、省、市、县各级疾控中心的信息化空间场地;数据类基础设施包括数据源、数据库和纸质材料的电子化等,其中数据源是要解决卫生行政、医疗、疾控和应急物资供应等与疾控相关机构之间的数据交互与共享问题;设备类基础设施包括网络设备、服务器设备、终端设备等,其中不同地区和不同机构之间设备要能够衔接如一,为此需要国家层面制定出医疗卫生信息化的基本标准,使各地、各部门设备的购买和更新有规可依,这既为疾控相关网络接入和互联互通扫清了障碍,同时也可以避免因技术升级换代而造成设备的不必要浪费。

打造疾控大数据服务平台,其次需要先进的技术保障。如数据挖掘、云计算、云存储等,是打造疾控大数据服务平台必不可少的技术支持。2017年1月24日,国家卫生计生委下发《关于印发〈"十三五"全国人口健康信息化发展规划〉的通知》,强调国家层面要建立统一权威、互联互通的医疗健康大数据服务平台,实施以远程医疗服务为核心的健康中国云服务计划,试点国家健康医疗大数据服务中心及产业园建设,从财税、投资等方面支持健康医疗大数据技术的推广和应用。明确了在"十三五"期间推进全国人口健康信息化发展的五大工程,即全民健康保障信息化工程、健康医疗大数据应用发展工程、基层信息化能力提升工程、智慧医疗便民惠民工程和健康扶贫信息支撑工程①,为增强国家公共卫生服务能力和提高政府协同防控疫病水平打牢了

---

① 《国家卫生计生委关于印发〈"十三五"全国人口健康信息化发展规划〉的通知》,http://www.moh.gov.cn/guihuaxxs/s10741/201702/ef9ba6fbe2ef46a49c333de32275074f.shtml,2017年7月12日访问。

基础。

打造疾控大数据服务平台,最后还需要过硬的人才队伍。在大数据时代,公共卫生和疾病预防控制领域的人才队伍建设,不能仅仅局限于卫生和疾控业务能力上,还要将重点放在卫生行政管理人员和业务人员信息化能力的提升上,尤其是基层卫生行政管理和疾控人员的信息化能力。按照"重心下移,资源下沉"的规划,加大对农村和城市社区基层卫生行政管理和疾控人员信息化知识培训力度,加大对信息化实际操控能力锻炼的资金投入,不断提高政府协同防疫过程的信息化水平,推进国家疫病防控体系智能化。

三、政府协同防疫过程信息化的困境与要求

政府协同防疫过程的信息化,本质上是引入信息技术改造人类沟通、协调和合作方式的问题。从考古学的现有发现看,人类沟通、协调和合作方式的进化,经历了从结绳记事、语言、文字到电报、电话、网络的过程,就人类协同防控疫病目标的实现而言,政府协同防疫过程的信息化是必然趋势,但在当前也存在如下一些困境。

一是数据共享难。政府协同防疫涉及的数据,大多呈现出散在化分布态势,这种散在态势既体现在有生命体征的每个个体上,也体现在部门和机构之间的分离上。数据共享难,一方面是这种客观散在分布态势导致的互联互通障碍;另一方面,"难"还体现在因利益纠葛和技术限制导致的困难上。就机构和部门而言,卫生防疫涉及卫生行政管理机构、医疗机构(包括公、私医院和诊所)、疾病预防与控制机构、卫生科研机构和实验室等,在各自部门利益作用下,这些机构很难完全公开和共享自己所掌握的数据。技术限制导致数据难以共享,如数据格式不统一、端口设备不能对接、带宽不够等,导致各机构和部门数据难以共享。甚至有时候仅在政府内部,各疫病防控相关部门和机构要实现数据共享,都会困难重重。2016 年 12 月 15 日,国务院下发《关于印发〈"十三五"国家信息化规划的通知〉》中,针对数据共享难问题,提出要实施"数据资源共享开放行动",拟到 2018 年,国家层面要建成政府数据统一共享交换和开放平台,形成跨部门数据资源共享共用格局。为此,政府拟制定数据资源共享管理办法,"梳理制定政府数据资源共享目录体系,构建政府数据统

一共享交换平台,推动信息资源跨部门跨层级互通和协同共享,打通信息壁垒"①。如若《"十三五"国家信息化规划》中的这些举措能够贯彻落实,那政府协同防疫过程中的数据共享难问题也就迎刃而解了。

二是信息鸿沟大。政府协同防疫的信息鸿沟问题,主要指不同层级政府、不同区域政府以及政府不同部门之间因对信息资源占有量不同、对信息技术应用程度不同而形成的政府协同能力和水平的差别。例如,东部发达地区和发达城市政府拥有的信息资源和信息技术使用能力,显然是西部落后地区基层政府难以企及的。问题的关键是,信息富有者和信息贫穷者在随后的发展中,差距可能会越来越大。道理很简单,拿着 10 元本钱去赚钱,逻辑上肯定要难于拿着 100 元本钱去赚钱。为了解决政府协同防疫过程中的这些信息鸿沟,《"十三五"国家信息化规划》提出要实施"乡村及偏远地区宽带提升工程",完善高速通讯网络向行政村和有条件的自然村覆盖,争取到 2020 年,中西部农村家庭宽带普及率达到 40%。同时提升乡镇政府驻地的光纤接入覆盖率,推进农村基层政务信息化应用②。如果这类举措得到落实,政府协同防疫过程中的信息鸿沟问题也就会得到较好遏制。

三是安全无保障。政府协同防疫过程的信息化,也应与其他领域的信息化一样,以网络信息安全为基本遵循,主动防范和化解因新兴信息技术应用而带来的数据安全风险。无论是《"十三五"国家信息化规划》、《国家信息化发展战略纲要》,还是《国务院办公厅关于促进和规范健康医疗大数据应用发展的指导意见》,都强调了信息和网络空间安全的重要性。当前,在国家疫病防控体系中,由于政府协同防疫过程的信息化水平较低,相关基础设施比较落后,政府、行业与企业网络安全机制不完善,电子商务法、网络安全法、电信法、密码法等涉及信息网络安全的法律法规不健全,各种电信诈骗案件频发,政府协同防疫过程信息化的安全保障问题,无疑也需列入到亟待破解的议题之中。

---

① 《国务院关于印发"十三五"国家信息化规划的通知》,《中华人民共和国国务院公报》2017 年第 2 期。

② 《国务院关于印发"十三五"国家信息化规划的通知》,《中华人民共和国国务院公报》2017 年第 2 期。

用新兴信息技术来改造和提升政府协同防控疫病过程,虽然会遇到数据共享难、信息鸿沟大和安全无保障等这样或那样的问题,但政府协同防疫过程的信息化不能就此撂挑子。这些困境是对国家传染病治理体系和治理能力现代化提出的新要求,是以信息技术提升政府行政效率的新契机。

将政府协同防疫过程的信息化,纳入到智慧政府建设议程中,是信息技术与政府行政实践相结合的时代要求。在《"十三五"国家信息化规划》中,这一时代要求得到了充分体现。该《规划》专门用一部分文字来阐述如何以信息技术来支持构建善治高效的国家治理体系问题,强调要"统筹发展电子政务",从发展电子政务所需公共基础设施建设,到国家电子政务内网和外网建设工程;从"互联网+党建"到人大和政协的信息化建设问题;从推行电子诉讼,打造"智慧检务",到建"智慧法院",推行智慧政府建设,《规划》都有长远规划和谋篇布局①。具体就公共卫生和疫病防控的行政管理实践而言,《规划》提出要实施"健康中国信息服务行动",要打造便捷高效的智慧健康医疗便民惠民服务体系,全面推进人口健康信息服务体系,促进健康医疗大数据的应用,明确提出要用互联网手段,来提高各级政府对重大疾病和突发公共卫生事件的应急处置能力,提升政府对全球公共卫生风险的监测、预警和处置能力,推进大数据在公共卫生领域的广泛应用,全面提升政府的公共卫生监测和决策管理能力②,推进人工智能在政府协同防疫和公共卫生风险防范领域的应用。

与此同时,在《2006—2020 年国家信息化发展战略》实施 10 周年之际,中共中央办公厅和国务院办公厅又根据新形势,对这一"战略"进行调整,于 2016 年 7 月制定出《国家信息化发展战略纲要》,对未来 10 年国家信息化发展进行规范和指导。该《纲要》也提出要"推进智慧健康医疗服务",通过"推进全国电子健康档案和电子病历数据整合共享"和"促进健康医疗大数据应用"③,来提升政府协同防疫的智能化程度。

---

① 《"十三五"国家信息化规划》,《中华人民共和国国务院公报》2017 年第 2 期。
② 《"十三五"国家信息化规划》,《中华人民共和国国务院公报》2017 年第 2 期。
③ 《〈国家信息化发展战略纲要〉全文》,《中国电信业》2016 年第 8 期。

第四节 新中国重大疫病防控中政府
协同实现机制演变规律

总结一个机制（Mechanism）的演变规律，本质上就是对构成该机制各部分之间互相作用过程和方式的惯常性或定型性特征进行描述，这显然是一项风险性很高的工作，下文对新中国重大疫病防控中政府协同实现机制演变规律的总结，就是如此。

一、从权威作用为主向利益和技术诱发为主转变

从动力来源分析，推动新中国重大疫病防控中政府协同实现机制演变的力量，主要包括由权威作用导致的强制性变迁，以及由利益和技术进步带来的诱致性变迁等几种类型。在当代中国 70 年的历史进程中，疫病防控中的政府协同实现机制，经历了从权威作用为主向利益和技术诱发为主的演化过程。

在高度集中的计划经济体制和管理体制中，重大疫病防控中由权威作用导致政府协同实现机制形成和发生作用的机理，具有强制性和被动性等特点。前文所述由毛泽东"六二六震怒"带来的农村合作医疗制度和"赤脚医生"制度，以及 20 世纪 50 年代中后期的西医学习中医运动，都带有明显的强制色彩，政府在这些运动中的协同防疫实践，也表现出明显的压力。如西医学习中医运动，是对新中国成立初期中央卫生部一些领导干部强调中医学习西医的颠倒。这些领导干部的典型代表，是时任中国人民解放军总后勤部卫生部部长兼中央人民政府卫生部副部长的贺诚，贺诚在处理中西医关系上的做法，遭到毛泽东的批评后，被迫在《人民日报》作长文检讨自己的错误①。随后，《人民日报》还发表署名文章，把贺诚的错误批作"不要政治，不要马克思列宁主义，不要党的领导"②等。在此种政治氛围下，贺诚和中央人民政府卫生部的压力可想而知。

---

① 贺诚：《检查我在卫生工作中的错误思想》，《人民日报》1955 年 11 月 19 日。
② 任小风：《批判贺诚同志在对待中医的政策上的错误》，《人民日报》1955 年 12 月 20 日。

所谓被动性,是指疫病防控中政府协同实现机制,不是由生产力发展和技术进步带来的自然而然的演化,而是在国家公权力作用下按最高领导人意志被动发生的改变。对于这种被动性演化,持全面否定观点与持全面肯定观点一样不可取。在一个新生政权体系中,在各方面制度和规章还没有完全定型的情况下,权威领袖通过其主观预见性来推进政府协同实现机制演变,具有历史必然性。

改革开放后,中国疫病防控中政府协同实现机制的演变,开始越来越受到利益因素和技术进步的影响。利益因素的影响如前文所述,主要体现在社会主义市场经济体制建立之后,对于一些重大但不特别紧急传染病(如艾滋病)的防控,政府协同体现在与应急物资供应企业的合作上,其调控方式和作用机制就不可避免地受到利益因素的影响。利益因素的介入,不仅拓宽了疫病防控中政府协同的领域和范围,而且也会影响到政府协同方式方法的变迁。自始至终,计划体制下应急物资的生产和供应,大都是由政府计划和指令调配,与中间商和企业发生关系的空间很有限;但在市场条件下,政府协同的领域和范围不得不拓展到应急物资供应企业、中间商等。在应急救治上,政府还得与一些应急救援的医疗和救治组织开展合作,而且这些组织通常以非政府组织(NGO)形式出现,扮演着卫生风险化解"第三者"的角色。此种环境下,政府内外协同的实现,要求政府自身必须学会与这些企业和社会组织打交道的新本领。

技术进步影响政府协同实现机制的最典型例证,就是 21 世纪以来新兴信息技术和互联网的广泛应用。关于技术进步与制度变迁关系的话题,在理论上有着久远的渊薮。西方制度学派在这一研究领域存在着两种截然对立的观点:一种认为制度变迁依赖于技术变迁;另一种则认为技术变迁依赖于制度变迁。在这个问题上,马克思较好地把握了两者之间的辩证关系:技术进步必然会诱发制度变迁,而制度变迁也会反过来加速技术进步的进程。西方新制度主义研究者拉坦继承了马克思的观点,认为"导致技术变迁的新知识的产生是制度发展过程的结果,技术变迁反过来又代表了一个对制度变迁需求的有力来源"①。

---

① ［美］V.W.拉坦:《诱致性制度变迁理论》,参见［美］科斯等:《财产权利与制度变迁:产权学派与新制度学派译文集》,三联书店上海分店 1991 年版,第 327 页。

但在这个问题上,马克思还进一步强调了技术进步的决定性作用,即生产力对生产关系具有决定作用。用马克思的观点来分析 21 世纪以来新兴信息技术对疫病防控中政府协同实现机制的影响,就会明白互联网+、大数据、物联网等新兴信息技术对原有权威型政府协同实现机制产生的压力,从而也就明白了新中国疫病防控中政府协同实现机制由权威型向混合型变迁的历史必然性。

二、"四位一体"是政府协同实现机制的基本要求

新中国疫病防控中政府协同实现机制的运行原则,大体遵循了如下从目标、行为到结果的"四位一体"要求。

目标一致。协同的基本要义和始发点,是不同行为主体目标的一致。这些目标既可能是一些利益获得要求,也可能是一些声望或地位的维系。就政府协同防疫而言,不同层级、不同区域政府以及政府不同机构和部门显而易见的一致目标,便是实现疫病的成功防控,减少人民生命和财产损失。新中国成立以来,无论是初期对鼠疫、霍乱和天花等烈性传染病的防治,还是改革开放后对艾滋病、禽流感、非典等传染病的防治,政府协同各参与主体在这方面的目标大体都是一致的。但对于政府行政实践而言,仅停留在这个层面还是不够的。目标一致应深入到对政府权威的维系和增强层面。不同层级、不同区域政府以及政府不同机构和部门参与疫病防控,既是各负其责、各司其职的分头行动,更是上下一心、众志成城的整体行动。因为不同层级、不同区域政府以及政府不同机构和部门,都是在一个政权中的行政体系,维持这一体系平稳运行的,是行政对象对这一体系的体认程度,也即该体系的影响力和权威。换句话说,疫病防控成功,政府的权威未必会增强;但疫病防控不成功,政府的权威必然会减弱。人类历史上流行过的几次大瘟疫,都验证了这一观点的正确性。如公元前 430 年爆发的雅典大瘟疫,使正在进行伯罗奔尼撒战争的雅典优势尽失,雅典政权开始走向衰亡;公元 541—542 年爆发的查士丁尼瘟疫,也使东罗马帝国元气大伤,最终走向崩溃。雅典和查士丁尼在瘟疫中虽然都采取了一切能够采取的防疫措施,但囿于当时的医学条件,防疫结果都是失败的,这些政权的权威也随之消耗殆尽,政权走向崩溃可想而知。所以在疫病防

控中，参与政府协同各主体的一致性目标，应围绕着政府权威的维系和增强来设定。在这一目标面前，部门利益和短期目标都应主动避让。当然，那种"不要把传染病防治政治化"的论调，就更不值得一驳了。

信息整合。要使政府协同实现机制低耗高效运行，还需要对不同层级、不同区域政府以及政府不同机构和部门之间散在的信息进行有效整合。前文多处都强调了信息开放共享是协同在入口处便需要解决好的问题，而且这也是协同文化和官僚文化的差别所在。对于中国政府协同防疫实践而言，信息整合的任务仍然艰巨。主要原因包括：一是中国现有行政体制不可避免地会受到两千多年传承下来的官僚文化的影响，对信息的封锁仍然是官僚干部们惯用的"为官之道"，对疫病信息的封锁，无非就是官僚想在与"中央"和基层百姓的博弈中实现自身利益最大化，部门之间信息封锁的后果就是行政行为的各自为政；二是从信息论的视角看，计划经济体制下遗留下来的单通道信息传输机制，使疫病防控决策指令下达与决策执行效果反馈合二为一，政府对信息传输网络的掌控和垄断与信息的条块分割同时并存，既不利于社会力量发声，同时也加剧了信息整合的难度，因为信息条块分割是部门利益条块分割的真实反映；三是谣言泛滥会加大信息整合难度，谣言泛滥是单通道信息传输机制的附属物，而且有些谣言常常会变为政府的行政实践，即老百姓所说的"谣言变成了遥遥领先的言论"，这些虚虚实实的"信息丛林"，无疑也会干扰到政府协同时的信息整合。在信息时代，政府协同要实现有效的信息整合，就不得不借用大数据、互联网、物联网、人工智能等新兴信息技术，为政府协同的信息整合提供技术支持。

行为互补。政府协同的实现，还需要参与协同各方行为互补，即老百姓所说的相互补台而不是相互拆台。如对艾滋病的防治，一方面，各级政府严格贯彻中央"四免一关怀"政策，帮助 HIV 携带者和艾滋病患（AIDS）提供免费咨询、治疗和生活补助，为艾滋病遗孤及其家属提供心理康复和免费义务教育，目的是减少病毒传播，维护正常经济社会秩序；另一方面，一些政府机构和部门却在就业、上学等方面，为艾滋病患者、艾滋病遗孤制造障碍，有的甚至公然出台相关歧视政策或举措，致使艾滋病患者就业受阻，艾滋病遗孤上学难，从而使中央政府防治艾滋病的"四免一关怀"政策在某些地区被架空。新华网报道的贵州黔东南某县教育和科技局对艾滋病毒携带者李某的就业歧视,便具有典型意义①。类似这样相互"拆台"的例子,在政府协同防控疫病过程中比较常见。"拆台"问题出现的原因比较复杂,既有利益上的纠葛,如地方和部门利益导致部门主义泛滥;也有因思想观念落后保守、缺乏科学知识武装导致的行政行为不协调。因此,通过行为互补实现政府协同,仍然任重道远。

结果共享。政府协同行为的结果,有积极和消极、正面和负面之分。就积极方面而言,结果共享是协同参与各方的美好愿景,也是发起新协同的动力源泉。但如果一切都等结果出来成为既成事实后,那样的结果共享与坐享其成没有太大的区别。实际上,这里的结果共享是想强调更深层次的含义,就是在结果还没出来的政府协同过程中,要设立一套能够引导出积极结果的,调动协同参与各方积极性的激励机制。借鉴戈德史密斯在阐述这类激励机制构建原则时的观点,可以对政府协同防控疫病的激励机制构建,提出如下四条原则:一是激励机制要与协同结果而不是协同行为挂钩;二是激励机制构建要防止偷奸要滑,即防止协同参与方都争着去完成最容易的任务,而将难度大的任务留下;三是激励机制要使协同参与各方能够乐于分享自己有效完成任务的经验;四是激励机制构建要有监督,以确保协同各方对自己行为负责②。这些原则不仅可以有效保证疫病防控中不同层级、不同区域政府以及政府不同机构和部门能够协同一心,顺利完成疫病防控任务,而且还可以确保在疫病防控任务不能顺利完成时,协同参与各方能够共担风险,共履危艰。

综上,在新中国重大疫病防控中,要构建高效的政府协同实现机制,必须做到目标一致、信息整合、行为互补和结果共享,只有协同参与各方实现了从目标、行为到结果的"四位一体",政府协同实现机制才谈得上高效稳定。

三、协同遇到的困难仍需通过协同来克服

通过前文对新中国鼠疫、霍乱、天花、血吸虫病、艾滋病和非典等重大疫病

---

① 于子茹:《国内首例艾滋病就业歧视案胜诉的启示》,http://news. xinhuanet. com/politics/2016-05/13/c_128979915.htm,2017 年 7 月 17 日访问。

② 戈德史密斯阐述网络化治理中激励机制构建的四条原则,参见[美]斯蒂芬·戈德史密斯、威廉·D.埃格斯:《网络化治理:公共部门的新形态》,孙迎春译,北京大学出版社 2008 年版,第 114 页。

防控中政府协同实践的回顾可知,政府协同防疫要探讨的是疫病防控中的组织关系问题。从理论上看,协同型组织关系不仅有利于目标的实现,降低了行政成本,更重要的是,协同弘扬了一种团结起来力量大和众志成城的价值观念,它彰显的是人类作为一种类存在的本质要求。疫病是自人类社会诞生以来,与其伴随始终的最直接威胁,与洪水、猛兽、气象灾害等灾祸比起来,疫病侵袭具有悄无声息和无孔不入的特点,用协同方式来应对这种直接威胁,是发挥人类高智商才智的要求。但协同的理论价值与其实施实践之间,显然存在着较大的鸿沟,也即协同的实施,必然会遇到这样或那样的困难。这些困难如上文所述,既有思想统一、目标一致上的难度,也有信息共享、行动协调和风险共担等方面的困难,解决这些困难,仍需要通过协同来克服。

以协同实现过程的信息化为例。前文在阐述疫病防控中的政府协同实现方式时,详细剖析了资源共享、信息整合对政府协同防疫的重要性。为了实现不同区域、不同层级政府以及政府不同机构和部门在疫病防控时的目标一致和行动协调,就需要借助信息技术手段,使政府协同过程信息化。但政府协同过程信息化又谈何容易?协同监测预警、协同决策实施、协同监管保障和打造大数据协同服务平台等,必然会遇到数据共享难、信息鸿沟大和安全无保障等困难,克服这些困难,又需要进一步的政府协同。在《"十三五"国家信息化规划》中,国务院确定了"十三五"期间,国家信息化的重点工作多达 74 项,而每一项重点工作的完成,都是由数个或者数十个政府机构和部门来协同配合完成的。其中第 12 项有关数据资源开发共享和组织实施国家互联网大数据平台建设,就涉及到政府协同防疫过程的信息化,而在此项表后所列参与协同的机构和部门,包括中央网信办、国家发改委、国务院办公厅、工信部、科技部、公安部、人力资源和社会保障部、国土资源部、文化部、国务院法制办、安监总局、工商总局、质检总局、国家统计局、国家测绘地信局、国防科工局、国家海洋局、中科院、人民银行等近 20 个①,其协同规模之大可见一斑。

协同遇到的困难仍需要通过协同来克服,这不是一种克服协同困难的权

---

① 《国务院关于印发"十三五"国家信息化规划的通知》,《中华人民共和国国务院公报》2017 年第 2 期。

宜之计,而是人类应对疫病乃至应对任何灾难的一种信念。这种信念的现实基础,就是协同学之父哈肯所揭示的:"许多个体,无论是原子、分子、细胞,或是动物、人类,都是由其集体行为,一方面通过竞争,另一方面通过协作而间接地决定着自身的命运"①。这种信念既是建基于自然界和人类社会的基本事实,也是人类战胜困难而不断繁衍生息的一大法宝。英国著名哲学家罗素曾言,只有合作才能拯救人类。有着"新时代的达尔文"美誉的哈佛大学教授马丁·诺瓦克更是宣称,"合作是一种最基本的人类本能"②。在人类社会的疫病防控中,在人类遭遇到任何困难和灾难时,应该时刻谨记和践行这一基本信念,更好地利用这一最基本的本能。

综上所述,新中国重大疫病防控中的政府协同实现机制演变,从动力来源看,经历了从权威主导向利益和技术诱导的转型;从运行方式看,遵循着目标一致、信息整合、行为互补和结果共享的"四位一体"要求;从价值导向看,贯穿着协同遇到的困难仍需通过协同方式来克服的理念。这些规律为今后中国政府协同防疫,乃至其他政府行政实践提供了经验借鉴。

---

① [德]赫尔曼·哈肯:《协同学》,凌复华译,上海译文出版社2013年版,第9页。
② [美]马丁·诺瓦克等:《超级合作者》,龙志勇等译,浙江人民出版社2013年版,中文版序言第 VI 页。

结　语

　　历时三年多的研究,使我对本课题有了更深刻的认识,同时也越发感到,政府疫病防控的行政实践,是政治学所不能缺位的研究领域。我涉足此领域,首先跟我的知识结构有关,但更重要的是兴趣使然。

　　谈起对疫病防控中政府协同问题的研究兴趣,得从 24 年前一段抗疫就医的亲身经历说起。我生于 20 世纪 70 年代后期的中国农村,老家皖西南地区,由于地处长江中下游泛洪区边上,再加上长期以来农民卫生防护意识淡薄等原因,致使肝炎、血吸虫病等传染病普遍流行。自打记事以来,村中农户能够免于疫病侵扰的,几乎没有。大多数农户,时常是一家数口同时染疫。1993年夏秋之交,我也不幸染病住院。在记忆中,这是我平生第一次住进了县里的人民医院。事情就发生在病愈办理出院手续的结算窗口。排在我前面的,是一位看上去年近七旬、个头矮小、头发花白、满脸倦容的老农。他布满蚕茧老皮的左手,拿着一支装满血浆等待化验的玻璃试管,食指死死堵住试管口,似乎是在防止血液被风干,右手拿着一张老版的百元人民币,足足有十来分钟,在结算窗口哀求会计员给他办理收费验血手续,说住院大夫将血浆抽好了,告诉他今天务必要交完费送到化验室。而窗口的女会计员似乎被老农"纠缠"得极其烦躁,态度粗暴,不断从窗口传出斥责声:"上面这么要求的,你求我也没用!""别在这浪费时间了,赶紧回家凑钱去吧!""欠了医院几百块不还上,还想继续懒着治?""没钱还跑到县医院来看什么病呀?"等等。老人无奈地抖动着手中的纸币,嘴里咕哝着,"我这化验的钱不是够了吗?"这时,排在后面的我,总算把事情的来龙去脉搞清楚了:老人的儿子患了肝炎,在医院住院花光了家里的积蓄,还欠了医院几百块钱,病情虽未痊愈,但已基本稳定,主治大夫要重新验血查看各项指标后,确定随后的用药和治疗方案。老农经过一天的奔波,只借到了一百元,便想试着先交本次化验费(当时肝功能化验几十元就够了),前期所欠医院的住院费继续挂账,待出院结算时再还上。没承想这个"算盘",被医院为防止住院患者欠费和逃单而设置的"障碍程序"给卡住了。医院有规定,患者住院,前一阶段的欠费没结清,下一阶段就不给用药治疗了。于是便有了上述一幕。

在会计员极不耐烦的"下一个,下一个……"的催促声中,我走到了窗口前,老人只好退到了窗口一旁,但并没有要走的意思。看着老人无奈发蔫的表情,一股青年人特有的"义愤"从心底腾然升起,我厉声质问女会计员:"他化验的钱不是够了吗?""怎么就不能通融一下呢?""救人要紧呀,先把化验做了,欠医院的钱随后补上不就完了吗?""这还是人民的医院吗?"会计员显然被我一番厥词激怒了,扯着嗓子吼道:"你拿的钱少,管的事多,有能耐你就'通融'一下,替他把钱都交了哇!"就在我准备继续怒怼时,父亲匆匆赶来将我拽到一旁,自己办理出院手续去了。在回家的路上,我怎么也想不通:某些医院财务部门、售药部门和治疗部门为了自身利益,为什么就能够那么紧密地"协同一心",而在救死扶伤和服务百姓方面,却难以做到哪怕点滴"通融"呢?

这次被我戏谑为"血浆事件"的经历,在随后多年的求学生涯中,时常在脑海中浮现,在睡梦中萦绕,不断刺激着我想去做些什么。女会计员口中的"上面",我当时的理解就是医院院长和县里的卫生局,他们这些言行和态度,在我未经世事打磨的心灵中,被看作是见死不救和对生命的麻木不仁,这些人眼中的钱,便成为了生命的主宰。随着年龄的增长,我遇到这类"事件"也越来越多,稚嫩的心灵渐渐被世俗的灰尘包裹后,义愤少了,沉思多了,一切变得那么见怪不怪。在今天看来,"通融"不"通融"这件事,当然不是一个会计员能够说了算的,她口中的"上面",恐怕也不仅仅指医院院长和卫生局那么简单。

对"血浆事件"的多年沉思,使我认识到有必要提出政府改革的价值导向问题。政府协同是需要通过不断的行政体制改革,来调整和重塑组织关系,以达到组织与组织之间能够协同配合、衔接如一。而在相当长一段时间的行政体制改革过程中,"符合中国国情和实际"被反复强调,致使这一改革原则正在逐渐演化为一种改革的价值认同。在处理个性和共性、特殊和一般的关系时，强调这一原则非常必要，在行政体制改革前面加上"中国特色社会主义"的限定语，就是贯彻这一原则的体现。但"血浆事件"的经历及随后的思考告诉我，搞清什么叫"符合中国国情和实际"，比口头反复强调"符合中国国情和实际"更重要。

"血浆事件"的本质，是农民的贫困和医药支付能力的低下，也即本课题反复强调的卫生资源紧缺和民众对卫生需求急切之间的矛盾。这一基本国情和实际自新中国成立以来，就一直存在。计划体制下，毛泽东倡导农村合作医疗，就是想通过村社互助的形式，来破解这一历史性难题。如果在人民公社时期，老农在没有支付能力的情况下，可以找社队出面，去村镇卫生所先救人后付款，以此来解燃眉之急。就是在公社制度废止、"赤脚医"变村医之后，农民还可以凭借乡村社会的熟人关系，通过向村医赊欠医药费，而达至治病救人保健康的目的。但在20世纪80至90年代的卫生改革中，这些经验积累被抛弃了不少。到20世纪90年代，"家庭联产承包"虽然使农村生产力获得了极大解放，大部分农民饿肚子的问题得到解决，但贫穷仍然普遍存在，农村家庭支付医疗费用的能力仍然极其有限，民众并没有摆脱"因贫致病—因病致贫"的恶性循环怪圈。然而这一轮卫生改革，并没有考虑到这一严峻的国情和实际，反而在市场化的旗号下，使中国政府公共财政在卫生筹资领域的责任弱化，直接导致民众医药费用的负担大大加剧①。农村中原有的合作医疗和"赤脚医生"制度，随着人民公社制度的废止而瓦解，其结果正如相关研究所述，"以市场为导向的卫生改革不但没有解决医疗费用上涨问题，反而加剧了这一问题，在医疗保障体系不完善的情况下，降低了弱势人群对卫生服务的获取，使得卫生保健的公平性受到极大的损害。"②国务院发展研究中心也公开承认，中国近二十年（1985—2005）的卫生改革是"不成功的"③。对这一轮卫生改革"不

①　具体论据可参见顾昕：《公共财政转型与政府卫生筹资责任的回归》，《中国社会科学》2010年第2期。

②　王绍光：《政策导向、汲取能力与卫生公平》，《中国社会科学》2005年第6期。

③　Project Team of DRC, An Evaluation and Recommendations on the Reforms of the Health System in China. *China Development Review* (Supplement) , vol.7, no.1, 2005, pp.39, 195.

成功"后果的承受,就领域而言,公共卫生体验最深;就群体而言,农民承受最重。所以强调政府改革的价值导向,就是要防止一些利益集团借改革之名,行利己之实,使"改革"最后变成了坑害农民和折腾老百姓。

强调符合中国国情和实际,不要仅仅停留在主义上做文章,而应加入百姓获得感和体验感这一基本判断标尺,将百姓满意确立为政府的最终奋斗目标。就本课题所探讨的政府协同防疫而言,如果不同区域、不同层级政府,以及政府不同机构和部门之间协同关系的建立,不能增强老百姓的获得感和体验感,它也就忽视了老百姓满意这一最大的基本国情和实际,这样的协同,老百姓未必买账。这里需要强调的是,疫病防治是一项政府应急处置活动,在遏制疫病蔓延和兼顾老百姓满意之间,要做的事情还有很多。如紧急隔离,需要被隔离的老百姓如果说不满意,其实并不是不理解隔离对遏制疫病蔓延的重要性,而是不能容忍隔离时被粗暴对待。所以对于这些紧急措施的实施,政府心理疏导机构和后勤保障部门更应积极协同配合。

此外,"符合中国国情和实际",还应体现在政府协同理论的构建上。具体就政府协同防疫而言,既不能套用物理学、化学和生物学等理工科上在阐述物理、化学和生物现象时所总结出来的协同学理论,因为物理、化学和生物界与人类社会,尤其是人类的政治生活还有着较大的区别,哈肯所描述的那种原子、分子和细胞运动,很难在人类政治生活中找到原型;同时也不能照搬西方协同政府理论,因为当今的人类世界,就基本制度体系而言,社会主义和资本主义两大制度体系存在着质别。相较于资本主义强调以竞争来激发制度原动力的情况而言,社会主义制度更强调通过协调和合作来实现制度的自我更新。同时,从文化传承的惯习性模式来考量,东方儒家和合文化强调的和谐共生,也有别于西方基督教文化展现出的征服与扩张。这些都为中国学者构建符合中国国情和实际、尊重百姓体验感的政府协同理论,提供了厚重的文化底蕴。

参 考 文 献

一、经典著作

[1]《马克思恩格斯选集》第1—4卷,人民出版社2012年版。

[2]《马克思恩格斯文集》第1—10卷,人民出版社2009年版。

[3]《列宁选集》第1—4卷,人民出版社2012年版。

[4]《毛泽东选集》第1—4卷,人民出版社1991年版。

[5]《毛泽东文集》第1—8卷,人民出版社1993—1999年版。

[6]《建国以来毛泽东文稿》第1—13册,中央文献出版社1987—1998年版。

[7]《毛泽东年谱(1949—1976)》第1—6卷,中央文献出版社2013年版。

[8]《邓小平文选》第1—3卷,人民出版社1994、1993年版。

[9]《江泽民文选》第1—3卷,人民出版社2006年版。

[10]《胡锦涛文选》第1—3卷,人民出版社2016年版。

[11]《习近平谈治国理政》,外文出版社有限责任公司,2016年版。

二、重要文献与档案

[12]中共中央文献研究室:《建党以来重要文献选编(1921—1949)》,中央文献出版社2011年版。

[13]中共中央文献研究室:《建国以来重要文献选编》,中央文献出版社1992—1998年版。

[14]中共中央文献研究室:《三中全会以来重要文献选编》(上、下册),人民出版社1982年版。

[15]中华人民共和国卫生部卫生监督司等:《健康教育健康促进重要文献选编》,中国人口出版社1998年版。

[16]《1952年内蒙古东北区四盟鼠疫防治工作概况》,通辽市档案馆藏鼠疫档,17。

[17]《为江西省血吸虫病蔓延甚广希于一九五二年建立防治机构以便开展工作由》，江西省档案馆藏档案，档案号：X107—1—039。

[18]《湖北省血吸虫病防治工作大事记要（1881—1985）》，湖北省档案馆藏档案，档案号：SZF—841。

[19]《五年内基本消灭全省血吸虫病和对1956年防治血吸虫病工作的具体要求的报告》，湖南省档案馆藏档案，档案号：254—1—3。

[20]《北平市立传染病医院沿革及总结材料（1949）》，北京市档案馆藏档案，档号：135—001—00008。

[21]《市府公布北京市传染病及处理暂行办法、市府关于赤贫急病患者处理办法的通知、公布北京市1950年霍乱预防紧急措施办法（1950）》，北京市档案馆藏档案，档号：002—002—00209。

[22]《北京市卫生局关于公布北京市传染病预防及处理暂行办法的通知（1950）》，北京市档案馆藏档案，档号：135—001—00920。

[23]《东单区防疫委员会关于预防工作及学校疾病和传染病报告等统计表（1952）》，北京市档案馆藏档案，档号：180—004—00027。

[24]《北京市公共卫生局关于医疗、生命、传染病预防注射等历年统计报表（1953）》，北京市档案馆藏档案，档号：011—002—00103。

[25]《本市1953年传染病患难与共者及死亡人数预防接种人次统计及1953年中医参加工作统计（1953）》，北京市档案馆藏档案，档号：011—002—00103。

[26]《华北行政委员会关于全国各地发生烈性传染病封锁车站时程序的规定、市府给卫生局的通知（1954）》，北京市档案馆藏档案，档号：002—006—00283。

[27]《市人委批转卫生局关于加强应付霍乱传染病防治工作的报告及本市五种传染病情况汇报（1962）》，北京市档案馆藏档案，档号：002—014—00265。

[28]《北京市卫生局关于传染病管理办法和整顿疫情报告工作的通知（1963）》，北京市档案馆藏档案，档号：135—001—01377。

三、法规、文件汇编和统计资料

[29]《传染病管理办法（1955）》，参见国务院法制办：《中华人民共和国法规汇编（1953—1955）》第2卷，中国法制出版社2005年版。

[30]《中华人民共和国传染病防治法（2004）》，中国民主法制出版社2004年版。

[31]《突发公共卫生事件应急条例》，中国法制出版社2003年版。

[32]《中华人民共和国突发事件应对法》，中国法制出版社2007年版。

[33]《突发事件应急预案管理办法（2013）》，参见中国法制出版社：《中华人民共和国安全生产法律法规全书（2015）》，中国法制出版社2015年版。

[34]《中华人民共和国政府信息公开条例》，人民出版社2007年版。

[35]《中央和国家机关部门职责分工协调办法（2011）》，参见赖先进：《论政府跨部门

协同治理》,北京大学出版社 2015 年版。

[36]《国务院机构改革和职能转变方案》,人民出版社 2013 年版。

[37]《2006—2020 年国家信息化发展战略》,中国法制出版社 2006 年版。

[38]《国家信息化发展战略纲要》,人民出版社 2016 年版。

[39]《医疗保险和医药卫生体制改革法规文件汇编》,中国经济体制改革研究会培训中心编,2001 年。

[40]《第一届全国卫生会议重要文献》,重庆:重庆市医务工作者协会出版部编,1950 年。

[41]中央人民政府法制委员会:《中央人民政府法令汇编(1949—1954)》(共 5 册),法律出版社 1982 年版。

[42]国务院法制局等:《中华人民共和国法规汇编》(1954—1963、1979—1987),法律出版社相关年份。

[43]国务院法制局:《中华人民共和国现行法规汇编·教科文卫卷(1949—1985)》,人民出版社 1987 年版。

[44]《中医工作文件汇编(1949—1983)》,中华人民共和国卫生部中医司编,内部发行,1985 年。

[45]国家中医药管理局:《中医工作文件汇编(1984—1988)》,中国医药科技出版社 1990 年版。

[46]《中医工作资料汇编》(第一、二、三辑),中华人民共和国卫生部编,内部发行,1956 年。

[47]编委会:《中国卫生年鉴(相关年份)》,人民卫生出版社相关年份。

[48]卫生部等:《中国卫生统计年鉴(相关年份)》,中国协和医科大学出版社相关年份。

[49]国家统计局:《中国统计年鉴(相关年份)》,中国统计出版社相关年份。

[50]国家统计局国民经济综合统计司:《新中国六十年统计资料汇编》,中国统计出版社 2010 年版。

[51]卫生部新闻办公室:《新中国卫生事业 60 年》,人民卫生出版社 2009 年版。

[52]国家统计局:《我国的国民经济建设和人民生活》,统计出版社 1958 年版。

[53]国家统计局综合司:《全国各省、自治区、直辖市历史统计资料汇编(1949—1989)》,中国统计出版社 1990 年版。

四、著作

[54][德]赫尔曼·哈肯:《协同学:大自然构成的奥秘》,凌复华译,上海译文出版社 2013 年版。

[55][德]赫尔曼·哈肯:《协同学导论》,张纪岳、郭治安译,西北大学科研处 1981 年版。

［56］［德］赫尔曼·哈肯:《协同学讲座》,宁存政等译,陕西科学技术出版社 1987 年版。

［57］［德］赫尔曼·哈肯:《高等协同学》,郭治安译,科学出版社 1989 年版。

［58］［美］拉塞尔·M.林登:《无缝隙政府:公共部门再造指南》,汪大海等译,中国人民大学出版社 2014 年版。

［59］李善岳等:《行政协调学》,南京大学出版社 1993 年版。

［60］李辉:《协同型政府:理论探索与实践经验》,新华出版社 2014 年版。

［61］高轩:《当代中国政府组织协同问题研究》,上海三联书店 2015 年版。

［62］赖先进:《论政府跨部门协同治理》,北京大学出版社 2015 年版。

［63］孙迎春:《发达国家整体政府跨部门协同机制研究》,国家行政学院出版社 2014 年版。

［64］［英］克里斯托夫·鲍利特:《重要的公共管理者》,孙迎春译,北京大学出版社 2011 年版。

［65］［美］尤金·巴达赫:《跨部门合作——管理"巧匠"的理论与实践》,周志忍等译,北京大学出版社 2011 年版。

［66］［美］斯蒂芬·戈德史密斯等:《网络化治理:公共部门的新形态》,孙迎春译,北京大学出版社 2008 年版。

［67］［美］戴维·奥斯本等:《再造政府:政府改革的五项战略》,谭功荣等译,中国人民大学出版社 2014 年版。

［68］［美］戴维·奥斯本等:《改革政府:企业家精神如何改革着公共部门》,周敦仁等译,上海译文出版社 2006 年版。

［69］［美］B.盖伊·彼得斯等:《政府未来的治理模式》,吴爱明等译,中国人民大学出版社 2001 年版。

［70］［美］阿克塞尔罗德:《合作的进化》,吴坚忠译,上海人民出版社 2007 年版。

［71］［美］马丁·诺瓦克、罗杰·海菲尔德:《超级合作者》,龙志勇等译,浙江人民出版社 2013 年版。

［72］［美］埃莉诺·奥斯特罗姆:《公共事务的治理之道:集体行动制度的演进》,余逊达等译,上海译文出版社 2012 年版。

［73］［法］卡蓝默:《治理的忧思》,陈力川译,三辰影库音像出版社 2011 年版。

［74］［英］维克托·迈尔—舍恩伯格等:《大数据时代:生活、工作与思维的大变革》,盛杨燕等译,浙江人民出版社 2013 年版。

［75］徐继华等:《智慧政府:大数据治国时代的来临》,中信出版社 2014 年版。

［76］曾凡军:《基于整体性治理的政府组织协调机制研究》,武汉大学出版社 2013 年版。

［77］林尚立:《国内政府间关系》,浙江人民出版社 1998 年版。

［78］朱光磊:《当代中国政府过程》,天津人民出版社 2008 年版。

[79]陈红太:《当代中国政府体系》,华文出版社2001年版。

[80]乔耀章:《政府理论》,苏州:苏州大学出版社2000年版。

[81]谢庆奎、杨宏山:《府际关系的理论与实践》,天津教育出版社2007年版。

[82]全国相关省、自治区、直辖市的省志·卫生志(不一一列举)。

[83]编委会:《浙江省卫生防疫站志(1953—1993)》,浙江省卫生防疫站站志编委会编,内部资料,1993年。

[84]编纂组:《广西壮族自治区卫生防疫站志》,广西壮族自治区卫生防疫站编,内部资料,1991年。

[85]编委会:《黑龙江省卫生防疫站志》,黑龙江省卫生防疫站编,内部资料,1989年。

[86]编委会:《辽宁省卫生防疫站志》,辽宁省卫生防疫站志编纂委员会编,内部资料,1991年。

[87]编委会:《四川省卫生防疫站志四十年》,四川省卫生防疫站编,内部资料,1993年。

[88]编委会:《河南省卫生防疫站志(1953—1993)》,河南省卫生防疫站站志编委会编,内部资料,1993年。

[89]编委会:《云南省卫生防疫站志》,云南科学技术出版社1999年版。

[90]马玉章等:《宁夏卫生防疫50年》,宁夏人民出版社2004年版。

[91]郭积勇:《北京卫生防疫史料》,北京出版社1999年版。

[92]李洪合:《山东卫生防疫重要档案史料选编》,山东省档案馆、山东省卫生厅、山东省疫病预防控制中心编,内部资料,2004年。

[93]编委会:《全国卫生防疫工作会议资料汇编》,中华人民共和国卫生部防疫局编,内部资料,1979年。

[94]中央人民政府卫生部:《农村防疫工作》,中央人民政府卫生部资料室编印,内部资料,1950年。

[95]中央人民政府卫生部:《城市卫生建设》,中央人民政府卫生部资料室编印,内部资料,1950年。

[96]中央人民政府卫生部:《医务行政工作》,中央人民政府卫生部资料室编印,内部资料,1950年。

[97]中华人民共和国卫生部:《卫生防疫资料汇编》(第1—11辑),中华人民共和国卫生部防疫司编,内部资料,1955—1958年。

[98]中国医学科学院流行病学微生物学研究所等:《中国鼠疫流行史》(上、下册),中国医学科学院流行病学微生物学研究所编,内部资料,1981年。

[99]丛显斌、刘振才:《中国鼠疫及其防治(2001—2010)》(上、下册),吉林科学技术出版社2014年版。

[100]东北人民政府卫生部:《可怕的鼠疫》,东北人民出版社1949年版。

[101][法]加缪:《鼠疫》,顾方济、徐志仁译,译林出版社1997年版。

[102]冼维逊:《鼠疫流行史》,广东省卫生防疫站,内部资料,1988年。

[103]方喜业:《中国鼠疫自然疫源地》,人民卫生出版社1990年版。

[104]伍连德等:《霍乱概论》,海港检疫管理处编,1934年。

[105]中华人民共和国卫生部卫生防疫司:《防治副霍乱资料汇编》,中华人民共和国卫生部卫生防疫司编,内部资料,1962年。

[106][英]伊恩·珍尼佛·格雷恩:《天花的历史》,徐姗、赵育芳译,浙江人民出版社2006年版。

[107]中共中央血吸虫病防治领导小组办公室:《防治血吸虫病三十年》,上海科学技术出版社1986年版。

[108]安徽省卫生志编纂委员会:《安徽血吸虫病防治志》,黄山书社1990年版。

[109]编委会:《浙江省血吸虫病防治史》,上海科学技术出版社1992年版。

[110]周陵生:《湖北血防》,湖北科学技术出版社1989年版。

[111]江苏省人民政府血吸虫(地方)病防治领导小组办公室:《江苏血防(1989—1998)》,世界医药出版社2000年版。

[112]王学德:《南京血防志》,江苏科学技术出版社1995年版。

[113]齐小秋:《中国艾滋病防治政策与策略发展史要(1984—2009)》,中国协和医科大学出版社2014年版。

[114]李继唐等:《艾滋病的历程与防治新进展》,人民军医出版社2005年版。

[115]张剑源:《再造团结:中国艾滋病防治法律制度研究》,法律出版社2015年版。

[116]骆华松:《云南省艾滋病防治政策研究》,中国人口出版社2006年版。

[117]编委会:《中国艾滋病防治工作政策文件汇编》,国务院防治艾滋病工作委员会办公室、中国疾病预防控制中心编,内部资料,2004年。

[118]卫生部新闻办公室:《飘扬的红丝带:中国艾滋病预防宣传教育回顾》,中国协和医科大学出版社2008年版。

[119]张开宁:《应对艾滋危机的公共管理与公共服务》,中国人口出版社2005年版。

[120]编委会:《中国"非典"阻击战》,人民出版社2003年版。

[121]吴束、陈宽:《中国抗击"非典"纪实录》,中国国际广播出版社2003年版。

[122]唐鑫:《北京抗击非典纪实》,中共中央党校出版社2002年版。

[123]华琪:《非典警示录:SARS过后的沉思》,华文出版社2003年版。

[124]钟雪冰:《追踪世卫官员两万里:一个香港女记者在非典时期的非常采访》,中国工人出版社2003年版。

[125]邓铁涛:《中国防疫史》,广西科学技术出版社2006年版。

[126]张剑光:《三千年疫情》,江西高校出版社1998年版。

[127]委员会:《中国地方病防治四十年》,中国环境科学出版社1990年版。

[128]曹树基、李玉尚:《鼠疫、战争与和平——中国的环境与社会变迁(1230—1960)》,山东画报出版社2006年版。

[129]张大庆:《中国近代疾病社会史(1912—1937)》,山东教育出版社2006年版。

[130]李洪河:《新中国的疫病流行与社会应对(1949—1959)》,中共党史出版社2007年版。

[131][加]马克·扎克、塔尼亚·科菲:《因病相连:卫生治理与全球政治》,晋继勇译,浙江大学出版社2011年版。

[132][美]内森·沃尔夫:《病毒来袭:如何应对下一场流行病的爆发》,沈捷译,浙江人民出版社2014年版。

[133][美]贾雷德·戴蒙德:《枪炮、病菌与钢铁:人类社会的命运》(修订版),谢延光译,上海译文出版社2016年版。

[134]杨念群:《再造病人:中西医冲突下的空间政治(1832—1985)》,中国人民大学出版社2013年版。

[135]余新忠等:《瘟疫下的社会拯救:中国近世重大疫情与社会反应研究》,中国书店2004年版。

[136][美]基普勒:《剑桥世界人类疾病史》,张大庆主译,上海科技教育出版社2007年版。

[137][美]罗伊·波特:《剑桥医学史》,张大庆等译,吉林人民出版社2000年版。

[138][法]米歇尔·福柯:《临床医学的诞生》,刘北成译,译林出版社2011年版。

[139][法]米歇尔·福柯:《生命政治的诞生(1978—1979)》,莫伟民等译,上海人民出版社2011年版。

[140][美]苏珊·桑塔格:《疾病的隐喻》,程巍译,上海译文出版社2014年版。

五、报刊文章

[141]《人民日报》、《健康报》、《学习时报》、《中国社会科学报》等报纸有关疫病防控的报道与评论文章。

[142]《中华人民共和国国务院公报》、《中华人民共和国卫生部公报》,全国相关省、自治区、直辖市人民政府公报和政报登载的相关政令和文章。

[143]《新华月报》、《医学史与保健组织》、《人民保健》、《星群医药月刊》、《新华医药》、《新中医药》等刊物刊载的相关研究性文章。

[144]顾昕:《公共财政转型与政府卫生筹资责任的回归》,《中国社会科学》2010年第2期。

[145]王绍光:《政策导向、汲取能力与卫生公平》,《中国社会科学》2005年第6期。

[146]燕继荣:《协同治理:社会管理创新之道——基于国家与社会关系的理论思考》,《中国行政管理》2013年第2期。

[147]丁煌:《地方政府政策执行力的动力机制及其模型构建——以协同学理论为视角》,《中国行政管理》2014年第3期。

[148]谢亚红:《"协同政府":新公共管理改革的新阶段》,《中国行政管理》2004年第

5 期。

[149]周志忍:《整体政府与跨部门协同》,《中国行政管理》2008 年第 9 期。

[150]郁建兴等:《调适性合作:十八大以来中国政府与社会组织关系的策略性变革》,《政治学研究》2017 年第 3 期。

[151]郭道久:《协作治理是适合中国现实需求的治理模式》,《政治学研究》2016 年第 1 期。

[152]金太军:《应对突发公共事件的政府协调能力:框架、问题与思路》,《学习与探索》2013 年第 5 期。

[153]金太军:《从行政区行政到区域公共管理——政府治理形态嬗变的博弈分析》,《中国社会科学》2007 年第 6 期。

[154]林尚立:《重构府际关系与国家治理》,《探索与争鸣》2011 年第 1 期。

[155]林尚立等:《创造治理:民间组织与公共服务型政府》,《学术月刊》2006 年第 5 期。

[156]王浦劬:《国家治理、政府治理和社会治理的含义及其相互关系》,《国家行政学院学报》2014 年第 3 期。

[157]王浦劬:《中国协商治理的基本特点》,《求是》2013 年第 10 期。

[158]王浦劬:《防治"非典"时期的政府双重管理问题分析》,《北京大学学报》(哲学社会科学版)2003 年第 3 期。

[159]中国社会科学院政治学研究所"非典"与公共管理课题组:《我国防治非典的制度分析》,《政治学研究》2003 年第 3 期。

[160]郑巧等:《协同治理:服务型政府的治道逻辑》,《中国行政管理》2008 年第 7 期。

[161]沙勇忠等:《论公共危机的协同治理》,《中国行政管理》2010 年第 4 期。

[162]薛澜、钟开斌:《突发公共事件分类、分级与分期:应急体制的管理基础》,《中国行政管理》2005 年第 2 期。

[163]薛澜等:《迈向公共管理范式的全球治理——基于"问题—主体—机制"框架的分析》,《中国社会科学》2015 年第 11 期。

[164]张海波、童星:《中国应急管理结构变化及其理论概化》,《中国社会科学》2015 年第 3 期。

[165]李永友:《公共卫生支出增长的收入再分配效应》,《中国社会科学》2017 年第 5 期。

[166]余新忠:《当今中国医疗史研究的问题与前景》,《历史研究》2015 年第 2 期。

[167]余新忠:《晚清的卫生行政与近代身体的形成——以卫生防疫为中心》,《清史研究》2011 年第 3 期。

[168]杜丽红:《近代北京公共卫生制度变迁过程探析(1905—1937)》,《社会学研究》2014 年第 6 期。

[169]姚力:《"把医疗卫生工作的重点放到农村去"——毛泽东"六·二六"指示的历

史考察》,《当代中国史研究》2007 年第 3 期。

[170]李洪河:《建国初期突发事件的应对机制——以 1949 年察北专区鼠疫防控为例》,《当代中国史研究》2008 年第 3 期。

六、网络电子资料

[171]中华人民共和国国家卫生和计划生育委员会网站:http://www.nhfpc.gov.cn/。

[172]国家质量监督检验检疫总局网站:http://www.aqsiq.gov.cn/。

[173]中国疾病预防控制中心网站:http://www.chinacdc.cn/。

[174]中国红十字会网站:http://www.redcross.org.cn/hhzh/。

[175]中国健康促进基金会网站:http://www.chinahpf.org.cn/Index.aspx。

[176]中国性病艾滋病防治协会网站:http://www.aids.org.cn/。

[177]世界卫生组织网站:http://www.who.int/zh/。

[178]联合国艾滋病规划署:http://www.unaids.org/。

[179]《人民日报》图文数据库:http://202.204.214.134:919/web/index.htm。

[180]国务院发展研究中心信息网:http://g.drcnet.com.cn/u/1151947/index.aspx。

[181]百度学术:http://xueshu.baidu.com/。

[182]人民网:http://www.people.com.cn/。

[183]新华网:http://www.xinhuanet.com/。

[184]维基百科:https://en.wikipedia.org/wiki/Main_Page。

[185]谷歌学术:https://xue.glgoo.org/。

七、英文资料

[186] Grace O.M.Lee and Malcolm Warner. *The Political Economy of The SARS Epidemic: The Impact on Human Resources in East Asia.* Abingdon, Oxon; New York, N.Y. Routledge, 2008.

[187] Prakash S. Bisen and Ruchika Raghuvanshi. *Emerging Epidemics: Management and Control*, Wiley-Blackwell, 2013.

[188] Vernon Bogdanor. *Joined-Up Government.* Oxford University Press(U.S.A.), 2005.

[189] David Richards and Martin J.Smith. *Governance and Public Policy in the UK*, Oxford University Press, 2002.

[190] John D.Donahue and Richard J.Zeckhauser. *Collaborative Governance: Private Roles for Public Goals in Turbulent Times.* Princeton University Press, 2012.

[191] M.Foucault. *The Politics of Health in the 18th Century* in C.Gordon, ed. *Power/Knowledge: Selected Interviews and Other Writings*, New York: Pantheon Books, 1980.

[192] Martin A. Nowak. Five Rules for the Evolution of Cooperation, *Science*, 2006, 314 (5805).

[193] Beverly A. Cigler. Pre-conditions for the Emergence of Multicommunity Collaborative Organizations, *Policy Studies Review*, 1999, 16(1).

[194] Perri 6. *Towards Holistic Governance: The New Reform Agenda*, New York: Palgrave, 2002.

[195] Paul W. Mattessich, et al. *Collaboration: What Makes It Work*, Saint Paul: Amherst H. Wilder Foundation, 2001.

[196] Madeleine McNamara. Starting to Untangle the Web of Cooperation, Coordination and Collaboration: A Framework for Public Managers, *International Journal of Public Administration*, 2012, 35(6).

[197] Ansell, Chris, and Alison, Gash. Collaborative Governance in Theory and Practice. *Journal of Public Administration Research and Theory*, 2008, 18(543).

[198] Kirk Emerson, Tina Nabatchi, and Stephen Balogh. An Integrative Framework for Collaborative Governance. *Journal of Public Administration Research and Theory*, 2011, 22(1-29).

[199] Petra Hejnova. Beyond Dark and Bright: Towards a more Holistic Understanding of Inter-Group Networks, *Public Administration*, 2010, 88(3).

[200] C. Daskevich et al. Establishing a Collaborative Governance Structure at An Academic Medical Center for Global Health Programs in Resource-limited Settings, *Annals of Global Health*, 2016, 82(3).

[201] Fierlbeck, Katherine. Public health and collaborative governance, *Canadian Public Administration*, 2010, 53(1).

附表与附图目录

后　记

　　本书出版之际，适逢中华人民共和国成立 70 周年。感谢 70 年来共和国史上为百姓健康和疫病防控付出辛劳的一线卫生工作人员。他们用辛劳和汗水，铸就了共和国卫生与健康事业的辉煌。

　　感谢我的母校安徽大学、北京师范大学为我相关知识积累创造的良好学术氛围；感谢我的工作单位首都师范大学给我研究工作提供的良好环境；感谢政法学院领导和同事给予本书出版的指导和帮助，让我在学术道路上得以成长；感谢人民出版社编审马长虹先生在本书编辑出版过程中付出的辛劳。

　　最后，还得特别感谢我家人给予的关爱和支持。夫人吉光女士酷爱文学，时常给我一些文字、语法和修辞上的指导；儿子家欢和女儿家笑两位小朋友，给我枯燥的研究工作增添了许多乐趣；母亲吴美荣、岳母孙喜明、父亲余建安、岳父李振国四位老人在花甲、古稀之年，还像绝大多数中国父母一样，任劳任怨地为儿女们无私奉献。家人的关爱和支持，是我在科研工作中能够取得点滴成就的坚实基础。

王　冠　中

2018 年 10 月于首都师范大学